Embriologia Veterinária Comparada

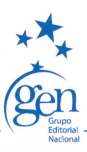

O GEN | Grupo Editorial Nacional – maior plataforma editorial brasileira no segmento científico, técnico e profissional – publica conteúdos nas áreas de ciências da saúde, exatas, humanas, jurídicas e sociais aplicadas, além de prover serviços direcionados à educação continuada e à preparação para concursos.

As editoras que integram o GEN, das mais respeitadas no mercado editorial, construíram catálogos inigualáveis, com obras decisivas para a formação acadêmica e o aperfeiçoamento de várias gerações de profissionais e estudantes, tendo se tornado sinônimo de qualidade e seriedade.

A missão do GEN e dos núcleos de conteúdo que o compõem é prover a melhor informação científica e distribuí-la de maneira flexível e conveniente, a preços justos, gerando benefícios e servindo a autores, docentes, livreiros, funcionários, colaboradores e acionistas.

Nosso comportamento ético incondicional e nossa responsabilidade social e ambiental são reforçados pela natureza educacional de nossa atividade e dão sustentabilidade ao crescimento contínuo e à rentabilidade do grupo.

Embriologia Veterinária Comparada

JORGE MAMEDE DE ALMEIDA

Professor de Histologia e Embriologia do Instituto de Biociências da Universidade do Grande Rio — UNIGRANRIO

Ex-Diretor do Instituto Biomédico da Universidade Federal Fluminense — UFF

Professor (Aposentado) de Histologia e Embriologia do Departamento de Morfologia do Instituto Biomédico da Universidade Federal Fluminense — UFF

Professor de Histologia e Embriologia do Curso de Especialização em Implantodontia do Instituto Brasileiro de Implantodontia — IBI

Professor de Histologia e Embriologia Humana do Curso Médico da Faculdade de Ciências Biológicas e da Saúde da Universidade de Nova Iguaçu — UNIG (Itaperuna)

Professor de Neurohistologia do Curso de Especialização em Neurofisiologia do Instituto Brasileiro de Medicina e Reabilitação — IBMR

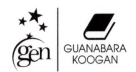

- Os autores deste livro e a editora empenharam seus melhores esforços para assegurar que as informações e os procedimentos apresentados no texto estejam em acordo com os padrões aceitos à época da publicação, e *todos os dados foram atualizados pelos autores até a data do fechamento do livro.* Entretanto, tendo em conta a evolução das ciências, as atualizações legislativas, as mudanças regulamentares governamentais e o constante fluxo de novas informações sobre os temas que constam do livro, recomendamos enfaticamente que os leitores consultem sempre outras fontes fidedignas, de modo a se certificarem de que as informações contidas no texto estão corretas e de que não houve alterações nas recomendações ou na legislação regulamentadora.

- Os autores e a editora se empenharam para citar adequadamente e dar o devido crédito a todos os detentores de direitos autorais de qualquer material utilizado neste livro, dispondo-se a possíveis acertos posteriores caso, inadvertida e involuntariamente, a identificação de algum deles tenha sido omitida.

- **Atendimento ao cliente: (11) 5080-0751 | faleconosco@grupogen.com.br**

- Direitos exclusivos para a língua portuguesa
  Copyright © 1999 by
  EDITORA GUANABARA KOOGAN LTDA.
  Uma editora integrante do GEN | Grupo Editorial Nacional

- Travessa do Ouvidor, 11
  Rio de Janeiro – RJ – CEP 20040-040
  www.grupogen.com.br

- Reservados todos os direitos. É proibida a duplicação ou reprodução deste volume, no todo ou em parte, em quaisquer formas ou por quaisquer meios (eletrônico, mecânico, gravação, fotocópia, distribuição pela Internet ou outros), sem permissão, por escrito, da Editora Guanabara Koogan LTDA.

CIP-BRASIL. CATALOGAÇÃO-NA-FONTE
SINDICATO NACIONAL DOS EDITORES DE LIVROS, RJ.

A448e

Almeida, Jorge Mamede de
Embriologia veterinária comparada / Jorge Mamede de Almeida – [Reimpr.]. – Rio de Janeiro: Guanabara Koogan, 2022.
il.

Inclui bibliografia
ISBN 978-85-277-0538-7

1. Embriologia veterinária. 2. Embriologia humana. I. Título.

09-4789.   CDD: 636.089264
                                        CDU: 636.09:612.64

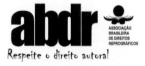

Dedicatória

A Deus e a Jesus
A minha esposa Marlene
A meus filhos Pamella, Fábio e Claudia
A minha mãe Marcellina
A meus netos Pedro Henrique e Kalel
A meu pai Raymundo *(in memoriam)*

Agradecimentos

A Deus e a Jesus, força imensurável à elaboração desta obra, para o meu caminhar e minhas conquistas na vida terrena e na vida espiritual.

Aos meus familiares (esposa, filhos, mãe e netos), pela compreensão nos momentos em que tive de privá-los de minha atenção e companhia.

Aos meus ilustres colegas, Profs. Edgar Alves Costa, Ismar Araújo de Moraes, Luiz Carlos Nogueira, Carlos Alberto Mandarim de Lacerda, Mauro Romero Leal Passos, Walker André Chagas e Renato Luiz Silveira, que gentilmente se prontificaram a atender a minha solicitação, fornecendo-me um precioso material de extrema necessidade para o alcance dos objetivos e do sucesso deste livro.

Ao fotógrafo Adrião e aos técnicos Jorge e Wagner, pela inestimável colaboração.

Ao Prof. Paulo Armando Motta, nosso ex-colega na Universidade Federal Fluminense, e à Editora Guanabara Koogan, pela oportunidade e confiança em nosso trabalho.

À Universidade Federal Fluminense, minha segunda casa durante longos anos, onde pude desenvolver atividades de ensino, pesquisa, extensão e administrativas, que contribuíram sobremaneira para a minha projeção profissional.

À Universidade do Grande Rio (UNIGRANRIO), à qual retornei prazerosamente, há poucos anos, a convite de seu Magnífico Reitor Prof. Arody Cordeiro Herdy, para reassumir o cargo de Prof. Titular de Embriologia (obtido desde os primórdios de sua fundação, com o reconhecimento dos cursos da área de saúde), após um período de licenciamento. O irresistível chamamento de um amigo e o convívio com uma família a quem me considero integrado faz tempo foram pontos inquestionáveis para o meu retorno, além da incontestável competência da instituição na organização e direcionamento de seus cursos.

À Universidade de Nova Iguaçu (UNIG), onde, com seriedade e determinação, foi desenvolvido um trabalho frutificante e capaz de proporcionar à área da saúde profissionais altamente competentes, além de grandes amizades.

Aos Profs. Wilson Marques de Abreu e Bruno Alípio Lobo, já falecidos, meus mestres (com os quais trabalhei) que me iniciaram na atividade docente de Histologia e Embriologia.

Ao Prof. Jorge da Silva Paula Guimarães, renomado cientista, que me iniciou nas atividades de pesquisa.

Ao Prof. Wilson Chagas de Araújo, um amigo recente, pela confiança e apoio indispensáveis ao desempenho de minhas funções docentes na UNIGRANRIO.

Apresentação

Esta obra é o resultado de vários anos de ensino de Embriologia e Histologia para estudantes de diversos cursos da área biomédica. Na realidade, quando, juntamente com o Prof. Walker André Chagas, iniciamos o ensino da Embriologia na Universidade Federal Fluminense para alunos de Medicina Veterinária, sentimos falta de um livro que mostrasse os aspectos comparados entre os animais domésticos e o homem. Obviamente, não temos a pretensão de esgotar o assunto neste livro-texto. Contudo, esperamos que pelo menos alguns pontos importantes para o ensino comparado tornem-se disponíveis para esses estudantes. Além disso, como tivemos por alunos, durante todos esses anos, estudantes de Medicina, Ciências Biológicas, Enfermagem, Nutrição, Odontologia, Fisioterapia, Fonoaudiologia, Farmácia, Terapia Ocupacional e Psicologia, optamos por uma abrangência maior do conteúdo, com algum enfoque embriológico útil na aprendizagem desta disciplina nos referidos cursos. Assim, vê-se que o nosso desafio apenas está começando. Certamente, muito de nossa experiência não pôde ser incluído nesta obra, já que o tempo dificulta, numa primeira edição, grandes aprofundamentos. Mas, como estamos no princípio, este trabalho há de frutificar através de novas contribuições, resultando em obra(s) mais completa(s) e capaz(es) de proporcionar ao estudante ensinamentos muito mais amplos e aprofundados.

Jorge Mamede de Almeida

Prefácio

Com muita satisfação, aceitamos o convite para prefaciar esta *EMBRIOLOGIA VETERI-NÁRIA COMPARADA*.

Nossa satisfação é motivada pela qualidade do texto, ricamente ilustrado, e pela convivência diária com seu autor, Professor Jorge Mamede de Almeida, que consideramos um mestre de nível exemplar.

Fascinado pela dinâmica do ensino-aprendizagem, ele suplanta o cansaço físico com muito entusiasmo à frente dos seus alunos, os quais ficam embevecidos com os conhecimentos científicos recebidos com respaldo de diversos recursos didáticos (microscopia, transparências, diapositivos, desenhos no quadro-de-giz ou modelos em gesso), na aprendizagem das etapas da evolução e desenvolvimento do embrião/feto.

Nas aulas teóricas e práticas do Prof. Mamede, os conhecimentos de EMBRIOLOGIA HUMANA são transmitidos aos alunos com objetividade e clareza, numa linguagem simples que esclarece o desenvolvimento "normal" e, principalmente, onde e por que ocorrem as "anormalidades". Não há, por parte deste notável professor, a preocupação burocrática de cumprir horário. O importante para ele é a assimilação do conteúdo pelos alunos.

É comum encontrarmos o Prof. Mamede com grupos menores de alunos, fora de seu horário de aulas, revisando os temas mais críticos da Embriologia.

O autor não é estreante na atividade editorial. Traduziu alguns livros, escreveu outros tantos, além de divulgar numerosos trabalhos e comunicações apresentados em eventos científicos.

O livro ora oferecido aos leitores representou um grande desafio para o autor, pela iniciativa de comparar estágios de desenvolvimentos, ressaltando semelhanças e diferenças específicas. Este livro exigiu anos de estudos para colecionar dados importantes, retirados de suas lâminas e da literatura nacional/internacional. Poucos poderão realizar esta síntese integradora.

A proposta do Prof. Mamede preenche os vetores do projeto institucional da **UNIGRANRIO — excelência, inovação, antecipação, participação e transformação.**

Somos unânimes em reconhecer que o Prof. Mamede representa, pelas suas qualidades, o docente da "UNIGRANRIO PARA O SÉCULO XXI".

Prof. Wilson Chagas de Araújo
Diretor do Instituto de Biociências — UNIGRANRIO
Livre-Docente de Microbiologia — UFRJ
Doutor em Odontologia — UFRJ

Conteúdo

CAPÍTULO 1

Noções de sistema reprodutor de interesse embrionário, 1

Introdução, 1
Ovário, 1
    Ciclo ovariano e ovocitação, 3
Útero, 9
    Ciclos menstrual e estral, 9
Tuba uterina, 11
Vagina, 11
    Citologia vaginal, 12
Vulva, 13
Mama, 13
Testículo, 13
Epidídimo, 14
Canal deferente, 14
Glândulas acessórias, 14
Órgão copulador, 15
Sêmen, 15
    Volume de sêmen e número de espermatozóides, 16
    Espermograma, 16
    Comprimento dos espermatozóides, 16
    Velocidade dos espermatozóides, 16
    Sobrevida dos espermatozóides nas vias genitais femininas, 16
A puberdade, 17
Maturidade sexual, 17
Infertilidade, 17
Época de reprodução, 17
Inseminação artificial, 17
Duração da gestação e número de conceptos, 18
Métodos anticoncepcionais, 18
Doenças sexualmente transmissíveis (DST), 18
Diagnóstico precoce da gravidez, 19

CAPÍTULO 2

Origem e formação dos gametas, 21

Células germinativas primordiais, 21
    Ovocitogênese, 22
    Espermatogênese, 22

CAPÍTULO 3

Fecundação e nidação, 23

Capacitação do espermatozóide, 23
Reação acrossômica, 23
Reação zonal, 24
O óvulo e o zigoto, 24
Partenogênese, 25
Clivagem e morulação. Blastocele. Trofoblasto, 27
  Implantação do blastocisto, 28

CAPÍTULO 4

Formação do embrião com dois folhetos, 29

Diferenciação do nó embrionário, 29
Diferenciação do epi- e do hipoblasto, 29
Formação das cavidades amniótica e vitelina, 29
Formação do celoma extra-embrionário primitivo, 33
A membrana de Heuser, 33
Cisto exocelômico, 33
Lacunização do sinciciotrofoblasto, 34

CAPÍTULO 5

Formação do embrião com três folhetos, 35

Origem, desenvolvimento, finalidades e destino da linha primitiva, 35
Formação e desenvolvimento do terceiro folheto, 37
Formação e destino do alantóide, 38
Formação do sistema circulatório primitivo, 39
Neurulação, 41
Origem e destino dos somitos, 43
Destino dos folhetos, 43

CAPÍTULO 6

Período embrionário (organogênese), 45

Fechamento do embrião, 45
Formação do intestino primitivo, 45
Desenvolvimento somítico, 47
Desenvolvimento do tubo neural, 47
Formação dos membros, 48

CAPÍTULO 7

Período fetal e parturição, 51

Desenvolvimento fetal, 51

Determinação da idade fetal, 52
Período gestacional, 52
Parto, 54

CAPÍTULO 8
Placentologia e anexos fetais, 57

Formação da placenta, 57
Tipos de placenta, 59
Aspectos funcionais da placenta, 60
Saco e líquido amniótico, 62
Cordão umbilical, 62

CAPÍTULO 9
Teratologia, 65

As más-formações congênitas e os fatores que as ocasionam, 65

CAPÍTULO 10
Sistema digestivo, 67

Boca e cavidade oral, 67
Odontogênese, 72
Morfogênese da face e anomalias, 76
Tubo digestivo e glândulas anexas. Anomalias, 82

CAPÍTULO 11
Sistema circulatório, 91

Coração e vasos, 91
O sistema de condução, as válvulas cardíacas e as demais estruturas do coração, 101
   A cavidade pericárdica, 101
Anomalias cardiovasculares, 103

CAPÍTULO 12
Sistema respiratório, 105

Fossas e cavidades nasais e seios paranasais, 105
Nasofaringe, 108
Laringe, 108
Traquéia, 108
Brônquios e bronquíolos, 108
Alvéolos pulmonares, 109

CAPÍTULO 13

Sistema imune, 111

Introdução, 111
Tonsilas, 111
Timo, 112
Baço, 112
Linfonodos, 113
Bolsa de Fabrício (bursa de Fabricius), 113

CAPÍTULO 14

Sistema urogenital, 115

Introdução, 115
Rins, 115
Bexiga, ureteres e uretra, 117
Testículos, epidídimos, canais deferentes, glândulas acessórias e órgão copulador, 118
Ovários, tubas uterinas, útero, vagina, vulva e mamas, 122
Anomalias, 125

CAPÍTULO 15

Sistema nervoso, 127

Sistema nervoso central e anomalias, 127
    Medula nervosa, 127
    Anomalias, 130
    Encéfalo, 132
Sistema nervoso periférico, 139

CAPÍTULO 16

Sistema tegumentar (pele e anexos), 141

Introdução, 141
Pêlos, glândulas, unhas e garras, 142
Casco e chifre, 145

CAPÍTULO 17

Órgãos dos sentidos, 147

Gustação, 147
Olfação, 148
Audição, 148
Visão, 151

Leitura Complementar, 155

Índice Alfabético, 157

Capítulo 1

Noções de Sistema Reprodutor de Interesse Embriológico

Introdução

Os ovários, as tubas uterinas, o útero, a vagina e a genitália externa constituem o aparelho reprodutor feminino. As glândulas mamárias farão parte do seu estudo, uma vez que sofrem alterações diretamente relacionadas com o seu funcionamento.

Os testículos, os ductos genitais, as glândulas acessórias e o pênis formam o aparelho reprodutor masculino.

Ovário

É um órgão par que produz e libera ovócitos e hormônios, o que lhe confere o caráter de glândula mista. Possui forma, comprimento, largura, espessura, peso e estrutura variáveis de acordo com as espécies, a idade e a fase do ciclo sexual ou menstrual. Sua forma é ovóide nos carnívoros, humanos, bovinos e inclusive nas aves. Seu comprimento máximo pode variar entre 3,0 cm (nas aves) e 8,0 cm (nos eqüinos). Sua largura varia um pouco e atinge até 3,0 cm, nos humanos. Sua espessura chega a 1,5 cm nos humanos e a 4,0 cm nos eqüinos. Nas aves, dependendo da idade e do seu funcionamento, é capaz de pesar até cerca de 60 g, enquanto nos eqüinos pode atingir 80 g de peso. Na maioria dos animais, com exceção da égua, constitui-se de duas regiões distintas com limites mal definidos: a **cortical** ou **córtex** e a **medular** ou **medula**.

Na égua, estas regiões estão invertidas, e o tecido cortical limita-se à fossa de liberação do ovócito, que é a única área coberta pelo epitélio cúbico superficial, o qual se continua sobre o resto do ovário formando uma típica serosa.

O córtex contém os **folículos** e os **corpos amarelos** ou **lúteos**. É revestido por epitélio monoestratificado cúbico que, com a idade, pode passar a pavimentoso. Abaixo do epitélio há uma estrutura, semelhante à túnica albugínea do testículo, porém mais fina, formada por tecido conjuntivo denso, denominada **tunica albuginea ovarii** ou **falsa albugínea**. É inter-

2 Embriologia Veterinária Comparada

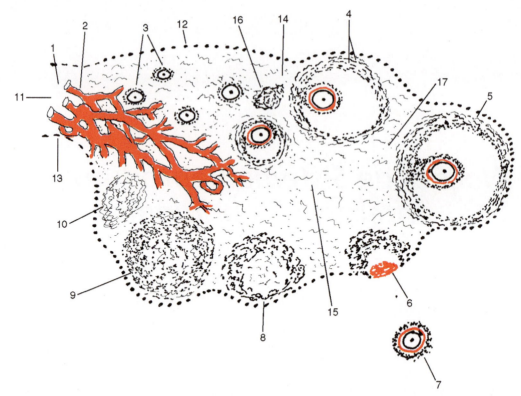

Fig. 1.1 Representação esquemática do ovário, mostrando as estruturas presentes no córtex e na medula do órgão. Encontram-se enumerados: 1 — hilo do órgão; 2 — vasos; 3 — folículos primários; 4 — tecas; 5 — folículo de De Graaf (maduro); 6 — folículo roto; 7 — ovócito secundário ou II liberado com a rotura folicular; 8 — corpo lúteo em fase inicial de formação; 9 — corpo lúteo completamente formado; 10 — corpo albicans; 11 — mesovário; 12 — epitélio cúbico; 13 — epitélio pavimentoso; 14 — córtex; 15 — medula; 16 — folículo atrésico; 17 — estroma.

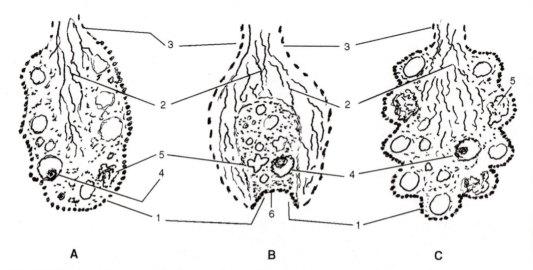

Fig. 1.2 Diferentes tipos de ovário, mostrando: 1 — epitélio; 2 — vasos; 3 — peritônio (serosa); 4 — folículo de De Graaf; 5 — corpo amarelo ou lúteo; 6 — fossa de ovocitação. A — ovário de vaca; B — ovário de égua; e C — ovário de porca.

rompida pelo crescimento dos folículos ovarianos e pelos corpos lúteos, podendo se tornar imperceptível durante o aumento da atividade ovariana. O estroma cortical constitui-se de tecido conjuntivo frouxo que, nos roedores, na cadela e na gata, contém **células glandulares intersticiais**.

A medula é formada por tecido conjuntivo frouxo, contendo fibras elásticas e reticulares, no qual encontramos vasos sanguíneos e linfáticos, nervos e algumas estruturas embrionárias remanescentes (partes da **rete ovarii**, a qual é o homólogo feminino da **rete testis**) constituídas por células epiteliais dispostas em cordões sólidos e curtos. Da artéria ovariana, tem origem a irrigação da medula e a partir desta região ocorre uma distribuição para o córtex, onde os folículos e corpos lúteos são nutridos. Por outro lado, a drenagem venosa do córtex é semelhante à irrigação arterial. Um grande plexo venoso medular pode se formar, à semelhança do arterial que se forma na junção córtico-medular a partir da medula, antes da saída dos vasos pelo hilo. Os vasos linfáticos, que no córtex são numerosos e estão intimamente associados à teca externa dos folículos em desenvolvimento, ao coalescerem passam radialmente pela medula, saem pelo hilo e drenam para os linfonodos lombares. Os nervos ovarianos, na sua maioria, são vasomotores; entretanto, já foram descritos alguns nervos sensitivos. Células ganglionares têm sido encontradas na medula. Fibras musculares lisas também podem ocorrer nesta região, em continuidade com as do mesovário. As estruturas embrionárias remanescentes a que já nos referimos ocorrem essencialmente nos carnívoros e ruminantes.

A região cortical do ovário constitui a **zona parenquimatosa**, e a medular a **zona vascular**.

Ciclo ovariano e ovocitação

É no interior do ovário que se dá o desenvolvimento, a maturação e a ruptura dos folículos, tendo por conseqüência a formação do corpo amarelo que, ao degenerar, origina o **corpo albicans**. O desenvolvimento e a maturação folicular sofrem a influência do hormônio **FSH (folículo-estimulante)** produzido pela adeno-hipófise. A rotura do folículo maduro, principalmente na espécie humana, sofre a influência do hormônio **LH (luteinizante)** também produzido pela adeno-hipófise. Em outras espécies, a rotura do folículo maduro com liberação do ovócito, o que denominamos **ovocitação**,[1] parece sofrer também a influência de outros fatores. Deste modo, tem sido relatado que a luz é o mais potente fator ambiental que afeta os ciclos reprodutivos em reprodutores estacionais. Entre os animais domésticos, observou-se que o fotoperíodo afeta a gata, a cabra, a ovelha e a égua. De maneira diferente de muitas outras variáveis climáticas, as variações no comprimento do dia obedecem a um padrão previsível de um ano para outro, e conseqüentemente as alterações no fotoperíodo são confiáveis em prognosticar modificações na atividade reprodutiva. Sabe-se hoje que a glândula pineal está envolvida na mediação das modificações que ocorrem no fotoperíodo. A informação luminosa é transmitida a partir das células da retina, via nervo óptico, ao núcleo supraquiasmático, que está localizado no hipotálamo. A resposta desse núcleo é transmitida, via núcleo paraventricular, ao gânglio cervical superior, através de fibras do sistema nervoso autônomo e, finalmente, à pineal. O sinal emitido por essa glândula é a secreção do hormônio **melatonina**, que desempenha um papel crítico em modificar, subseqüentemente, a atividade hipotalâmico-hipofisário-gonadal. A melatonina indica a duração do fotoperíodo, resultando em resposta do sistema reprodutivo, que varia de acordo com as espécies e a natureza particular de suas estratégias na estação de monta. Diferentes respostas ao

---

[1] O termo **ovocitação** deve ser empregado em substituição a **ovulação**, já que é o ovócito e não o óvulo que é liberado do ovário.

4 EMBRIOLOGIA VETERINÁRIA COMPARADA

fotoperíodo podem ser observadas nos animais. Tanto a gata quanto a égua entram em **anestro**[2] no final do outono, por causa da menor quantidade de luz, e os ciclos ovarianos são restabelecidos quando a luz aumenta. Já nas cabras e ovelhas a atividade ovariana cessa com o aumento da luminosidade, restabelecendo-se com a diminuição.

Em relação à espécie humana, sabe-se que uma mulher que nunca libera ovócitos é estéril. Portanto, é de extrema importância conhecer os fatores capazes de afetar a ovocitação, bem como os métodos que permitem ao médico determinar se a liberação de ovócitos está ocorrendo normalmente durante a investigação de uma mulher infértil ou estéril. Assim, na **hiperplasia endometrial**[3] a ovocitação não costuma ocorrer. O mesmo se dá com o início da gravidez; todavia, em casos raros, a ovocitação pode ocorrer com a fertilização do ovócito liberado — é a **superfetação**. Ou seja, podem nascer ao mesmo tempo dois **conceptos** (produtos da concepção ou fertilização; isto é, embrião ou feto e suas membranas) de duas concepções diferentes. No **puerpério** (período imediatamente após o parto ou nascimento), pode ocorrer ovocitação sem menstruação. Entretanto, a mulher que amamenta não costuma liberar ovócitos. A ovocitação pode ser também afetada por alterações patológicas, alterações no suprimento sanguíneo do útero e outros distúrbios (endócrinos). É possível estudar as alterações cíclicas dos órgãos reprodutores acessórios na mulher através da biópsia endometrial, isto é, a remoção de uma pequena amostra de endométrio por curetagem. O exame histológico deste endométrio no período que sucede a liberação do ovócito demonstra a presença ou ausência de alterações secretoras. Na época da ovocitação, pode-se notar, em algumas mulheres, um pequeno fluxo menstrual — o **Kleine Regel**; em outras, surge uma dor localizada em uma das fossas ilíacas, o que denominamos **Mittelschmerz**, possivelmente causada pela liberação do ovócito na superfície do ovário. A temperatura basal do corpo sofre variações durante o ciclo menstrual, sendo mais baixa antes do que depois da liberação do ovócito. A hipertermia que é notada após a liberação do ovócito aumenta de 10 a 13 dias quando a duração total do ciclo menstrual aumenta para 22 a 29 dias; nos ciclos de 29 a 33 dias, a hipertermia é de cerca de 13 dias. Existem mulheres que, devido à liberação inadequada de gonadotrofinas, não apresentam ovocitação, o que as impede de engravidar. Em algumas delas, a ovocitação pode ser induzida, administrando-se gonadotrofinas ou citrato de clomifeno (que estimula a liberação de FSH e LH). A ovocitação induzida aumenta acentuadamente a probabilidade de ocorrerem gravidez múltipla e abortos. É importante lembrar que a ovocitação não começa necessariamente com o aparecimento da **menarca** (termo utilizado para expressar a época de início do fluxo menstrual). O termo **nubilidade** indica o início da ovocitação, ou seja, a capacidade de a mulher conceber e reproduzir. Como a menarca e a época da nubilidade não coincidem, pode haver um intervalo de um mês ou mais (o que costumam denominar **intervalo de esterilidade adolescente**, porque a mulher será naturalmente estéril, uma vez que, apesar de menstruar, não libera ovócitos) entre elas.

Em muitas espécies, portanto, a liberação do ovócito ocorre espontaneamente após o crescimento normal do folículo durante o **ciclo estral** (dos mamíferos, exceto primatas) ou **ciclo menstrual** (presente nos primatas). A vaca, a égua, a ovelha, a cabra, a porca, a cadela, a fêmea do chimpanzé, a rata, a camundonga e a macaca Rhesus são animais que apresentam ovocitação espontânea. Na mulher, o mesmo ocorre. Todavia, há animais que apresentam ovocitação induzida; nesse caso, encontramos a gata, a coelha, a fêmea do furão, a marta e os membros da família dos camelídeos, nos quais a cópula induz à ovocitação. No caso da

---

[2] Período de relativo repouso dos órgãos reprodutores.
[3] Doença que ocorre em algumas mulheres devido à secreção prolongada e excessiva de estrogênio com secreção relativamente pequena de progesterona.

gata, a penetração pelo macho inicia uma onda de liberação de LH, dentro de minutos, que tem duração de 4 a 16 horas, ocorrendo a ovocitação 24 a 32 horas depois.

Tem sido relatado que o fator nutricional, naqueles animais que geram múltiplas crias a cada gestação (porcas e ovelhas), pode aumentar o número de ovócitos liberados. Em uma experiência em que se alterou a alimentação subitamente de subótima para ótima das fêmeas com atividade ovariana cíclica estabelecida, a taxa de liberação de ovócitos aumentou de 133 para 217 ovócitos liberados em 100 ovelhas, com o aprimoramento do nível de nutrição dos animais.

As influências combinadas do FSH, do LH e da **prolactina** ou **LTH** (**hormônio luteotrófico**, devido ao seu efeito sobre o corpo lúteo estimulando a secreção de progesterona em ratas, camundongas e ovelhas) regulam a atividade cíclica do ovário. A produção desses hormônios pela adeno-hipófise é regulada pelo hipotálamo. No caso do FSH e do LH, o hipotálamo regula a atividade da adeno-hipófise através, respectivamente, da produção de **FRF (fator de liberação do hormônio folículo-estimulante)** e de **LRF (fator de liberação do hormônio luteinizante)**.

Em determinadas espécies, um ovário é mais funcionante que o outro; na égua, o ovário esquerdo libera ovócitos com mais freqüência do que o direito e, nas aves em geral, inclusive nas domésticas, o ovário esquerdo é funcionante, enquanto o direito é rudimentar.

O **folículo ovariano** consiste numa agregação esférica de células em desenvolvimento contendo o gameta feminino; o crescimento e o desenvolvimento folicular são acompanhados de alterações nos gametas associados. A continuidade cíclica do desenvolvimento folicular é caracterizada pela identificação dos seguintes tipos de folículos: **folículo primordial, folículo primário, folículo em crescimento, folículo secundário** e **folículo maduro** (ou **folículo de De Graaf**).

O folículo primordial é aquele que se constitui de um **ovócito (oócito) primário** circundado por células planas ou pavimentosas dispostas, formando um único estrato — **as células foliculares**.

O folículo primário resulta da ativação do folículo primordial, com alterações do ovócito primário, das células foliculares e do estroma. O ovócito primário passa a exibir em seu citoplasma grãos de **vitelo** (material nutritivo), e as células foliculares tornam-se cúbicas ou cilíndricas, constituindo ainda uma única camada (um epitélio monoestratificado). As microvilosidades estão presentes no ovócito, e a **zona pelúcida** (uma camada de glicoproteína neutra, com espessura de 3 a 5 μm, que se atribui ser produzida pelas células foliculares, embora haja evidências de que o ovócito também possa ter tal função) começa a se formar, entre os ovócitos e as células foliculares. Nos ruminantes e na porca, os folículos primários estão igualmente distribuídos pelo córtex ovariano. Nos carnívoros, ocorrem aglomerados.

O folículo em crescimento apresenta-se constituído de várias camadas de células foliculares, oriundas da atividade mitótica destas células, que na fase de folículo primário enviam o ovócito primário.

O folículo secundário é também chamado **folículo com antro**. Nele a zona pelúcida é bem definida e as células foliculares estão dispostas formando vários estratos, devido à atividade mitótica que sofrem. No decorrer da proliferação das células foliculares, o folículo em crescimento muda a sua forma, passando de esférico a ovóide, e o ovócito ocupa posição excêntrica. Aos poucos começam a surgir espaços irregulares entre as células foliculares que, ao coalescerem, constituem uma cavidade — o **antro**, o qual é preenchido por um líquido — o **líquido folicular**. A cavidade aumenta gradativamente com o acúmulo de líquido e com o crescimento e a maturação folicular. Com o início da formação do antro, cessa o crescimento do ovócito (tendo atingido o tamanho total), porém o crescimento folicular continua, podendo o folículo atingir 10 mm ou mais de diâmetro, ou seja, até cinco vezes ou mais o diâmetro que apresentava quando o antro começou a surgir. No folículo em cresci-

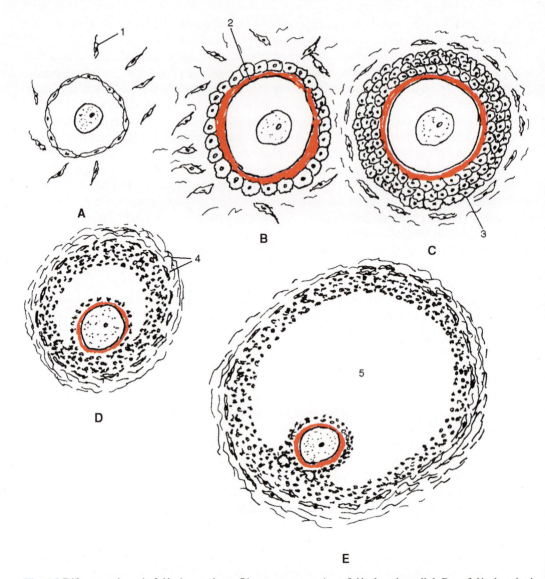

Fig. 1.3 Diferentes tipos de folículo ovariano. Observam-se em A — folículo primordial; B — folículo primário; C — folículo em crescimento; D — folículo secundário; E — folículo maduro. Indicam-se nos folículos: 1 — células mesenquimais que circundam o folículo e formarão as tecas interna (celular) e externa (fibrosa); 2 — zona ou membrana pelúcida; 3 — estratificação das células foliculares, oriundas do epitélio superficial do ovário; 4 — tecas interna e externa; 5 — antro.

mento, podem-se observar, entre as células foliculares, pequenos acúmulos de material PAS (ácido periódico-reativo de Schiff) positivo — os **corpúsculos de Call-Exner**. Neste folículo, o estroma apresenta organização em torno do epitélio poliestratificado (formado pelas células foliculares, constituindo a **camada granulosa**), o que resulta no aparecimento das **tecas interna** (celular) e **externa** (fibrosa).

O folículo maduro possui antro bastante desenvolvido e tamanho máximo. Faz saliência na superfície do ovário. Contém o ovócito secundário em posição excêntrica. As células foliculares constituem, após a zona pelúcida, a **corona radiata**, em torno do ovócito. Um acúmulo de células da granulosa revela nitidamente o **cumulus oophorus**. Na fase final da maturação, o ovócito se desprende e flutua no líquido folicular, momentos antes da ovocitação. Para alguns autores, o termo **folículo terciário** deve ser empregado no primeiro caso, enquanto a denominação **folículo maduro** é mais apropriada para aquele que se observa momentos antes da ovocitação.

Durante o **ciclo ovariano**, o FSH atua promovendo o desenvolvimento folicular, até a maturação, e estimulando a síntese de estrogênio pelas células foliculares da teca interna. Um único folículo, o primeiro a se desenvolver e o maior, assume o papel de **folículo dominante**. Em resposta ao maior teor de estrogênio produzido pelo ovário e pelo folículo dominante, a adeno-hipófise diminui a produção de FSH. Com isso, os folículos menores, menos desenvolvidos, na falta de FSH suficiente, acabam degenerando e transformando-se em **folículos atrésicos**, e o folículo dominante passa a ter o FSH mais disponível para produzir estrogênio. Também tem sido descrito que as células da granulosa produzem um hormônio protéico chamado **inibina** ou **foliculostatina**, o qual influencia no crescimento folicular, interrompendo-o, antes da ovocitação, devido à inibição da liberação do FSH; tal inibição na fase final da foliculogênese ocorre de maneira progressiva, por meio de um *feedback* negativo. O LH atua no ciclo ovariano de modo a promover a rotura do folículo maduro (liberando o ovócito II que completa a sua divisão de maturação quando ocorre a fecundação) e a conseqüente instalação do corpo lúteo, que produzirá, por esta estimulação, progesterona.

Após a ovocitação, os remanescentes do folículo roto não degeneram e sofrem alterações que levam à formação do corpo lúteo. O aparecimento de um lipídio amarelado, a **luteína**, e outros lipídios nas células da granulosa determina a transição para **células grânulo-luteínicas** que farão parte do corpo lúteo; esta transição foi evidenciada na égua, na vaca, na cadela e na mulher. Na porca, na cabra e na ovelha, a transição envolve outros lipídios e não a luteína. Já as células da teca interna, durante a luteogênese, diferenciam-se em células menores que as grânulo-luteínicas; estas células, que também integram o corpo lúteo, são denominadas **células teco-luteínicas**. O processo pelo qual as células da granulosa e da teca transformam-se em células luteínicas denomina-se **luteinização** e envolve fatores como hipertrofia, hiperplasia e acúmulo de pigmentos. O destino do corpo lúteo depende do sucesso ou do insucesso na atividade reprodutiva. Se a fecundação não ocorrer, o corpo lúteo é dito **menstrual** ou **cíclico** ou **espúrio**. Nesse caso, dura cerca de 14 dias e, posteriormente, entra em regressão e é substituído pelo tecido conjuntivo, nos meses subseqüentes, dando lugar a uma estrutura cicatricial branca (formada por células conjuntivas de núcleo picnótico e material hialino intercelular) — o **corpo albicans**. Todavia, se a fecundação ocorre o corpo lúteo é chamado **gravídico** e é bem maior do que o menstrual, pois, só a partir do 4º mês de gravidez, é que entra em degeneração, permanecendo, porém, ativo (produzindo estrogênio e, principalmente, progesterona). A manutenção do corpo lúteo na gravidez se deve à ação da **gonadotrofina coriônica**, produzida pela placenta (através do sinciciotrofoblasto). Atribui-se a este corpo lúteo a produção de um hormônio polipeptídico chamado **relaxina**, que relaxa os ligamentos associados à sínfise púbica antes do parto, facilitando-o. Em algumas espécies, ele é necessário durante toda a prenhez ou gravidez. Em outras, ele pode ser removido em épocas variáveis sem nenhum dano para o útero gravídico.

As células glandulares intersticiais parecem ter origem nas células da teca interna dos folículos atrésicos. A presença destas células nos animais pré-púberes favorece esta hipótese. Além disso, elas parecem fornecer os estrógenos necessários para o desenvolvimento dos caracteres sexuais secundários dos animais pré-púberes.

Os tumores ou a hiperplasia das células do hilo resultam na masculinização da mulher.

A regressão do corpo amarelo nas grandes espécies domésticas é iniciada pela ação da prostaglandina (PGF_2 alfa), que começa a ser sintetizada e liberada cerca de 14 dias após a

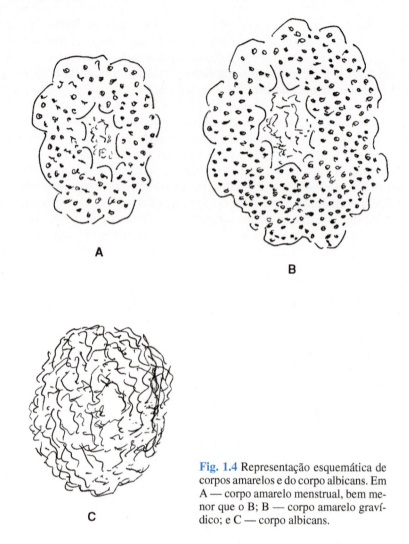

Fig. 1.4 Representação esquemática de corpos amarelos e do corpo albicans. Em A — corpo amarelo menstrual, bem menor que o B; B — corpo amarelo gravídico; e C — corpo albicans.

ovocitação. Há evidências de que o útero requer um mínimo de preparação pela progesterona para que a PGF$_2$ alfa possa ser sintetizada e liberada. Na vaca, em que ocorre uma diminuição na secreção de progesterona, a luteólise funcional geralmente começa poucas horas após a liberação da PGF$_2$ alfa. Já na porca há um aumento da liberação desta prostaglandina vários dias antes da luteólise funcional. Em ovelhas a síntese e a liberação da PGF$_2$ alfa parecem ser estimuladas pela oxitocina. Estudos em cobaias têm associado a histerectomia, durante a fase lútea do ciclo estral, com a maior duração do corpo lúteo. Por ser ricamente vascularizado, o corpo lúteo é extremamente sensível às alterações do fluxo sanguíneo da região; logo, a PGF$_2$ alfa causando contração do músculo liso e redução do suprimento sanguíneo para o corpo lúteo, devido à vasoconstrição arterial, constitui mecanismo consideravelmente importante para a ocorrência da luteólise.

No **climatério** há um esgotamento progressivo das gônadas (feminina e masculina). Em primatas o final da atividade cíclica ovariana ocorre em torno dos 40 a 50 anos de idade e compreende a **menopausa**, em que se nota alteração fisiológica básica causada pela perda gradativa da resposta ovariana às gonadotrofinas.

Útero

Sua forma é semelhante a uma pêra. Macroscopicamente constitui-se de uma porção inferior, cilíndrica, que se abre na vagina, denominada **colo** ou **cérvix uterina**, uma porção mediana dilatada, que constitui o **corpo do útero** e uma porção posterior que é o **fundo do útero**. Na maioria das espécies domésticas, o útero é **bicorne**, ou seja, possui dois cornos proeminentes; nos primatas, os cornos são menores. Enquanto nos primatas o útero é simples, nos marsupiais é duplo.

A parede do útero é espessa e constitui-se, a partir da luz do órgão, das seguintes camadas: **endométrio, miométrio** e **perimétrio**. O endométrio compreende um epitélio e uma lâmina própria que juntos constituem a mucosa uterina. O epitélio de revestimento geralmente é do tipo monoestratificado cilíndrico; algumas células cinocinocliadas têm sido notadas neste epitélio. Nas aves, o epitélio é pseudopoliestratificado cilíndrico e nos répteis é poliestratificado cúbico. A lâmina própria é formada de tecido conjuntivo frouxo e, nos ruminantes, pode se mostrar altamente vascularizada e desprovida de glândulas, constituindo pontos onde os tecidos maternos entram em contato com as membranas extra-embrionárias — as **carúnculas**.[4] O miométrio contém os estratos **submucoso** (mais interno), **vascular** (mediano) e **subseroso** (mais externo) nos quais se dispõem fibras musculares lisas. O estrato vascular é rico em vasos calibrosos e mais espesso. O perimétrio é uma serosa e consiste em tecido conjuntivo frouxo e mesotélio.

De modo comparado, podemos observar que nos eqüinos o sêmen é depositado no útero e nos suínos, na cérvix uterina. Já nos humanos, nos ruminantes, no cão e no gato, a deposição é feita na vagina.

O epitélio uterino se invagina e mergulha na lâmina própria, formando glândulas secretoras de muco — as **glândulas endometriais** ou **uterinas**, exceto nas carúnculas.

A cérvix uterina situa-se entre a cavidade uterina e a vagina. Sua parede é bem desenvolvida na vaca e fina na porca. O epitélio desta região uterina é monoestratificado cilíndrico com células produtoras de muco semelhantes às caliciformes e células cinocinociliadas. Na cadela o epitélio é poliestratificado pavimentoso e não se invagina formando glândulas. Na espécie humana o epitélio se invagina na parte interna do colo uterino formando glândulas — as **glândulas cervicais** que quando têm a sua secreção retida constituem estruturas dilatadas ditas **cistos de Naboth**. Na face externa do colo, que faz saliência na vagina, o epitélio é poliestratificado pavimentoso e não forma glândulas. A lâmina própria pode ter o seu conjuntivo variando de frouxo a denso durante os diferentes estágios do ciclo sexual.

Nos ovíparos vertebrados (aves e anfíbios) é no útero que são acrescentadas aos ovos as substâncias que integram a casca.

Inegavelmente, o útero é um órgão ímpar que tem uma participação importante no processo reprodutivo.

Ciclos menstrual e estral

O ciclo menstrual ocorre nos primatas e o estral, nos animais domésticos (cadela, gata, vaca etc.). Embora não sejam a mesma coisa, há uma certa semelhança quanto à influência hormonal que sofrem e as modificações uterinas.

O ciclo menstrual tem duração variável e sofre a influência de diversos fatores (hormonais, temperatura, estresse). Geralmente é de 28 dias, mas têm sido relatados ciclos menores e maiores influenciados, respectivamente, pela diminuição e pelo aumento da temperatura, ou seja, por climas frios e quentes. Compreende as seguintes fases: **menstrual, proli-**

---

[4]Na ovelha esta região é rica em melanóforos.

ANIMAL	TIPO DE CICLO	DURAÇÃO DO CICLO
Vaca	estral	21 dias
Égua	estral	21 dias
Ovelha	estral	17 dias
Cabra	estral	21 dias
Porca	estral	21 dias
Cadela	estral	16 a 56 semanas
Gata	estral	02 a 03 semanas
Chimpanzé	menstrual	35 dias
Macaca Rhesus	menstrual	28 dias
Mulher	menstrual	28 dias
Rata	estral	04 a 05 dias
Camundonga	estral	04 a 06 dias

Fig. 1.5 Tipo de ciclo e sua duração nas diferentes espécies de animais.

ferativa ou **estrogênica** ou **folicular**, **de ovocitação**, **secretora** ou **progestacional** ou **luteínica** e **isquêmica**. São portanto cinco fases. De modo semelhante, o ciclo estral também compreende cinco fases: **proestro, estro** ou **cio, metaestro, diestro** e **anestro**.

A fase menstrual compreende a descamação do endométrio com perda das camadas compacta e esponjosa e parte da basal. Esta fase dura cerca de 4 dias e nela se observa um sangramento, devido à rotura de vasos, que constitui com o material necrosado do endométrio, resultante da descamação, o **fluxo menstrual**. A **menstruação** ou **catamênio** é um fenômeno que decorre da queda do nível hormonal (estrogênio e principalmente progesterona). À ausência de menstruação denominamos **amenorréia**, e muitas vezes esta é compatível com o diagnóstico de gravidez. A qualquer transtorno da menstruação denominamos **dismenorréia**.

A fase proliferativa vai do $5^{\underline{o}}$ dia até aproximadamente o $14^{\underline{o}}$ dia. Nela, observa-se a reconstituição gradual do endométrio sob a ação do estrogênio.

A fase de ovocitação corresponde à metade do ciclo e diz respeito ao período de liberação do ovócito. É o período fértil.[5]

Na fase secretora o endométrio está sob a ação da progesterona e apresenta-se com suas glândulas secretando intensamente muco e os vasos congestos. É a fase propícia à implantação do blastocisto[6] no endométrio uterino para o desenvolvimento da gravidez. Ocorrendo após a fase de ovocitação, estende-se até o $27^{\underline{o}}$ dia.

A fase isquêmica é um período bastante curto e ocorre devido a uma intensa vasoconstrição das artérias espiraladas, com redução do fluxo sanguíneo na região, o que acarreta necrose do tecido local e início de uma nova fase menstrual. Resulta da diminuição do nível hormonal no sangue (especialmente progesterona) em resposta ao processo degenerativo

---

[5]Estima-se ir do $10^{\underline{o}}$ ao $18^{\underline{o}}$ dia, isto é, 14 ± 4.
[6]Etapa do desenvolvimento embrionário.

do corpo lúteo. Tem início em torno do 27º dia e termina no 28º dia, cessando a atividade secretora das glândulas. Havendo gravidez, esta fase não ocorre.

No ciclo estral, a primeira fase, o proestro, do mesmo modo que a fase proliferativa do ciclo menstrual, está sob a influência do estrogênio. Nela, o epitélio uterino sofre hipertrofia, e as glândulas apresentam-se retilíneas. Os vasos da lâmina própria sofrem congestão gradual, e podem ser observadas hemorragias ocasionais na região. A proliferação glandular e a invasão de leucócitos no epitélio têm início nesta fase.

O estro é a fase de maior influência do estrogênio sobre os órgãos genitais. Nele a proliferação celular e a infiltração de leucócitos no epitélio são mais acentuadas. A congestão vascular, o edema e as hemorragias no tecido conjuntivo da região acentuam-se. A atividade secretora das glândulas aumenta.

No metaestro, as glândulas endometriais sofrem gradual enovelamento. A hiperplasia glandular aumenta gradualmente. Logo, a atividade secretora elevada continua. O edema diminui ou desaparece no conjuntivo da lâmina própria. Coincide com a transição entre o declínio de estrogênio e a elevação de progesterona, a qual responde pelas alterações do endométrio.

O diestro corresponde à fase que está sob a exclusiva influência da progesterona. A hiperplasia glandular atinge o seu limite máximo com as glândulas intensamente enoveladas. Se houver fertilização, as glândulas alcançam sua atividade máxima. Se não houver, a vascularização tende a diminuir e as glândulas acabam interrompendo sua secreção com a progressiva involução que sofrem.

No anestro, o epitélio é mais delgado e as glândulas endometriais existentes são esparsas e tubulares simples ou ramificadas. É o período de quiescência dos órgãos reprodutores, não havendo receptividade da fêmea ao macho. A ocorrência desta fase se dá na ausência de prenhez.

Os animais podem ser **monoéstricos** ou **poliéstricos**. A cadela é monoéstrica, enquanto a vaca, a égua, a ovelha, a cabra, a porca, a gata, a rata e a camundonga são animais poliéstricos.

Tuba uterina[7]

É um órgão par constituído de 4 segmentos: o **intramural**, localizado no interior da parede uterina, o **istmo**, a **ampola** e o **infundíbulo**. Histologicamente a parede tubária compreende uma **mucosa**, constituída de um epitélio de revestimento monoestratificado cilíndrico pseudopoliestratificado cinociliado e uma lâmina própria formada por conjuntivo frouxo, uma **camada muscular** lisa e uma **serosa**. A mucosa é pregueada e forma estruturas alongadas, semelhantes às vilosidades do intestino delgado, denominadas **franjas** ou **fímbrias**, que são características da ampola e do infundíbulo. Nas outras regiões, a mucosa se evagina, formando pregas bem mais curtas.

Vagina

Constitui-se de uma mucosa, uma camada muscular e uma adventícia. A mucosa é formada por epitélio de revestimento poliestratificado pavimentoso, no qual se nota que a ca-

---

[7]É também denominada **oviduto** ou **trompa de Falópio**.

mada mais superficial pode se mostrar queratinizada, dependendo do grau de desgaste ou atrito a que seja submetido o epitélio. O epitélio vaginal sofre a influência do estrogênio e sob a ação deste hormônio é estimulado a sintetizar e acumular glicogênio, o qual é lançado na luz vaginal durante a descamação das células epiteliais. Bactérias encontram-se presentes normalmente na vagina, onde metabolizam o glicogênio, formando ácido lático, responsável pelo baixo pH vaginal (pH ácido). Quando o estímulo hormonal não ocorre, não há síntese de glicogênio, e o pH torna-se elevado, favorecendo a proliferação de organismos patogênicos.

Citologia vaginal

O estudo do epitélio vaginal e das alterações a que está sujeito apresenta enorme interesse na compreensão das variações hormonais e no diagnóstico precoce do câncer ginecológico. Distinguem-se neste epitélio quatro categorias de células: 1 — **células basais** (células da camada basal interna), 2 — **células parabasais** (células da camada basal externa), 3 — **células intermediárias** (células das camadas intermediárias) e 4 — **células superficiais** (células não queratinizadas e queratinizadas).

Num esfregaço vaginal correspondente à fase proliferativa do ciclo menstrual, encontramos predomínio de células intermediárias logo após a fase menstrual. Gradualmente nesta fase, este predomínio vai desaparecendo e inversamente passam a predominar as células superficiais. Um esfregaço obtido no período de ovocitação mostra um nítido predomínio das células superficiais sobre as intermediárias; os leucócitos (presentes em pequena quantidade em esfregaços pós-menstruais) estão ausentes no esfregaço. Esfregaços obtidos durante a fase secretora mostram predomínio de células intermediárias que costumam apresentar-se agrupadas e com as bordas pregueadas; todavia, células superficiais são escassas e os leucócitos raros. Nos esfregaços obtidos durante a fase pré-menstrual ou isquêmica, há grande predomínio das células intermediárias agrupadas e de bordos pregueados, com escassas células superficiais, muco abundante e aumento do número de leucócitos parecendo dar à preparação um aspecto "sujo". Na menopausa, o epitélio é baixo e não apresenta células queratinizadas; deste modo, nos esfregaços predominam as células parabasais sobre as intermediárias (que são poucas), e os leucócitos são abundantes. Os esfregaços relativos a este período são ditos **atróficos** em função da alteração sofrida pelo epitélio. Constituem esfregaços menopáusicos intermediários e do tipo estrogênico aqueles em que, respectivamente, predominam células intermediárias e superficiais, ao contrário do que se observa normalmente. Na gravidez há predominância de células intermediárias com bordos pregueados intensamente, agrupadas, e constituindo células características — **células naviculares**. Células superficiais e leucócitos são raros nos esfregaços obtidos na gravidez. Esfregaços pós-parto contêm células basais.

Comparando-se com o ciclo estral, podemos observar nos esfregaços vaginais de animais, correspondendo às diferentes fases, as seguintes características:

— no proestro há um predomínio de células superficiais que aumentam gradativamente, e os leucócitos estão ausentes na metade da fase enquanto os eritrócitos são numerosos;

— no estro as células superficiais são abundantes e seus contornos citoplasmáticos passam de arredondados a mais retos, e ocorre um aumento gradativo do número de células com núcleo picnótico até o aparecimento de células anucleadas no final desta fase e de vários tipos de bactérias além do aumento gradual de restos celulares e diminuição da quantidade de eritrócitos;

— no metaestro há uma diminuição gradual do número de células superficiais queratinizadas e um aumento gradual de leucócitos (neutrófilos);

— no diestro os leucócitos são abundantes no início e diminuem no final, desaparecem os eritrócitos e os restos celulares, enquanto reaparecem as células epiteliais pequenas, arredondadas e não queratinizadas;

— no anestro encontramos poucos leucócitos (neutrófilos) e muitas células não queratinizadas, arredondadas ou ovaladas, com núcleos volumosos e bem definidos; podem ser vistos ainda restos celulares.

O aparecimento de células basais nos esfregaços humanos pós-parto é decorrente da queda brusca dos níveis de estrogênio e de progesterona. O estrogênio responde pelo espessamento do epitélio no período pós-menstrual e pelo aparecimento de células superficiais gradualmente com a progressão do período.

Vulva

Também chamada **genitália externa**, constitui-se de: **vestíbulo, clitóris, pequenos e grandes lábios**.

O vestíbulo é a abertura da vagina no exterior. A uretra e os ductos das glândulas vestibulares abrem-se nesta região. As glândulas vestibulares maiores (glândulas de Bartholin) localizam-se uma de cada lado do vestíbulo e são menos numerosas do que as menores que são dispersas e se localizam em volta da uretra e do clitóris. Ambas possuem células com atividade muco-secretora. As inflamações envolvendo a obstrução dos ductos das glândulas maiores são conhecidas clinicamente como **bartholinites**, por afetarem tais glândulas.

O clitóris corresponde a um pênis rudimentar, embora contenha tecido erétil.

Os pequenos lábios são dobras da mucosa vaginal, cujo epitélio queratinizado contém melanina e origina glândulas sebáceas.

Os grandes lábios exibem uma transição entre pele e mucosa, sendo a parte externa uma pele fina e a interna uma mucosa semelhante aos pequenos lábios.

Mama

Cada mama constitui-se de um conjunto de glândulas, cuja função principal é produzir leite para nutrir os recém-natos. Suas unidades secretoras (adenômeros) lançam a secreção em ductos excretores, denominados **ductos galactóforos**, que desembocam na papila mamária ou mamilo. Nos animais são mais numerosas do que em humanos. A atividade secretora e o desenvolvimento das glândulas mamárias são estimulados pelo hormônio hipofisário **prolactina**, enquanto a ejeção do leite, após o parto, é promovida pela **oxitocina** (produzida pelo hipotálamo e lançada na neuro-hipófise).

O estrogênio e a progesterona também têm influência no desenvolvimento da mama.

Testículo

É um órgão par revestido por uma cápsula conjuntiva — a **túnica albugínea** — e localizado, um de cada lado do corpo, na bolsa escrotal. Constitui-se de unidades tubulares — os **túbulos seminíferos**, onde são formados os **espermatozóides** (gametas masculinos). O epitélio gametogênico dos túbulos contém as células da linhagem espermatogênica (espermatogônias, espermatócitos, espermátides e espermatozóides) e as células de Sertoli. Entre os túbulos, situam-se **as células intersticiais de Leydig**, cuja atividade secretora é influenciada pela gonadotrofina hipofisária **LH** que, neste caso, é denominada **ICSH (hormônio**

estimulante das células intersticiais). A síntese do hormônio esteróide **testosterona** é feita a partir do acetato ou do colesterol circulante por estas células. O **FSH** hipofisário inicia o processo de formação dos espermatozóides (**espermatogênese**) enquanto a testosterona encarrega-se da maturação destes gametas. Além disso, a testosterona tem influência sobre o desenvolvimento gonadal, as glândulas acessórias, os órgãos responsáveis pelos caracteres sexuais secundários masculinos, a descida testicular para o escroto e sobre o funcionamento de células e tecidos de outras regiões do organismo.

As células de Sertoli secretam **inibina** que toma parte no mecanismo de *feedback* negativo que envolve a secreção de FSH pela hipófise. A testosterona e o FSH estimulam a síntese de uma proteína que se liga aos andrógenos por parte destas células.

Epidídimo

É o local de amadurecimento dos espermatozóides. Possui um epitélio de revestimento monoestratificado cilíndrico pseudopoliestratificado estereociliado e fibras musculares lisas.

Os espermatozóides, antes de alcançarem o epidídimo, passam dos túbulos seminíferos para os tubos retos e destes para a rede testicular, de onde seguem para os ductos eferentes.

Canal deferente

Apresenta uma mucosa, na qual se observa o mesmo tipo de epitélio do conduto epididimário, uma camada muscular lisa (com fibras longitudinais internas e externas e anulares) e uma adventícia.

A **deferentectomia** ou **vasectomia** tem sido uma opção masculina para o controle da concepção. Consiste na extirpação cirúrgica do canal deferente, à semelhança do procedimento em relação à tuba uterina na mulher, para o mesmo propósito. A reversão do processo nem sempre é bem-sucedida em relação à fertilidade, mas, se feita num prazo de um a dois anos, parece aumentar em cerca de 50% as chances.

Glândulas acessórias[8]

Constituem-nas a **próstata**, as **vesículas seminais** e as **glândulas bulbo-uretrais** ou de **Cowper**.

A próstata é a maior das glândulas acessórias, e sua secreção, juntamente com a das vesículas seminais, serve como diluente e veículo para o transporte dos espermatozóides. É formada por um conjunto de glândulas tubuloalveolares ramificadas (adenômeros prostáticos), cujos ductos se abrem na uretra prostática. O estroma glandular é constituído de tecido conjuntivo denso, no qual se dispõem feixes de fibras musculares lisas de espessura variável. Estruturas esféricas ou elipsóides lamelares concêntricas, provavelmente resultantes da condensação de secreções, que aumentam com a idade, podem ser vistas na luz dos alvéolos glandulares humanos; a estas formações denominamos **concreções prostáticas**. Algumas vezes tornam-se calcificadas e tão volumosas que não conseguem passar pelos ductos.

---

[8]Estão ausentes nas aves, e em alguns mamíferos algumas destas não são encontradas (por exemplo, no cão e no gato as vesículas seminais estão ausentes e no cão há ausência das glândulas de Cowper).

A secreção prostática é levemente ácida (pH 6,5) e apresenta conteúdo proteico pouco acentuado, além de diastase, enzimas proteolíticas, ácido cítrico e fosfatase ácida.

As vesículas seminais possuem uma mucosa bastante pregueada, revestida por um epitélio monoestratificado cilíndrico com células basais, uma camada muscular lisa e uma adventícia. As células epiteliais têm características de células secretoras de proteínas. A secreção armazenada nestas glândulas é eliminada na ejaculação devido à atividade contrátil da camada muscular. A atividade secretora destas glândulas e da próstata sofre a influência da testosterona, que age estimulando. Atribui-se a estas glândulas a produção de uma enzima denominada **vesiculase**, que promove a coagulação de uma parte do sêmen[9] de modo a constituir um tampão vaginal capaz de impedir o refluxo do sêmen para a vagina.

A capacidade de fecundar dos espermatozóides é influenciada pela secreção de um tipo de prostaglandina produzido pelas vesículas seminais.

As glândulas bulbo-uretrais, do mesmo modo que as vesículas seminais, são órgãos pares, enquanto a próstata é um órgão ímpar. Situam-se atrás da uretra membranosa, onde desembocam, e são tubuloalveolares mucosas contendo fibras musculares lisas e esqueléticas. Sua secreção mucosa e, principalmente, as secreções da próstata e das vesículas seminais (fonte de produção de frutose, importante na atividade energética dos espermatozóides) contribuem sensivelmente para a qualidade e quantidade do líquido seminal.

Órgão copulador

É também denominado **pênis**. Constitui-se de três corpos cilíndricos de tecido erétil: os dois **corpos cavernosos do pênis** e o **corpo cavernoso da uretra** ou **corpo esponjoso**. Os corpos são revestidos por uma espessa cápsula fibrosa denominada **túnica albugínea** e constituídos por espaços vasculares que se encontram dilatados durante a ereção peniana devido ao grande afluxo de sangue para a região. Na glande peniana encontramos tecido conjuntivo denso e um plexo venoso anastomosado contendo fibras musculares lisas longitudinais (que fazem saliência para a luz das veias) e circulares em suas paredes. Recobrindo-a encontramos uma prega circular da pele denominada **prepúcio**.

O predomínio de tecido erétil ou do tecido conjuntivo da túnica albugínea e das trabéculas constitui o alicerce para a classificação dos tipos de pênis dos mamíferos domésticos. Assim, no garanhão o pênis é vascular e nos ruminantes e no porco é fibroelástico. Devido à quantidade relativamente grande de tecido conjuntivo, o pênis do cão e do gato, normalmente vascular, é classificado como intermediário. No cão, um septo completo separa as duas metades do corpo peniano e continua cranialmente como osso do pênis. O ato sexual (cópula) com a fêmea é acompanhado de uma fase em que o cão fica "preso" a ela por alguns minutos (às vezes mais de uma hora) devido ao ingurgitamento elevado do bulbo da glande, o que impede a retirada do pênis da vagina. No gato, além de osso no pênis, há espículas córneas na glande.

Sêmen

Constitui-se de espermatozóides e plasma seminal (secreção das glândulas acessórias) que são eliminados pelo pênis no ato da ejaculação.

---

[9]O sêmen é conhecido também por líquido seminal ou esperma.

A composição do plasma seminal varia de acordo com a espécie de animal. No touro, no carneiro, no bode e no coelho, a frutose é a principal fonte de energia para os espermatozóides e por eles é metabolizada para ácido lático. O sorbitol é facilmente reduzido a frutose. Além da frutose e do sorbitol, encontramos no plasma seminal: ácido cítrico, inositol, glicerofosforilcolina, fosforilcolina, ergotioneína, espermina, glicosaminoglicanos, proteínas, lipídios, ácidos graxos, vitaminas, aminoácidos livres, prostaglandinas (E_1, E_2, E_3, F_1 alfa, F_2 alfa) e numerosas enzimas (fosfatase ácida, fosfatase alcalina, enzimas proteolíticas, glicosidases e aminotransferase-aspartato). A espermina, uma base nitrogenada produzida pela próstata humana, está ausente no plasma seminal dos animais domésticos. Uma proteína conjugada, produzida pela próstata, encontrada também no plasma seminal, evita a aglutinação cabeça a cabeça dos espermatozóides. É a **antiaglutinina espermática**. Ainda na composição do sêmen, podemos encontrar sódio e potássio.

Volume de sêmen e número de espermatozóides

O volume de sêmen varia nas diferentes espécies. No homem varia de 2,5 a 6 ml, no cavalo de 40 a 250 ml, no touro de 0,5 a 14 ml, no cão de 2 a 12 ml, no porco de 120 a 1.000 ml e no galo de 0,2 a 1,5 ml.

O número de espermatozóides por milímetro cúbico de sêmen também é bastante variável nas espécies. No homem varia de 60 a 90 mil, no cavalo de 30 a 800 mil, no touro de 300 mil a 2 milhões, no cão de 1 a 9 milhões, no porco de 25 mil a 1 milhão e no galo de 50 mil a 6 milhões.

Espermograma

É de suma importância no exame pré-nupcial e no controle da fertilidade. Através dele pode-se fazer uma avaliação quantitativa e qualitativa do sêmen. No homem o esperma tem coloração branco-amarelada e as colorações amarelo intenso e de tijolo indicam problemas de ordem patológica. Uma abstinência sexual de 3 a 5 dias normalmente é requerida para a realização do exame. Deste modo, o exame permite uma avaliação da quantidade, coloração, viscosidade e odor do sêmen, além da motilidade, vitalidade, forma e quantidade dos espermatozóides. Tais dados são de extrema importância no diagnóstico da fertilidade, juntamente com o pH (7,5 a 8,5).

Comprimento dos espermatozóides

É bastante variável nas diferentes espécies. No homem é de 52 a 62 μm, enquanto no touro é de 75 a 80 μm. Já no cão é de 55 a 65 μm e no cavalo é de 55 a 60 μm. Tais números evidenciam claramente a enorme variabilidade de comprimento destes gametas nas diferentes espécies.

Velocidade dos espermatozóides

A velocidade é geralmente medida em milímetro por minuto. Considera-se que o espermatozóide do cavalo, se comparado com o do homem, coelho, cão, porco, galo, rato e carneiro, é o mais veloz, chegando a alcançar 5,2 mm/min. Por outro lado, levando-se em conta esta comparação, o menos veloz é o do galo, que alcança uma velocidade de 1,0 mm/min.

Sobrevida dos espermatozóides nas vias genitais femininas

Geralmente é bastante curta. Todavia, na morcega os espermatozóides podem permanecer "dormentes" nas vias genitais femininas desde a inseminação no outono até a primavera, quando ocorrem a ovocitação e a fecundação; a duração máxima da fertilidade é de pouco mais de 4 meses e a da motilidade de pouco mais de 5 meses.

A puberdade

É o período marcado pelo início da atividade reprodutiva; na fêmea ocorre com o começo da atividade ovariana (produção e liberação de ovócitos II ou gametas femininos) e no macho com o da testicular (produção e liberação de espermatozóides ou gametas masculinos). No ser humano inicia-se por volta dos 14 anos de idade. Nos animais pode variar um pouco entre as diferentes raças, mas é alcançado em alguns meses. Assim, nas gatas inicia-se em torno dos 8 a 10 meses, na égua entre 12 e 18 meses, na porca entre 6 e 7 meses e na vaca, dependendo da raça, em 8 meses ou até 13 meses.

Maturidade sexual

Tem início com a puberdade e constitui fator essencial para a **concepção**.[10] Envolve a maturação dos órgãos genitais, especialmente as gônadas, e principalmente dos gametas. Varia nas diferentes espécies e sofre a influência de diversos fatores.

Infertilidade

Embora para alguns seja sinônimo de **esterilidade**, para nós parecem ser coisas inteiramente distintas.

A infertilidade é para a mulher a incapacidade de conceber após um ano de relações sexuais sem proteção ou de levar a termo uma gestação normal. Em muitos casos, após tratamento, os casais acabam concebendo e levando a termo uma gestação normal. Deste modo, a infertilidade pode ter cura e ser, portanto, apenas temporária. Contudo, a esterilidade, de modo diferente, não tem cura e é permanente, não sendo possível sob nenhuma hipótese a gravidez. O homem e a mulher estão sujeitos a sofrer infertilidade ou esterilidade, comprometendo assim a concepção e a reprodução da espécie. A ocorrência de uma ou de outra condição sofre a influência de diversos fatores desde os sociais, comportamentais, culturais e ambientais aos orgânicos. Nos animais estas condições também podem ocorrer, comprometendo a reprodução; sua ocorrência pode ser ocasionada por fatores diversos, inclusive aqueles comuns aos seres humanos.

Época de reprodução

Varia de acordo com a espécie. Em alguns animais existem períodos propícios à reprodução e em outros ela pode ocorrer em qualquer época. Logo, na vaca, porca, cadela, rata, camundonga, na fêmea do chimpanzé, na macaca Rhesus e na mulher a reprodução pode ocorrer em qualquer época do ano. Todavia, na égua é de abril a setembro, na gata de janeiro a outubro, na cabra de setembro a janeiro e na ovelha do outono ao ano todo.

Inseminação artificial

Tem sido empregada em humanos e animais quando a concepção encontra-se comprometida, isto é, quando a quantidade e a qualidade do sêmen põem em risco o processo.

---

[10]É o ato de conceber ou gerar.

Consideram-se, em humanos, dois tipos: tipo 1 — inseminação pelo sêmen do marido ou companheiro; tipo 2 — inseminação pelo sêmen do doador.

A inseminação é feita na vagina, na cérvix uterina ou diretamente no útero e requer padrões rígidos de seleção do esperma e de seu doador.

Duração da gestação e número de conceptos

A duração da gestação é variável nas diferentes espécies e raças. A gestação começa com a fecundação e termina com o parto. No gado leiteiro, a gestação dura de 275 a 292 dias e no gado de corte, de 271 a 310 dias. Deste modo, verifica-se que a prenhez de uma vaca pode chegar a 10 meses ou pouco mais, dependendo da raça do animal. Na égua a gestação dura de 321 a 346 dias, na ovelha de 143 a 155 dias, na cabra de 146 a 155 dias, na porca de 111 a 116 dias, na cadela de 59 a 68 dias, na gata de 56 a 69 dias, na fêmea do chimpanzé de 216 a 260 dias, na macaca Rhesus de 156 a 180 dias, na rata de 21 a 23 dias, na camundonga de 19 a 21 dias, na mulher cerca de 270 dias, na cobaia de 59 a 72 dias, na coelha de 30 a 32 dias, na leoa africana de 98 a 114 dias, na tigreza de 98 a 110 dias, na fêmea do camelo de 315 a 406 dias, na fêmea do rinoceronte de 510 a 570 dias, na girafa de 420 a 468 dias e na corça de 120 a 284 dias.

O número de filhotes também varia. Normalmente a vaca, a égua, a fêmea do chimpanzé, a macaca Rhesus, a fêmea do rinoceronte, a girafa, a fêmea do camelo e muitas corças têm 1 só filhote. A mulher também, normalmente, só concebe um filho. Outros animais, entretanto, podem ter, normalmente, mais de 1 filhote. Deste modo, a ovelha tem de 1 a 2 filhotes, a cabra de 1 a 3 filhotes, a porca de 6 a 12 filhotes, a cadela de 1 a 12 filhotes, a gata de 1 a 8 filhotes, a rata de 7 a 14 filhotes e a camundonga de 6 a 12 filhotes.

Métodos anticoncepcionais

São empregados para evitar a concepção. Dentre eles destacamos o uso da pílula (à base de estrogênio, progesterona ou ambos), os dispositivos intra-uterinos, a prostaglandina e os preservativos. O uso da famosa "tabelinha" e do coito interrompido também tem sido uma prática entre os humanos.

Doenças sexualmente transmissíveis (DST)

Têm grande importância no desenvolvimento embriológico, uma vez que podem exercer efeito teratogênico e ser a causa de diversas anomalias. São várias as DST, e entre elas estão a **Síndrome da Imunodeficiência Adquirida (AIDS ou SIDA)**, a **virose do papiloma humano** ou **infecção pelo vírus do papiloma humano**, a **gonorréia**, a **candidíase** e a **sífilis**. Destas, algumas são causadas por vírus e outras por bactérias ou fungos.

A AIDS é, sem dúvida, atualmente, a mais importante, pois compromete seriamente a sobrevivência da gestante e do feto, já que afeta de maneira drástica o sistema imunológico de ambos.

A infecção pelo vírus do papiloma humano, há algum tempo, recebeu denominações variadas que agora caíram em desuso por sua inadequação. São elas: thymus, ficus, verrugas venéreas, verrugas gonocócicas e condiloma acuminado; popularmente no Brasil "crista-de-galo", "cavalo-de-crista" e "figueira" são os termos chulos usados para as verrugas genitais. A denominação atual deve ser empregada, caracterizando-se a topografia da doença.

O grupo dos *Papovavírus* inclui os vírus do papiloma (PV), do polyoma (PY) e o vírus vacuolizante dos macacos (SV40). Neste grupo, verifica-se que os PV acometem animais e humanos, os PY os humanos e os SV40 os macacos.

A importância das DST também deve ser considerada em relação à infertilidade, como é o caso da gonorréia ou blenorragia que afeta a espermatogênese.

A candidíase ou monilíase é uma infecção causada pelo fungo *Candida albicans*, capaz de afetar não só a vagina, mas também os pulmões, as meninges, a pele, as unhas, a mucosa oral e os intestinos. Daí sua importância no estudo das DST humanas.

A sífilis é causada pela bactéria *Treponema pallidum* e pode provocar no feto surdez congênita, hidrocefalia e retardamento mental. O termo empregado para a doença provém de Syphilis, nome do herói do poema de Girolamo Fracastorius, *Syphilis sive morbus gallicus*, cujo protagonista contrai este mal. Em coelhos constitui-se numa doença contagiosa, produzida pelo *Treponema cuniculi*, que se caracteriza por lesões papulosas na região genitoperineal. Alguns médicos usam a denominação **lues** para esta doença.

Diagnóstico precoce da gravidez

Os métodos empregados para o diagnóstico precoce da gravidez baseiam-se na presença de **gonadotrofina coriônica** no sangue e na urina da mulher grávida. Quando o método de escolha do exame recai na investigação sanguínea, o que tem ocorrido com mais freqüência nos laboratórios, a confiabilidade do resultado é seguramente muito maior do que a investigação na urina. Todavia, quando a escolha é o tradicional exame de urina, os métodos biológicos e imunológicos têm uma confiabilidade menor, em função dos diversos fatores capazes de interferir no resultado, embora atualmente os imunológicos tenham sido mais aprimorados de modo a aumentar a confiabilidade. Entre os testes biológicos, estão a **Reação de Galli Mainini**, a **Reação de Ascheim-Zondek** e o **Método de Friedmann**. A utilização destes testes pelos laboratórios caiu em desuso, sendo substituída pelos imunológicos. Entre os testes imunológicos, encontram-se o do **Prognosticon Planotest**, o do **Gravindex** e o **Auratek**. Tais testes propiciam maior rapidez no resultado. Os resultados negativos, algumas vezes, estão relacionados com a baixa taxa do hormônio da gravidez.

Capítulo 2

Origem e Formação dos Gametas

Células germinativas primordiais

No embrião humano, com cerca de três semanas de idade, as células germinativas primordiais encontram-se localizadas na parede do saco vitelino, de onde se originam. Daí migram para a gônada em desenvolvimento (testículo ou ovário), atingindo-a por volta da 4ª para 5ª semana, onde iniciam uma invasão do mesênquima e se incorporam gradualmente aos cordões sexuais primitivos. Na gônada do indivíduo geneticamente determinado, es-

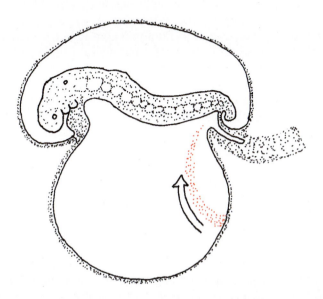

Fig. 2.1 Esquema mostrando a origem das células germinativas primordiais, localizadas, no embrião de 3 semanas de idade, na parede do saco vitelino. A seta indica a migração destas células em direção à gônada em desenvolvimento. No final da 4ª semana ou no início da 5ª semana, as células germinativas primordiais alcançam a gônada e originam a linhagem gametogênica (masculina ou feminina) conforme o sexo determinado com a fecundação.

tas células darão origem à linhagem gametogênica responsável pela ovocitogênese ou pela espermatogênese, de acordo com o sexo estabelecido.

Ovocitogênese

É parte da gametogênese e consiste no processo de formação do gameta feminino. Ocorre no interior do ovário. Das células germinativas primordiais, originam-se as **ovogônias**, as quais representam o ponto de partida da linhagem gametogênica feminina. As ovogônias (células diplóides ou 2n) sofrem mitose e dão origem aos **ovócitos I** (células diplóides ou 2n), os quais, sofrendo meiose reducional, originam **ovócitos II** (células haplóides ou n) e **corpúsculos** ou **glóbulos polares** (células haplóides ou n, menores). Os corpúsculos polares ficam situados entre os ovócitos II e a zona (ou membrana) pelúcida dos folículos maduros e são eliminados do ovário, durante a ovocitação, juntamente com os ovócitos II. Quando ocorre a fecundação, o ovócito II fecundado completa a sua divisão de maturação (meiose equacional), originando a **ovótide**, que se transformará em **óvulo**. Durante a passagem da ovótide para óvulo, não há divisão celular e sim diferenciação celular, com o acúmulo gradual de material nutritivo (vitelo) que caracterizará o tipo de zigoto em função da quantidade (se maior ou menor) acumulada no citoplasma. Ao ser eliminado, o ovócito II, que, na meiose sofrida pelo ovócito I, recebe quase todo o citoplasma, ao contrário do corpúsculo polar que recebe muito pouco e não é uma célula funcional, inicia a sua segunda divisão meiótica, a qual é interrompida na metáfase e só é completada com a fecundação. O vitelo que se acumula no citoplasma do gameta feminino, desde a etapa de ovócito I, é de suma importância no desenvolvimento do embrião de aves, constituindo a gema do ovo. Portanto, a ovocitogênese pode ser dividida em etapas que vão desde a proliferação, crescimento e maturação (qualitativa e quantitativa) até a transformação celular. Após o nascimento, várias ovogônias já desapareceram por degeneração e outras originaram ovócitos I. Próximo ao nascimento, todos os ovócitos I já completaram a prófase da primeira divisão meiótica, porém, não seguem para a metáfase, parando, no diplóteno, na fase de dictióteno (um período de repouso em que a cromatina nuclear apresenta-se rendilhada). Nenhum ovócito I se forma após o nascimento, e antes da puberdade não se completa a sua primeira divisão meiótica. Assim, ao nascer, uma criança do sexo feminino apresenta no ovário cerca de 700.000 a 2.000.000 de ovócitos primários ou I. Após o nascimento, até a puberdade, muitos destes ovócitos entram em atresia, restando apenas cerca de 40.000 no início da puberdade. Na puberdade, os folículos primordiais, devido ao crescimento dos ovócitos I, à formação da zona pelúcida e diferenciação das células planas que circundam o ovócito I em células cúbicas, transformam-se em folículos primários.

Espermatogênese

Como parte da gametogênese, compreende o processo de formação do gameta masculino. Ocorre no interior do testículo. Das células germinativas primordiais, originam-se as **espermatogônias** (células diplóides ou 2n) que por divisão mitótica constituem **espermatócitos I** (células diplóides ou 2n). Dos espermatócitos I, por meiose reducional, originam-se os **espermatócitos II** (células haplóides ou n). Os espermatócitos II, por sua vez, sofrem meiose equacional e originam as **espermátides** (células haplóides ou n), as quais sofrem transformação, diferenciando-se em **espermatozóides** (células haplóides ou n). As etapas já enumeradas na ovocitogênese se aplicam na espermatogênese com mais propriedade, considerando-se as modificações por que passam as espermátides com a sua transformação em espermatozóides. A diferenciação ou **espermiogênese** envolve alterações no núcleo, no citoplasma, no arranjo mitocondrial, no centriolar, com a formação de uma cauda, e no complexo de Golgi.

CAPÍTULO 3

Fecundação e Nidação

Capacitação do espermatozóide

Para que ocorra a penetração do espermatozóide no ovócito II ou secundário, o que denominamos **fecundação**, é necessário que o gameta masculino esteja maduro e "capacitado". Admite-se que o processo de capacitação do espermatozóide no aparelho genital feminino leve algumas horas. Assim, a **capacitação do espermatozóide** é um processo de ativação enzimática que consiste na remoção da cobertura glicoproteica e das proteínas do plasma seminal que repousam sobre o plasmalema. Após este processo, diz-se que o espermatozóide está capacitado a fecundar o ovócito. É evidente que a fecundação não envolve somente este processo, uma vez que a frutose, além de ser uma importante fonte energética para o espermatozóide, propicia ao esperma um pH alcalino essencial à manutenção da motilidade e sobrevivência do espermatozóide. Além disso, as prostaglandinas parecem desempenhar um papel importante na fecundação, não só estimulando a contração do miométrio uterino, de modo a facilitar a movimentação do espermatozóide pelo útero e pela tuba uterina até o local da fecundação, mas, também, possivelmente, a própria capacitação. A diversos fatores que interferem na fecundação, a exemplo da capacitação, deve-se incluir a ausência de **dineína** no flagelo que constitui a cauda do espermatozóide; na doença de Manes-Kartagener, a falta deste braço proteico ligado a microtúbulos periféricos leva à imobilidade do espermatozóide e conseqüentemente à esterilidade masculina. Sabe-se ainda que algumas mulheres possuem anticorpos antisperma no soro e nas secreções genitais, capazes de tornar os espermatozóides imóveis e impedir a sua trajetória até o ovócito. Já outras mulheres podem apresentar anticorpos antizona pelúcida, capazes de impedir a penetração do espermatozóide no ovócito.

Reação acrossômica

Quando o espermatozóide alcança o ovócito no terço superior da tuba uterina, isto é, na ampola, tem como barreira capaz de impedir a sua penetração a *corona radiata*, às vezes o *cumulus oophorus*, e a zona pelúcida. Vários espermatozóides, no momento da fecundação, se dispõem ao redor da corona radiata tentando penetrar no ovócito. Neste momento, inicia-se uma batalha para destruição da barreira e penetração no ovócito. A pressão exercida pelo espermatozóide sobre a *corona radiata* leva à fusão de sua membrana plasmática com a membrana externa do capuz acrossômico (uma diferenciação do complexo de Golgi, na espermiogênese, durante a transformação, com especialização, da espermátide em esper-matozóide). Os pontos de fusão das membranas logo se rompem e permitem o aparecimen-to de pequenos orifícios, por onde escapam as enzimas (das quais destacamos a hialuronidase, a acrosina, a neuraminidase, a arilaminidase, a arilsulfatase, a colagenase, a esterase, a fosfolipase C, a beta galactosidase e a beta glicuronidase). A ação da hialuronidase sobre a *corona radiata* permite a dissolução desta barreira inicial, e a acrosina ao atuar sobre a zona pelúcida forma uma fenda capaz de possibilitar a penetração do espermatozóide no ovócito. A todo este processo que resultou em fusão das membranas plasmática e acrossômica, com liberação enzimática, denominamos **reação acrossômica**.

Reação zonal

Após a rotura da zona pelúcida e conseqüente penetração do espermatozóide, a zona pe-lúcida se reconstitui rapidamente, impedindo a penetração de outros espermatozóides no ovócito. É a **reação zonal**. De maneira rara, a penetração de mais de um espermatozóide pode ocorrer no ovócito, o que denominamos **poliespermia**, levando geralmente a uma aberra-ção numérica de cromossomos que provoca, quase sempre, o abortamento prematuro. Embora já tenha sido descrito o desenvolvimento de embriões e fetos triplóides até o nascimento, até hoje não se conhece nenhum caso de sobrevivência (a não ser por pouco tempo).

O óvulo e o zigoto

O óvulo resultante da fecundação do ovócito II e da diferenciação da ovótide acumula em seu citoplasma uma quantidade de vitelo que aumenta progressivamente e se torna sufi-ciente para diferenciar o tipo de zigoto entre as espécies. Deste modo, o zigoto humano, o do anfioxo e o do ouriço, que contêm uma quantidade de citoplasma ativo relativamente grande e distribuída pela célula, apresentam, comparando-se com outras espécies, uma pe-quena quantidade de vitelo, bem distribuída, sendo por isso chamados **oligolécitos** ou **mio-lécitos** ou **alécitos** ou **homolécitos** ou **isolécitos** ou **microlécitos**. A denominação oligolé-cito tem sido a mais empregada pelos embriologistas para designar este tipo de zigoto de segmentação **holoblástica** (completa e aproximadamente igual). O zigoto de alguns peixes e de anfíbios (sapos e rãs) contém uma quantidade relativamente média de citoplasma ati-vo, situada próxima ao pólo nuclear ou animal, um núcleo situado próximo a um dos pólos (diferente do oligolécito, no qual o núcleo situa-se próximo do centro) e uma quantidade relativamente média de vitelo, não muito próxima de um dos pólos; este tipo de célula ovo, por isso, é denominado **medialécito** ou **mesolécito**, caracterizando-se como um zigoto com segmentação **holoblástica** (completa e desigual). Nos répteis e aves, o zigoto apresenta seg-mentação **discoidal** (incompleta e desigual), núcleo situado em um dos pólos, pouco citoplasma ativo, restrito ao pólo nuclear ou animal, e grande quantidade de vitelo, ausente em um dos pólos, o que lhe confere a designação **megalécito** ou **bradilécito** ou **macrolécito** ou **telolécito**. Nos insetos, o ovo possui núcleo próximo do centro, pequena quantidade de citoplasma relativamente ativo, perinuclear ou periférica, muito vitelo centralmente situa-do, por isso denominado **centrolécito**, e segmentação **superficial** (incompleta, apenas na superfície, e igual). Assim, em função da quantidade e da localização do vitelo no citoplasma do zigoto, podemos classificá-lo e diferenciá-lo entre as espécies como oligolécito (pouco vitelo), medialécito (quantidade média de vitelo), megalécito (muito vitelo) e centrolécito (vitelo central abundante).

O ovócito II (secundário) liberado pelo ovário na ovocitação é prontamente captado pela tuba uterina, onde sofre deslocamento gradual em direção ao local de encontro com o espermatozóide — o terço superior ou ampola da tuba. A partir da ovocitação, diminui, gradativamente, a condição de viabilidade do ovócito para a fecundação e, tão logo esta condição atinja o seu máximo, rapidamente ele deixa de ser fecundável e entra em processo de desintegração. O período de fecundidade do ovócito varia nas diferentes espécies. Na mulher varia de 12 a 24 horas (ou num cálculo otimista, 48 horas), na camundonga de 12 a 24 horas, na égua de 2 a 4 horas e na coelha de 2 a 6 horas.

Todos os ovócitos animais têm estrutura polar, isto é, apresentam polaridade. Neles distinguem-se um **pólo vegetativo** e um **animal**, os quais se encontram unidos por uma linha imaginária denominada **eixo maior** ou **eixo animal-vegetativo do ovócito**. Nos anfíbios, antes da fertilização, o ovócito mostra uma polaridade pelo acúmulo de vitelo no pólo vegetativo. Mas o acúmulo de vitelo varia nas diferentes espécies, desde a animal à vegetativa, possibilitando, com a fecundação, a caracterização do zigoto (ovo).

Os espermatozóides requerem um tempo mínimo para, quando eliminados na ejaculação no trato genital feminino, alcançar a tuba uterina no local da fecundação. Nas diferentes espécies, este tempo varia de acordo com diversos fatores. Assim, na camundonga é de 15 minutos a 1 hora, na coelha de 3 a 4 horas, na mulher de 3 horas, na vaca de pouco mais de 4 horas a pouco mais de 5 horas e na cadela de cerca de 25 segundos.

A sobrevivência dos espermatozóides nas vias genitais femininas, a sua motilidade e a sua capacidade de fecundação constituem um fator importante na fertilização do ovócito e formação do ovo. Evidentemente a **teratospermia** (formas anormais de espermatozóides), o batimento dos cinocílios tubários e outros fatores contribuem, de modo considerável, para a duração máxima da fertilidade e da motilidade, com reflexos na sobrevivência nas vias genitais. Deste modo, na mulher a duração máxima da fertilidade varia de 24 a 48 horas e a da motilidade de 48 a 60 horas (ou 72 horas num cálculo otimista). Enquanto isso, na rata a duração máxima da fertilidade é de 14 horas e a da motilidade de 17 horas. Na camundonga, a duração máxima da fertilidade é estimada em cerca de 6 horas e a da motilidade em 13 horas. Tais dados mostram o quanto é variável a duração da fertilidade e da motilidade nas vias genitais femininas das diferentes espécies.

Partenogênese

Em algumas espécies, a reprodução do gameta feminino pode ocorrer, sem que seja fecundado, formando um embrião. Alguns ovos da abelha-rainha são capazes de se desenvolver em tais circunstâncias. É o que denominamos **partenogênese**. Todavia, no ser humano e nos demais mamíferos, embora a fusão do núcleo do corpúsculo polar com o do ovócito seja possível, não existe nenhum relato de desenvolvimento embrionário oriundo deste processo reprodutivo. O desenvolvimento partenogenético não tem sido descrito até hoje em humanos e em outros mamíferos. Porém, a partenogênese pode ser induzida em alguns mamíferos (coelhas) por diversos meios, inclusive calor e resfriamento. Há ainda relatos de ovócitos humanos que completaram a sua divisão de maturação no ovário e originaram zigotos anômalos que se desenvolveram em uma massa tumoral denominada **teratoma ovariano**, na qual podemos observar estruturas que lembram as de um embrião em desenvolvimento.

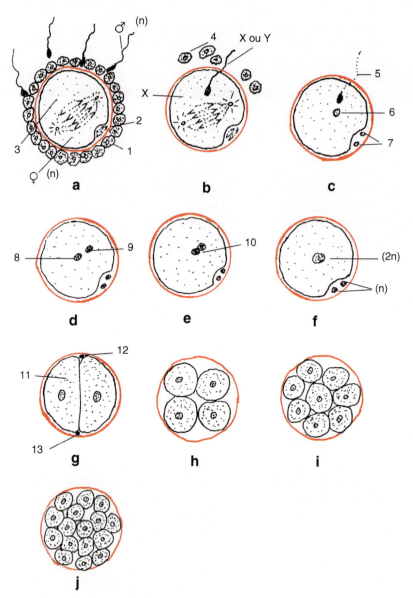

Fig. 3.1 Representação esquemática mostrando o momento da fecundação e a segmentação ou clivagem em mamíferos. Representou-se em a — ovócito II em divisão; b — a fecundação do ovócito II, com o espermatozóide havendo penetrado parcialmente, embora a penetração possa ser total; c — o óvulo e a degeneração da cauda do espermatozóide; d — a compactação do núcleo dos gametas formando os pronúcleos; e — a fusão dos pronúcleos conhecida por **anfimixia**; f — célula ovo ou zigoto (2n) e corpúsculos ou glóbulos polares (n); g — fase de 2 blastômeros, isto é, a primeira etapa na clivagem mitótica do zigoto; h — fase de 4 blastômeros; i — fase de 8 blastômeros; j — fase de 16 blastômeros. Encontram-se numerados: 1 — *corona radiata* (uma coroa de células cúbicas que sai junto com o ovócito e a zona pelúcida na ovocitação); 2 — zona pelúcida; 3 — vitelo no ovócito II; 4 — células foliculares da *corona radiata* que se desprenderam durante a reação acrossômica e não sofreram a ação da hialuronidase; 5 — degeneração da cauda e da peça intermediária do espermatozóide; 6 — núcleo do óvulo; 7 — os corpúsculos (glóbulos) polares, cuja fusão de seus núcleos com o núcleo do ovócito é até possível, não havendo a fecundação; porém não existe nenhum relato de zigoto assim formado e que tenha alcançado desenvolvimento; 8 — pronúcleo feminino; 9 — pronúcleo masculino; 10 — anfimixia; 11 — blastômero (célula filha, 2n, oriunda da clivagem do zigoto); 12 — glóbulo polar; 13 — glóbulo polar. As representações (♀) e (♂) correspondem aos gametas feminino e masculino, respectivamente, em que se notam o padrão cromossômico haplóide de cada um e o tipo de cromossomo sexual.

As aberrações numéricas de cromossomos no zigoto, seja por desenvolvimento partenogênico, seja por penetração de mais de um espermatozóide no ovócito, ou devido à existência de mais de um núcleo no ovócito, são a causa principal dos abortamentos em mamíferos.

Clivagem e morulação. Blastocele. Trofoblasto

O processo de divisão mitótica que ocorre no zigoto denomina-se **clivagem** ou **segmentação**. Dele resultam inicialmente duas células filhas chamadas **blastômeros**. No ouriço-do-mar, no anfioxo, no ser humano, nos peixes ganóides, nas rãs e nos sapos, a segmentação é completa (**holoblástica**), enquanto nos répteis, aves, insetos e peixes teleósteos é incompleta ou parcial (**meroblástica**). Continuando a clivagem, de duas células iniciais (blastômeros) originam-se quatro, depois oito, dezesseis e assim sucessivamente, por mitose, constituindo um agregado de blastômeros, estruturalmente compactados, a que denominamos **mórula**. O processo seqüencial de clivagem do ovo que leva à formação da mórula é a **morulação**. Com o surgimento da mórula, tem início uma etapa da diferenciação celular (fase de determinação), uma vez que nos mamíferos as células centrais originarão o embrião (cujo sexo foi estabelecido desde a fecundação, isto é, se o espermatozóide que fecundou o ovócito for X, o padrão cromossômico XX se estabelece e se desenvolve um indiví-

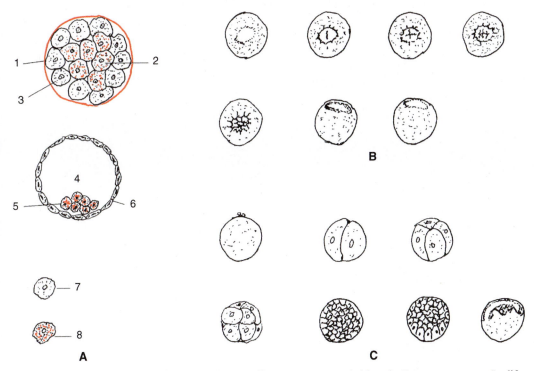

Fig. 3.2 Esquema mostrando o blastocisto dos mamíferos e o processo de blastulação, com segmentação diferente, em aves e anfíbios. Em A — mórula contendo células centrais (granulação vermelha) e células periféricas (granulação em preto); blastocisto contendo a blastocele, o nó embrionário e o trofoblasto inicial. Em B — a segmentação de um zigoto de ave. Em C — a segmentação de um zigoto de anfíbio. Indicam-se: 1 — zona pelúcida; 2 — células centrais da mórula que dão origem ao nó embrionário; 3 — células periféricas da mórula que originam o trofoblasto; 4 — blastocele; 5 — nó embrionário; 6 — trofoblasto inicial; 7 — célula formadora do trofoblasto inicial em destaque; 8 — célula formadora do nó embrionário.

duo do sexo feminino; porém, se for o espermatozóide Y, o padrão cromossômico será XY e o indivíduo, do sexo masculino) e as periféricas, a placenta.

No 4º dia após a fecundação, a mórula humana bastante desenvolvida chega à porção intramural da tuba uterina. Ao chegar ao útero, sofre cavitação, perde a zona pelúcida e apresenta um arranjo celular (o **trofoblasto inicial**) que envolve a cavidade (**blastocele**), originada pela penetração de material secretório uterino e da própria mórula, e uma massa celular interna (o **nó embrionário** ou **embrioblasto**) voltada para a blastocele. Do trofoblasto se originará a placenta e do nó, o embrião. A estrutura cavitada é então denominada **blastocisto**. Tem início, então, a fase de blástula.

Implantação do blastocisto

Por volta do 5º dia, o blastocisto contém apenas o trofoblasto inicial, o nó embrionário e a blastocele. Porém, já na cavidade uterina, por volta do 6º dia sua estrutura é mais complexa, pois apresenta uma massa celular externa, cheia de núcleos, resultante da fusão de células (oriundas do trofoblasto inicial) que perderam suas membranas. Esta massa é o **sinciciotrofoblasto**, através do qual tem início um processo erosivo gradual, devido à atividade enzimática, que permite a implantação progressiva do blastocisto no endométrio (**nidação**). Durante a nidação, ocorre lesão do epitélio uterino, das glândulas endometriais e dos vasos, ocasionando um pequeno sangramento que, muitas vezes, é confundido com menstruação pelos leigos. O útero, estando em fase secretora, encontra-se preparado para receber o blastocisto que nele irá se implantar e se desenvolver. A nidação normal se dá no corpo e na parte posterior do útero. Se ocorrer noutro local (ovário, tuba, colo uterino etc.) é dita **ectópica** ou anormal.

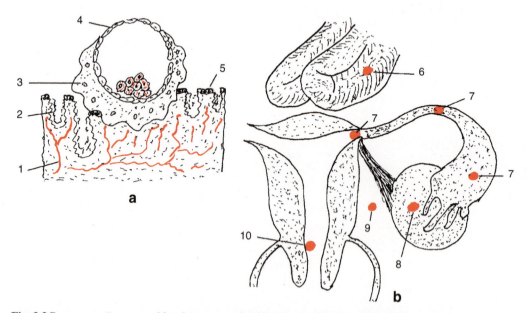

Fig. 3.3 Representação esquemática do processo de nidação e da nidação ectópica. Em *a*, observa-se a implantação do blastocisto no endométrio uterino (em fase secretora) através da ação erosiva do sinciciotrofoblasto. Em *b*, encontram-se representados os locais de possível implantação anormal (ectópica). Estão enumerados: 1 — vascularização do endométrio; 2 — glândulas endometriais ou uterinas; 3 — sinciciotrofoblasto; 4 — citotrofoblasto; 5 — epitélio uterino; 6 — implantação ectópica abdominal; 7 — implantação ectópica tubária; 8 — implantação ectópica ovariana; 9 — implantação ectópica pélvica; 10 — implantação ectópica uterina baixa (colo ou cérvix uterina).

CAPÍTULO **4**

Formação do Embrião com Dois Folhetos

Diferenciação do nó embrionário

O embrião com dois folhetos constitui o **disco didérmico** ou **bilaminar**. Durante a segunda semana do desenvolvimento embrionário, nota-se a formação inicial dos dois primeiros folhetos embrionários e sua diferenciação através de um processo de maturação gradativo. Assim, do nó embrionário surgem células cilíndricas ou colunares que constituirão o **epiblasto** (futuro **ectoblasto** e posteriormente **ectoderma**) e as células cúbicas que formarão o **hipoblasto** (futuro **endoblasto** e posteriormente **endoderma**).

Diferenciação do epi- e do hipoblasto

Quando as células do hipoblasto passam a revestir totalmente a cavidade vitelina, uma vez que essa cavidade inicialmente formada é revestida em parte pelo hipoblasto e de modo mais extenso pela membrana de Heuser, constituem o que denominamos de **endoblasto**. Ao mesmo tempo que essa condição se estabelece, as células do epiblasto, num grau mais avançado de maturidade, formam o **ectoblasto**.

Formação das cavidades amniótica e vitelina

A **amniogênese** consiste no processo de formação da cavidade (saco) amniótica. Nos peixes e anfíbios, esta cavidade é inexistente. Contudo, nas aves, nos répteis e nos mamíferos, está presente e constitui um dos anexos embrionários. Encontra-se revestida inicialmente por células planas ou achatadas formadoras do **âmnio** ou **amnioblasto** e pelas células do epiblasto. Posteriormente, as células do ectoblasto fazem parte do seu revestimento em substituição ao epiblasto. Nos mamíferos, a formação dos anexos embrionários pode ocorrer desde a gastrulação ou antes dela, o que possibilita uma diferença importante entre mamíferos e aves. Deste modo, enquanto a formação desta cavidade é descrita nos mamíferos desde a blastulação, no caso das aves só é relatada após a gastrulação e a organogênese. O início da amniogênese nas aves se dá com 30 a 33 horas de incubação, através do surgimento de uma dobra ectodérmica que se desenvolve nas regiões cefálica e caudal do embrião. Após o surgimento da dobra caudal em torno das 48 horas, ocorre a fusão de ambas na linha média. No embrião de 72 horas, pode-se observar uma intensa proximidade dos bordos laterais das dobras, restando apenas uma pequena abertura na cavidade amniótica quase completamente formada. Esta abertura é o **poro amniótico**. No embrião de 4 dias de idade, com a fusão das dobras amnióticas, há a formação da **cavidade amniótica**. O ponto de fusão é caracterizado inicialmente por uma cicatriz denominada **conexão seroamniótica** ou **sutura seroamniótica**.

Nos mamíferos, a amniogênese pode ocorrer por pregueamento, cavitação ou cisto ectocorial. No primeiro caso, isto é, na amniogênese por pregueamento, estão incluídos o

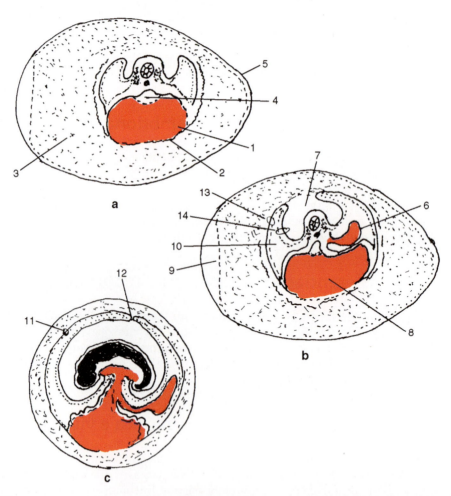

Fig. 4.1 Esquemas mostrando a formação dos anexos embrionários em embrião de Gallus gallus. Em *a* com 48 horas de incubação, em *b* com 72 horas de incubação e em *c* com 96 horas de incubação. Encontram-se numerados em: 1 — gema; 2 — membrana vitelina; 3 — albúmen; 4 — arquêntero; 5 — casca e membrana da casca; 6 — alantóide; 7 — cavidade amniótica; 8 — saco vitelino; 9 — câmara de ar; 10 — cavidade seroamniótica; 11 — serosa; 12 — sutura seroamniótica; 13 — dobra amniótica externa; 14 — dobra amniótica interna.

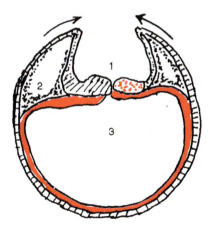

Fig. 4.2 Representação esquemática da amniogênese por pregueamento. Estão representados em: 1 — cavidade amniótica em formação; 2 — celoma extra-embrionário; 3 — vesícula (ou saco) vitelina.

coelho, o porco, o ruminante, todos os carnívoros, alguns insetívoros e os primatas mais primitivos. Esta forma de amniogênese é a mais primitiva e denomina-se **plectâmnio**, sendo semelhante à das aves.

A amniogênese por cavitação é observada nos primatas (incluindo os humanos e o macaco Rhesus) e na maioria dos insetívoros. Resulta na formação da cavidade amniótica por cavitação gradual do nó embrionário, o que constitui a forma denominada **esquizâmnio**.

A forma por cisto ectocorial é a amniogênese encontrada em roedores (ratos e camundongos). No hamster e na cobaia também é relatada, como resultante de um grande aprofundamento do nó embrionário em direção à **lecitocele** (saco vitelino). A formação da cavidade, neste caso, é bastante complexa e parece envolver uma delaminação do nó embrionário.

Alguns médicos têm feito referência à cavidade amniótica, de maneira imprópria, como **bolsa das águas**. Tal denominação deve ser evitada na linguagem biomédica, embora até hoje encontre uns poucos adeptos.

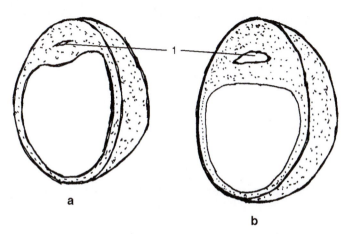

Fig. 4.3 Esquemas mostrando a amniogênese por cavitação. Em 1, encontra-se representada a cavidade amniótica em formação.

Com o desenvolvimento embrionário, a cavidade amniótica tende a aumentar progressivamente, nos mamíferos, enchendo-se de líquido (inicialmente secretado pelo amnioblasto) a que denominamos **líquido amniótico**. No caso das aves, o papel do saco amniótico é proteger o embrião, evitando sua dessecação, uma vez que os ovos são postos ao ar livre. O líquido amniótico é totalmente absorvido pelo embrião no final da incubação e, com isso, o pinto eclode seco do ovo após utilizar toda a provisão líquida de que necessitava para o seu crescimento.

Dos anexos embrionários, a **cavidade** (saco) **vitelina** é o primeiro a se formar e, nas aves, bem antes da amniótica. Nos peixes, anfíbios, répteis e mamíferos, encontra-se presente. Todavia, nos mamíferos placentários, e não nos monotremos, sofre atrofia, durante o desenvolvimento embrionário. Nestes, forma-se primeiramente com uma cavidade revestida pelo hipoblasto e por células achatadas, provavelmente provenientes da diferenciação mesodérmica do citotrofoblasto. Embora esta seja a hipótese mais provável, alguns estudos têm sugerido que tais células planas formadoras da chamada **membrana exocelômica** ou **de Heuser** resultem do desenvolvimento do hipoblasto. Do mesmo modo, o **mesoderma extra-embrionário primitivo** que se forma teria a sua origem ligada à diferenciação hipoblástica. Com o desenvolvimento embrionário, o hipoblasto acaba revestindo totalmente a **cavidade vitelina primitiva**, anteriormente formada, quando então, já diferenciado em endoblasto, delimitará totalmente a **cavidade vitelina secundária** que se formou.

Nos marsupiais, a vesícula (cavidade ou saco) vitelina toma parte na formação da placenta, juntamente com o **alantóide** (um divertículo endodérmico do saco vitelino voltado para o pedículo do embrião), e não contém mais reservas nutritivas. Entretanto, nas aves representa uma região nutricional importante, com sua parede ricamente vascularizada, onde se acumula a **gema** (vitelo), da qual se utilizará para a sua nutrição até a eclosão do ovo.

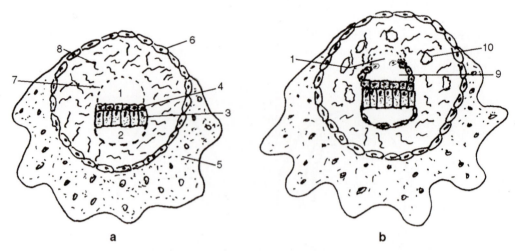

Fig. 4.4 Esquemas representando diferentes fases do disco didérmico. Em *a*, vêem-se a vesícula vitelina primitiva, o epiblasto, o hipoblasto, o trofoblasto (cito- e sincício) e o mesoderma extra-embrionário primitivo. Em *b*, tem-se a formação da vesícula vitelina secundária, com o desenvolvimento hipoblástico, o conseqüente desaparecimento gradual da vesícula vitelina primitiva e a lacunização do mesoderma extra-embrionário primitivo. Estão representados em: 1 — vesícula (ou saco ou cavidade) vitelina primitiva; 2 — cavidade amniótica; 3 — epiblasto; 4 — hipoblasto; 5 — sinciciotrofoblasto; 6 — citotrofoblasto; 7 — membrana de Heuser; 8 — mesoderma extra-embrionário primitivo; 9 — cavidade vitelina secundária em formação; 10 — lacunas do mesoderma extra-embrionário primitivo.

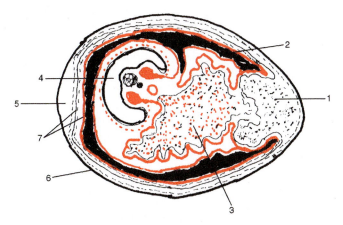

Fig. 4.5 Representação esquemática de um embrião de Gallus gallus com 14 dias de incubação, onde se nota o grande desenvolvimento do alantóide. O embrião se desenvolve na extremidade maior, enquanto a clara (albúmen) se acumula na extremidade menor do ovo. Representa-se em: 1 — saco de albúmen; 2 — alantóide; 3 — gema na vesícula vitelina; 4 — cavidade amniótica; 5 — câmara de ar; 6 — casca e membrana da casca; 7 — alantocório (alantóide externo + serosa).

Formação do celoma extra-embrionário primitivo

Após a formação do mesoderma extra-embrionário primitivo, ocorre, na 2ª semana do desenvolvimento embrionário, por volta do 9º dia, o surgimento de diversas lacunas que, ao coalescerem gradativamente, constituirão uma cavidade denominada **celoma extra-embrionário primitivo**. Tão logo se delineia o celoma, pode-se observar no embrião uma área de mesoderma que envolve o trofoblasto (cito- e sinciciotrofoblasto) e, juntamente com ele, constitui uma membrana chamada **cório** ou **corion** nos mamíferos e **serosa** (aderente à casca do ovo) nas aves. Ao mesmo tempo, uma parte do mesoderma forma uma região espessada voltada para o âmnio e duas membranas. A região espessada constitui-se no **pedículo do embrião** (futura região do cordão umbilical), e as duas membranas serão a **somatopleura** (formada pelo mesoderma mais as células amnioectoblásticas) e a **esplancnopleura** (mesoderma + endoblasto do saco vitelino). O aparecimento do celoma é um fato marcante no final da segunda semana.

A membrana de Heuser

Admitindo-se que tenha origem no citotrofoblasto, forma uma delgada camada de células planas envolvendo parcialmente a lecitocele primitiva. Com o desenvolvimento do hipoblasto e a formação da lecitocele secundária, uma parte da membrana permanece envolvendo o que restou da lecitocele primitiva.

Cisto exocelômico

É formado pela membrana de Heuser (parte dela) e o que restou da cavidade vitelina primitiva (lecitocele primitiva). Forma-se ao final da 2ª semana (cerca do 13º dia) e sofre degeneração e reabsorção pelas células do mesoderma coriônico e esplâncnico.

Lacunização do sinciciotrofoblasto

Durante a 2ª semana do desenvolvimento, à medida que o blastocisto vai se implantando no endométrio uterino, vão surgindo lacunas no sinciciotrofoblasto que conterão não só sangue materno mas também restos glandulares e secreções glandulares. Este material que preenche as lacunas representa uma importante fonte de nutrição do embrião e constitui o **líquido embriotrófico** ou **embriotrofo**. Com a formação das lacunas e o desenvolvimento digitiforme do sinciciotrofoblasto, tem início o estabelecimento de uma circulação útero-placentária primitiva que permite a passagem de nutrientes da mãe para o embrião.

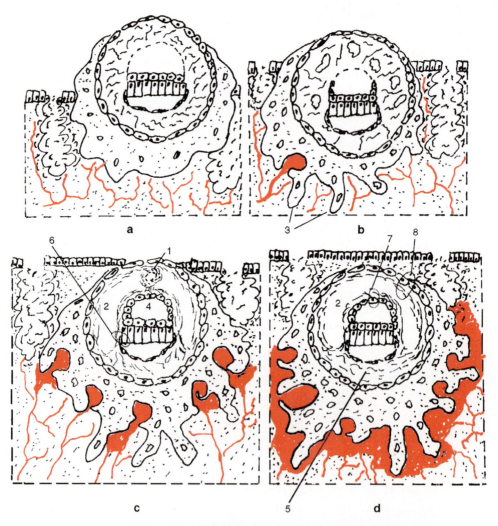

Fig. 4.6 Esquematização da implantação do embrião didérmico em diferentes fases do desenvolvimento, onde se notam a formação e o desaparecimento do cisto exocelômico. Em *a*, *b*, *c* e *d*, respectivamente, embrião humano implantando-se no endométrio no 9º, no 11º, no 13º e no 14º dia. Em vermelho, têm-se os vasos maternos banhando as lacunas do sinciciotrofoblasto e a formação do embriotrofo. Vêem-se em: 1 — cisto exocelômico; 2 — celoma extra-embrionário primitivo; 3 — vilosidades coriais em formação; 4 — cavidade vitelina secundária; 5 — pedículo do embrião (futura região do cordão umbilical); 6 — somatopleura; 7 — esplancnopleura; 8 — córion.

Capítulo 5

Formação do Embrião com Três Folhetos

Origem, desenvolvimento, finalidades e destino da linha primitiva

Do 14° para 15° dia, isto é, no final da $2^{\underline{a}}$ semana do desenvolvimento embrionário, tem início o surgimento de uma linha que cresce caudocefalicamente. Começa então a se formar a **linha primitiva**. No local em que ela surge, tem-se a extremidade caudal e no pólo oposto, a cefálica. A sua formação se dá com a invaginação do ectoblasto e a migração das células deste folheto embrionário, insinuando-se entre os dois folhetos existentes (ecto- e endoblasto) para formar o **terceiro folheto** denominado **mesoblasto** inicialmente e posteriormente **mesoderma intra-embrionário** (após diferenciação celular e maturação inicial do mesênquima).

Na $3^{\underline{a}}$ semana do desenvolvimento embrionário (15° dia), a linha primitiva continua o seu crescimento de maneira mais acentuada e forma uma dilatação denominada **nó de Hensen**. O surgimento da linha primitiva é marcado pelo aparecimento de um sulco, o **sulco primitivo**, que, na região do nó de Hensen, é alargado, constituindo a **fosseta primitiva**. A partir do nó de Hensen, também chamado **nó primitivo**, estende-se um bastão celular conhecido por **notocórdio** ou **notocorda** ou **processo cefálico**. Na região notocordal, a fosseta primitiva é contínua com um canal estreito — o **canal notocordal**.

Diversas são as finalidades da linha primitiva. Enumerando-as, temos:

1) determinar as extremidades do embrião;
2) determinar o eixo de simetria do embrião;
3) determinar mudança de forma do embrião, que, sendo discoidal na $2^{\underline{a}}$ semana, passa a alongado (em forma de sola de sapato) na $3^{\underline{a}}$ semana;
4) induzir a formação do sistema nervoso, através do notocórdio;
5) determinar o início da gastrulação, ou seja, na $2^{\underline{a}}$ semana o embrião é uma blástula e contém apenas dois folhetos, mas na $3^{\underline{a}}$ semana, com o desenvolvimento da linha primitiva, tornar-se-á uma **gástrula**, pois apresentará três folhetos;

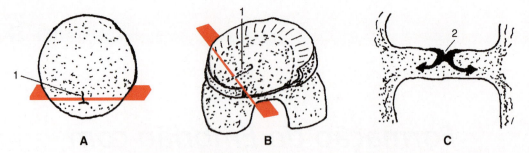

Fig. 5.1 Esquemas mostrando o surgimento da linha primitiva. Em *A*, vê-se a linha primitiva iniciando o seu aparecimento. Em *B*, uma visão tridimensional de seu surgimento. Em *A* e *B*, em vermelho, está representado corte transversal passando pela linha, correspondendo a *C*, onde em preto a disposição estrutural em seta indica a invaginação do ectoblasto formando o sulco e a linha primitiva. Representou-se em: 1 — linha primitiva em formação; 2 — sulco primitivo.

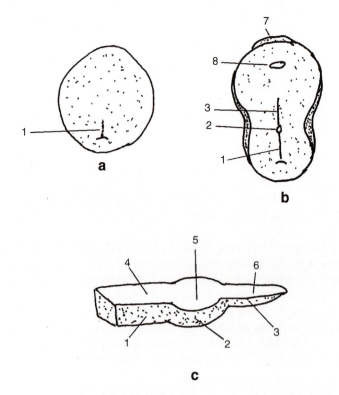

Fig. 5.2 Diferentes aspectos esquemáticos do desenvolvimento da linha primitiva. Em *a*, vê-se a linha primitiva em início de desenvolvimento; em *b*, a linha mais desenvolvida e o aparecimento do nó de Hensen e do notocórdio; e, em *c*, de forma tridimensional destacada, a linha primitiva e sua extensão. Desta visão esquemática, constam: 1 — linha primitiva; 2 — nó de Hensen; 3 — notocórdio; 4 — sulco primitivo; 5 — fosseta primitiva; 6 — canal notocordal; 7 — área cardíaca; 8 — placa pré-cordal (futura membrana bucofaríngea).

6) determinar o aparecimento do terceiro folheto embrionário (mesoblasto, futuro mesoderma intra-embrionário);
7) promover o desaparecimento gradual do mesoderma extra-embrionário primitivo da somatopleura e da esplancnopleura pelo desenvolvimento e expansão lateral do mesoderma intra-embrionário que se forma.

O destino da linha primitiva é desaparecer com a formação progressiva do sistema nervoso.

Um tumor, com maior ocorrência no sexo feminino, que geralmente evolui, ainda na infância, para a malignidade, tem sido associado à persistência de resquícios de linha primitiva na região sacro-coccígea. Sua denominação técnica é **teratoma sacro-coccígeo**.

Formação e desenvolvimento do terceiro folheto

Na 3ª semana do desenvolvimento embrionário, ocorre, a partir do desenvolvimento da linha primitiva, a formação do terceiro folheto ou **mesoblasto**, que se diferencia em **mesoderma intra-embrionário**, logo cedo, por volta do 18º dia, quando o ectoblasto inicia o seu espessamento e diferenciação em **ectoderma**. No 18º dia, o ectoblasto está diferenciado em duas porções: o **ectoderma cutâneo** e o **ectoderma neural** (na região espessada) que constituirá a **placa neural**. A partir deste momento, o mesoderma intra-embrionário encontra-se diferenciado em três partes: **mesoderma para-axial** (que ladeia o notocórdio), **mesoder-**

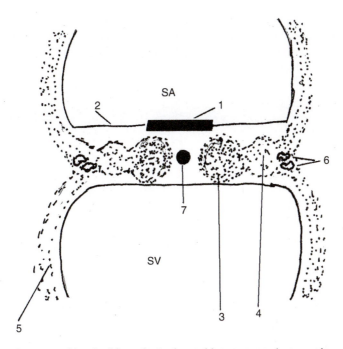

Fig. 5.3 Representação esquemática da diferenciação do ectoblasto em ectoderma cutâneo e ectoderma neural (placa neural) e do mesoderma intra-embrionário em para-axial, intermediário e lateral. Representou-se ainda um início de lacunização do mesoderma lateral para a formação do celoma intra-embrionário. Na figura têm-se em: 1 — ectoderma neural; 2 — ectoderma cutâneo; 3 — mesoderma para-axial; 4 — mesoderma intermediário; 5 — mesoderma lateral; 6 — lacunas do mesoderma lateral; 7 — notocórdio (corte transversal). Em SA — saco amniótico e SV — saco vitelino, num embrião humano com 18 dias de idade.

ma intermediário e **mesoderma lateral**. No que diz respeito à diferenciação dos folhetos, o ectoblasto agora será denominado **ectoderma**. Do mesmo modo, o mesoblasto passa a denominar-se **mesoderma** e o endoblasto será chamado **endoderma**. É importante lembrar que os termos epiblasto, hipoblasto, ectoblasto, endoblasto, mesoblasto, ectoderma, endoderma e mesoderma devem ser empregados resguardando-se a potencialidade e a diferenciação dos folhetos nos diferentes graus de desenvolvimento da diferenciação celular, nos quais um nível de maturidade é observado.

Formação e destino do alantóide

O **alantóide** origina-se no 16º dia como um divertículo endodérmico do saco vitelino que cresce em direção ao pedículo do embrião.

Nos marsupiais, o alantóide, juntamente com o saco vitelino, toma parte na formação da placenta e em alguns destes animais pode entrar ou não em contato com o córion. Aqueles do gênero *Perameles* possuem um alantóide mais desenvolvido que o do opossum. Em ambos os casos, isto é, tanto em um marsupial quanto no outro, o saco vitelino entra em contato com o córion. Todavia, no opossum o alantóide entra em contato com o córion, o que não ocorre com relação ao outro animal.

No embrião humano, o alantóide inicialmente participa da formação do cordão umbilical e mais tarde sofre estreitamento, originando o **úraco**, o qual ao se fibrosar irá constituir o **ligamento umbilical mediano** (no período pós-natal).

Nos carnívoros, o alantóide estende-se por toda a superfície interna do córion, envolvendo-o e envolvendo completamente o saco amniótico.

Nos peixes e nos anfíbios, tanto o alantóide quanto o córion e o saco amniótico estão ausentes. Nos répteis, nas aves e nos mamíferos *monotremos* ou *prototérios* (mamíferos muito primitivos, nos quais a homeotermia não ocorre de modo característico, represen-

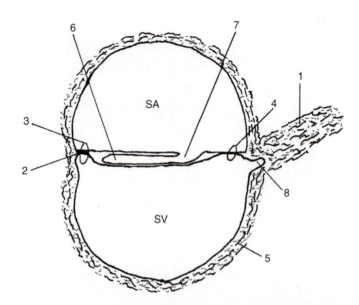

Fig. 5.4 Esquema mostrando a formação do alantóide no 16º dia do desenvolvimento embrionário humano. Estão representados em: 1 — pedículo do embrião; 2 — placa pré-cordal; 3 — membrana bucofaríngea; 4 — membrana cloacal; 5 — mesênquima esplâncnico; 6 — canal notocordal; 7 — fosseta primitiva; 8 — alantóide.

Os *eutérios* ou mamíferos placentários, entre os quais se incluem os humanos, possuem córion, saco amniótico e um alantóide que, particularmente no embrião humano, é uma estrutura capaz de atrofiar-se. Do mesmo modo, nos *metatérios* ou marsupiais, embora os três anexos embrionários estejam presentes, o alantóide tem um desenvolvimento e um papel variável capaz de lhe conferir uma maior ou menor importância.

Uma vascularização tem início no mesoderma esplâncnico que envolve o alantóide. Os primeiros vasos surgem por volta do 18º dia, juntamente com aqueles do mesoderma esplâncnico que envolve o saco vitelino. A vascularização da região alantoidiana tem grande importância no papel que desempenha este divertículo do saco vitelino, particularmente em algumas espécies, nas trocas gasosas e, portanto, na atividade respiratória. Assim é que, nas aves, o principal papel do alantóide relaciona-se com a atividade respiratória; contudo, a sua função de armazenagem e eliminação dos excretas é também fundamental para o desenvolvimento e sobrevivência do embrião, pois os produtos da excreção urinária poderiam intoxicá-lo. No final da incubação, nas aves, o alantóide é eliminado junto com os resíduos secos da excreção urinária. De modo comparado com os mamíferos, a parede alantoidiana externa, nas aves, adapta-se à serosa, formando o **alantocório**, bastante vascularizado, onde ocorrerão as trocas gasosas; em alguns mamíferos (carnívoros), a fusão entre o alantóide e o córion (serosa nas aves) leva à formação de uma estrutura placentária (placenta alantoidiana) com o mesmo papel respiratório.

O íntimo contato do alantocório com a casca do ovo das aves permite a absorção de uma parte dos sais de cálcio, o que contribui para o desenvolvimento do esqueleto ósseo do embrião e torna mais frágil a casca no final da incubação, facilitando a eclosão. Também constitui um fato importante, antes da metade da incubação, o desenvolvimento do alantóide de modo a aproximar-se do saco de albúmen de tal maneira que a vesícula vitelina possa absorver a clara; porém, próximo à metade da incubação, o saco de albúmen entra em contato direto com o âmnio e funde-se a ele, permitindo que a clara passe diretamente para o saco amniótico e seja ingerida pelo próprio embrião. Antes da eclosão do ovo, que ocorre, na galinha, com 21 dias, todo o albúmen é utilizado.

Formação do sistema circulatório primitivo

Por volta do 18º dia, no mesoderma esplâncnico que envolve o saco vitelino e o alantóide, tem início o aparecimento dos primeiros vasos sanguíneos. Também, nas proximidades da membrana bucofaríngea, o mesênquima esplâncnico se organiza para a formação dos primórdios cardíacos (tubos endocárdicos).

Formações vasculares podem ser vistas surgindo na região do pedículo do embrião, como uma extensão do desenvolvimento vascular primitivo. As células mesenquimais organizam-se então para a formação dos primeiros vasos, constituindo regiões ou agregados de mesênquima nos quais as células da periferia formam o revestimento epitelial plano (**endotélio**) dos vasos; enquanto isso, as células centrais diferenciam-se em **hemocitoblastos**, os quais originam as primeiras células sanguíneas, a partir de **ilhotas sanguíneas**. No cório o desenvolvimento vascular se estende de modo a permitir que uma ampla rede vascular se forme no embrião, a fim de suprir a deficiência de vitelo (como nos ovos oligolécitos), facilitando a chegada de nutrientes até o embrião e as trocas gasosas.

Nas proximidades da membrana bucofaríngea, o mesoderma esplâncnico, nesta etapa do desenvolvimento (18º dia), denominado **mesoderma cardiogênico**, estrutura-se de modo a

40 Embriologia Veterinária Comparada

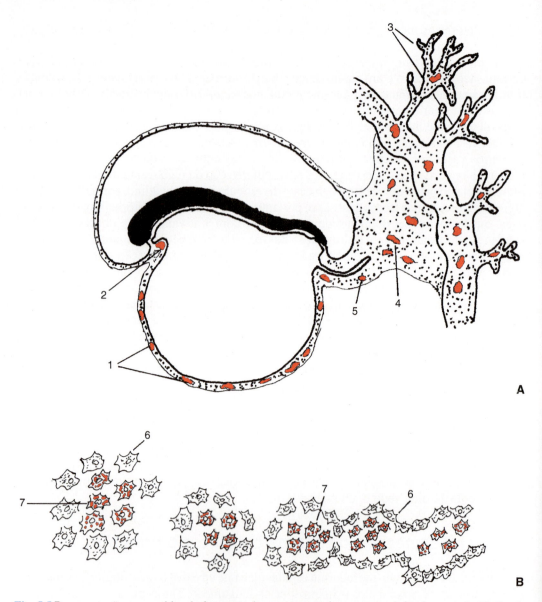

Fig. 5.5 Representação esquemática da formação dos vasos sanguíneos num embrião humano de 18 dias de idade. Em *A* — observam-se o início da formação dos vasos no mesoderma esplâncnico e os primórdios do coração. Em *B* — a organização do mesênquima para a formação do endotélio vascular e das células sanguíneas. Encontram-se indicados em: 1 — vasos em formação no mesoderma esplâncnico; 2 — primórdios do coração; 3 — vilosidades coriais; 4 — vasos no pedículo; 5 — vasos na região do alantóide; 6 — células mesenquimais formadoras do endotélio vascular; 7 — células mesenquimais que originam ilhotas sanguíneas.

permitir a formação de dois maciços celulares que logo se tubulizam e constituem os **tubos endocárdicos**. Os tubos inicialmente formados são circundados por mesênquima esplâncnico que origina o **manto mioepicárdico**, do qual se desenvolve o **miocárdio**. Entre os tubos e o manto, o mesênquima assume um aspecto gelatinoso, formando a **geléia cardíaca**. Durante o dobramento e fechamento do embrião, os tubos endocárdicos vão se fundindo pouco a pouco até constituírem um tubo único (**tubo cardíaco**) do qual tem origem o **endocárdio** (revestimento interno do coração).

No final da 3ª semana do desenvolvimento embrionário, já se podem notar na rede vascular as artérias vitelinas (também chamadas onfalomesentéricas) e umbilicais, as aortas dorsais, as veias cardinais, as veias vitelinas, as veias umbilicais, os capilares nas vilosidades placentárias (coriais ou coriônicas) e um coração primitivo representado pelos tubos endocárdicos. Assim se estabelecem as condições iniciais para o funcionamento do sistema circulatório primitivo e, deste modo, já na 4ª semana este sistema começa a funcionar. É o primeiro sistema a funcionar no embrião.

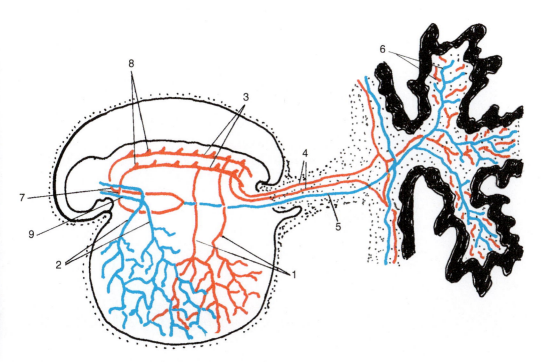

Fig. 5.6 Esquema de um embrião humano com 3 semanas de idade (final da 3ª semana) mostrando o sistema cardiovascular primitivo. Têm-se em: 1 — artérias vitelinas; 2 — veias vitelinas; 3 — aortas dorsais; 4 — artérias umbilicais; 5 — veia umbilical; 6 — rede capilar arterial e venosa na vilosidade; 7 — tubos endocárdicos; 8 — artérias intersegmentares; 9 — veias cardinais anteriores.

Neurulação

Consiste na formação e desenvolvimento da **placa neural** e das **pregas neurais**, resultando na formação de um tubo neuroectodérmico denominado **tubo neural**. Tem início por volta do 18º dia, e o embrião durante o período de formação e desenvolvimento do sistema nervoso, a partir da placa neural, é conhecido por **nêurula**.

Do tubo neural vão se originar o encéfalo e a medula nervosa. Dele derivam os neurônios que formam a substância cinzenta destes órgãos e as células da neuróglia do tipo macróglia (astrócitos e oligodendrócitos) e ependimárias do SNC (sistema nervoso central). A sua formação começa na 3ª semana e termina na 4ª semana, quando então encontra-se estruturado sob a forma de um tubo oco neuroectodérmico.

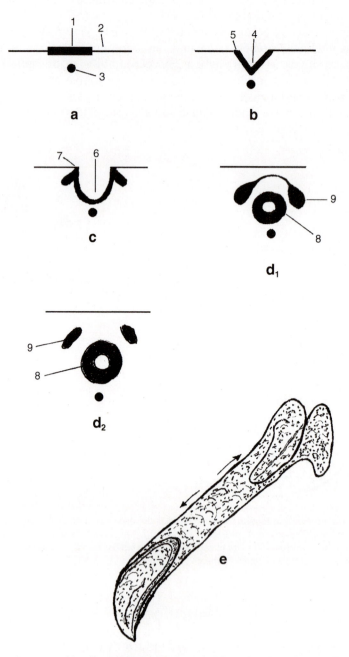

Fig. 5.7 Representação esquemática da neurulação humana, do 18º ao 21º dia de idade. Observam-se em: *a* — período de 18 dias com a formação da placa neural; *b* — período de 19 dias com a formação do sulco neural; *c* — período de 20 dias com a formação da goteira neural; *d* — período de 21 dias com a formação do tubo e da crista neural; *e* — desenvolvimento das pregas neurais e formação do tubo neural do meio para as extremidades. Estão enumerados em: 1 — placa neural; 2 — ectoderma cutâneo; 3 — notocórdio; 4 — sulco neural; 5 — lábio neural; 6 — goteira neural; 7 — prega neural; 8 — tubo neural; 9 — crista neural. As setas em *e* indicam a formação do tubo neural do meio para as extremidades, com o desenvolvimento das pregas neurais. d$_1$ = período de 21 dias (inicial); d$_2$ = período de 21 dias (tardio).

Origem e destino dos somitos

Por volta do 20º dia, o mesoderma para-axial que ladeia o notocórdio se diferencia em estruturas pares denominadas inicialmente **somitômeros** e, posteriormente, após nova diferenciação, **somitos**. Os somitos dispõem-se, durante o desenvolvimento, do seguinte modo: 4 occipitais, 8 cervicais, 12 torácicos, 5 lombares, 5 sacrais e 8 a 10 coccígeos. Destes, posteriormente, desaparecem o primeiro par cervical e do 5º ao 7º pares coccígeos.

O destino dos somitos é dar origem, por diferenciação, a estruturas de onde provêm a derme, a hipoderme, a coluna vertebral, a base do crânio e os músculos esqueléticos torácicos e abdominais.

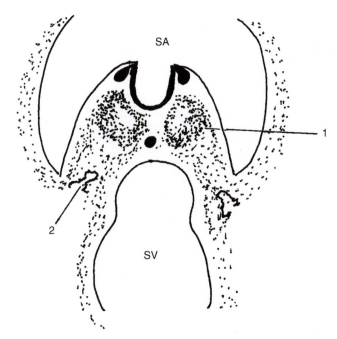

Fig. 5.8 Representação esquemática dos somitos. Em: 1 — somito; 2 — celoma intra-embrionário em formação no mesoderma lateral, resultante da fusão de lacunas; SA — saco amniótico; SV — saco vitelino.

Destino dos folhetos

Do **ectoderma** se originam:

a) os neurônios do sistema nervoso (central e periférico);
b) o tecido de sustentação do sistema nervoso denominado **neuróglia** (macróglia, células ependimárias, anficitos e células de Schwann);
c) os melanócitos, relacionados com a produção de melanina na pele;
d) o mesênquima da cabeça;
e) as meninges;
f) os epitélios de algumas regiões (epiderme);
g) o sistema nervoso;

h) alguns músculos (esfíncter e dilatador da pupila);
i) hipófise;
j) glândula pineal;
k) esmalte dentário;
l) a região mais interna (medula) das adrenais;
m) as células argentafins e argirófilas enteroendócrinas e todas as demais células integrantes do sistema APUD (sistema de captação e descarboxilação de aminoprecursores);
n) os plexos nervosos do tubo digestivo.

Do **mesoderma** derivam:

a) tecidos conjuntivos (incluindo o cartilaginoso e o ósseo);
b) sistema cardiovascular;
c) sistema urogenital (por diferenciação do mesoderma intermediário);
d) a maioria dos músculos;
e) alguns tecidos epiteliais (endotélio e mesotélio);
f) tecido sanguíneo.

Do **endoderma** derivam:

a) tubo digestivo e glândulas anexas;
b) sistema respiratório;
c) algumas glândulas endócrinas (paratireóides e tireóide);
d) alguns epitélios (os do tubo digestivo, por exemplo).

Na 3ª semana do desenvolvimento embrionário, portanto, o embrião possui os três folhetos e se constitui não mais numa estrutura discoidal, como vimos na fase bilaminar (de dois folhetos). Logo, ao mudar a sua forma de discoidal para alongada, torna-se um **germe tridérmico**. Embora nem todas as estruturas derivadas dos folhetos tenham sido mencionadas neste capítulo, pelo menos as principais fazem parte da listagem que se julgou oportuna.

Outros acontecimentos fazem parte dessa semana. Por exemplo, por volta do 17º dia observa-se uma fusão gradual entre o teto do saco vitelino e o assoalho do canal notocordal. Nos pontos de fusão, aparecem roturas (18º dia) que, coalescendo, formarão, na altura da fosseta primitiva, um canal — o **canal neuroentérico**, que comunica temporariamente as cavidades vitelina e amniótica.

Um outro evento é o desenvolvimento das vilosidades coriais que, nessa semana, conterão no seu eixo um mesênquima vascularizado (capilares) por onde vão se difundir os nutrientes e os gases.

Por volta do 18º dia, o mesoderma lateral começa a apresentar espaços lacunares que se fundem gradativamente durante o desenvolvimento. Estes espaços correspondem ao aparecimento do **celoma intra-embrionário**.

Capítulo 6

Período Embrionário (Organogênese)

Fechamento do embrião

O período que vai da 4ª à 8ª semana é denominado, por alguns embriologistas, **período embrionário propriamente dito** ou **período de organogênese**, pois é nesta etapa do desenvolvimento que os órgãos estão se formando. Nele verifica-se o fechamento do embrião, com o saco amniótico envolvendo-o completamente, após o dobramento gradativo. Com o desenvolvimento do sistema nervoso e dos somitos, desde a 3ª semana, o saco amniótico sofre passo a passo um pregueamento céfalo-caudal e lateral, respectivamente, que resulta no envolvimento do embrião. Em conseqüência deste processo, o saco vitelino vai-se estrangulando e se transforma num tubo endodérmico, ao longo do embrião, limitado anteriormente pela **membrana bucofaríngea** (que contém o espessamento endodérmico denominado **placa pré-cordal**) e posteriormente pela **membrana cloacal**. Este tubo constitui o **intestino primitivo**. No final do 1º mês, a parte mediana do tubo se comunica com o restante do saco vitelino por meio de um canal — o **canal vitelino** ou **onfalomesentérico**. Ao mesmo tempo que o saco vitelino vai sofrendo estrangulamento, os tubos endocárdicos vão se aproximando um do outro até se fundirem e formarem um tubo único, a área cardíaca vai sendo deslocada e posicionada, e o celoma extra-embrionário desaparece gradativamente pelo desenvolvimento do celoma intra-embrionário e o dobramento progressivo do embrião.

Pouco antes da 5ª semana, a membrana bucofaríngea se rompe e o embrião começa a ingerir líquido amniótico. O conteúdo de líquido no saco amniótico tem significado importante no desenvolvimento do sistema nervoso.

Formação do intestino primitivo

Com o dobramento e fechamento do embrião, o saco vitelino sofre estrangulamento gradual até estruturar-se num tubo endodérmico — o **intestino primitivo**. No final do 1º mês,

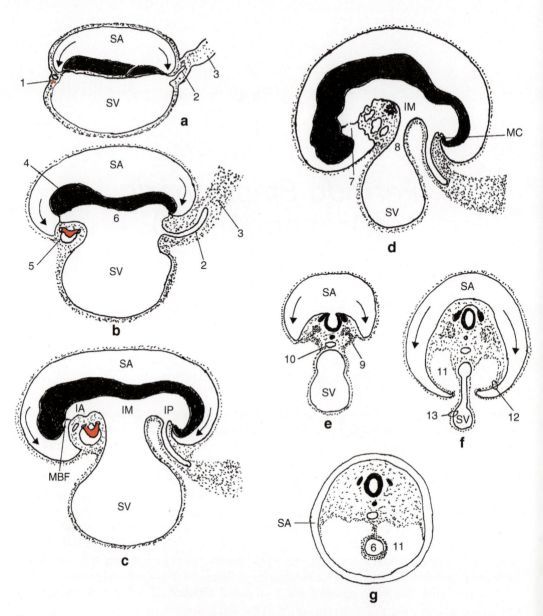

Fig. 6.1 Representação esquemática de diferentes etapas do dobramento e fechamento do embrião. Em: 1 — área cardíaca; 2 — alantóide; 3 — pedículo do embrião (futura região do cordão umbilical); 4 — sistema nervoso em desenvolvimento; 5 — tubo cardíaco (em vermelho) e cavidade pericárdica; 6 — intestino primitivo; 7 — membrana bucofaríngea rota; 8 — ducto (canal) vitelino ou onfalomesentérico; 9 — celoma extra-embrionário; 10 — aorta; 11 — celoma intra-embrionário; 12 — somatopleura; 13 — esplancnopleura; SA — saco amniótico; SV — saco vitelino; IA — intestino anterior; IM — intestino médio; IP — intestino posterior; MBF — membrana bucofaríngea; MC — membrana cloacal. As setas em *a*, *b* e *c* indicam o pregueamento céfalo-caudal do saco amniótico e em *e* e *f* o pregueamento lateral. Em *d* e *g* representou-se o embrião humano no final do 1º mês, respectivamente, em cortes longitudinal e transversal.

este tubo, já formado, encontra-se dividido em três segmentos distintos quanto ao potencial de determinação celular. Cefalicamente, o segmento é denominado **intestino anterior**; medianamente, **intestino médio**; e caudalmente, **intestino posterior**. Na organogênese, o anterior se diferencia em **intestino anterior cefálico** ou **faríngeo (faringe primitivo)** e **intestino anterior caudal**.

Em conseqüência do dobramento e fechamento do embrião ocorre: deslocamento e posicionamento gradual da área cardíaca, formação do intestino primitivo, expansão do celoma intra-embrionário levando ao desaparecimento do extra-embrionário, fusão das aortas dorsais e dos tubos endocárdicos, deslocamento do alantóide (ficando paralelo ao ducto vitelino no cordão umbilical) e envolvimento do embrião pelo saco amniótico.

Desenvolvimento somítico

Durante a organogênese, os somitos se diferenciam em: **esclerótomo**, **dermátomo** e **miótomo**. Tais estruturas são áreas diferenciadas do mesênquima somítico, cujo desenvolvimento sofre a influência indutiva do notocórdio e da parede ventral do tubo neural numa interação celular capaz de influenciar o processo de formação normal do conjuntivo e dos músculos delas derivados.

O aparecimento de proteoglicanas contendo sulfato de condroitina e outras moléculas de glicosaminoglicanas (antigamente denominadas **mucopolissacarídios**) na matriz extracelular da região do esclerótomo tem sido relacionado com o processo de interação neural e notocordal para a formação de porções cartilaginosas. E, deste modo, células do esclerótomo migram, durante o desenvolvimento embrionário, em direção ao tubo neural e ao notocórdio para originarem, respectivamente, cartilagem hialina e fibrocartilagem. Avizinhando-se ao tubo neural, formarão o corpo das vértebras e a base do crânio, enquanto as que atingem o notocórdio formam um anel fibroso envolvendo as **células fisalíforas** do **núcleo pulposo** (derivado da degeneração notocordal) para a formação da fibrocartilagem do disco intervertebral. A base do crânio e o corpo das vértebras resultam de ossificação endocondral (que se realiza através de um molde cartilaginoso hialino). As costelas e provavelmente os ligamentos associados também têm origem na diferenciação do esclerótomo.

Do dermátomo se originam a derme e uma boa parte da hipoderme.

O miótomo na 5ª semana encontra-se diferenciado em uma porção dorsal (menor) chamada **epímero** e outra ventral (maior) conhecida por **hipômero**. Do epímero origina-se a musculatura extensora da coluna vertebral, enquanto do hipômero derivam a musculatura flexora lateral e ventral da coluna vertebral e os músculos torácicos e abdominais. Tem sido atribuída também ao miótomo a origem de músculos (intrínsecos e extrínsecos) da língua e olho (músculos extrínsecos).

Desenvolvimento do tubo neural

No final da 4ª semana, o tubo neural, na região cefálica do embrião, desenvolve-se formando três vesículas neurais: o **prosencéfalo** (cérebro anterior), o **mesencéfalo** (cérebro médio) e o **rombencéfalo** (cérebro posterior). A formação destas vesículas se dá tão logo se fecham os neuroporos anterior (que se fecha no 25º dia) e posterior (que se fecha no 27º dia), os quais representam áreas ou regiões nas quais ainda não ocorreu a fusão das pregas neurais. Já na 5ª semana, a região cefálica do tubo neural, que antecede o segmento relacionado com a formação da medula nervosa, estrutura-se em 5 vesículas, devido à subdivisão do prosencéfalo e do

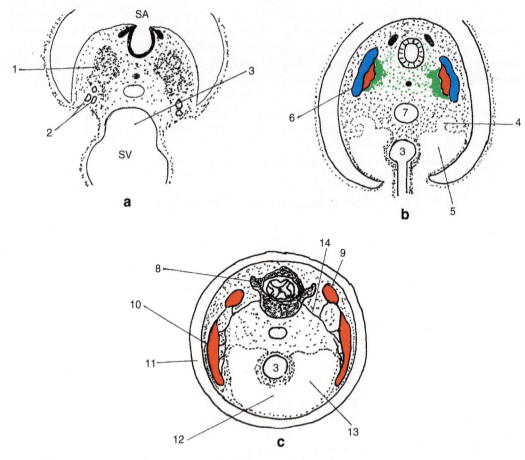

Fig. 6.2 Representação esquemática do desenvolvimento somítico humano em diferentes etapas. Em *a* na 3ª semana, em *b* na 4ª semana e em *c* na 5ª semana. Observam-se em: 1 — somito; 2 — lacunas do mesoderma lateral que ao se fundirem formam o celoma intra-embrionário; 3 — intestino primitivo; 4 — nefrótomo (estrutura formadora do sistema urinário); 5 — celoma intra-embrionário; 6 — dermátomo; 7 — aorta dorsal; 8 — corpo da vértebra; 9 — epímero; 10 — hipômero; 11 — saco amniótico; 12 — ausência de mesoderma ventral (que se estende da parte inferior do coração à porção pélvica na futura cavidade peritoneal) ligando o intestino primitivo à parede ventral do corpo; 13 — celoma intra-embrionário (futura cavidade peritoneal); 14 — inervação do epímero e do hipômero (diferenciações do miótomo); SA — saco amniótico; SV — saco vitelino. Em vermelho representou-se o miótomo e em verde, as células migrando do esclerótomo em direção ao tubo neural, para formar o corpo de uma vértebra, e ao notocórdio para formar o disco intervertebral.

rombencéfalo. Deste modo, resultam da subdivisão prosencefálica o **telencéfalo** e o **diencéfalo**, enquanto do rombencéfalo surgem o **metencéfalo** e o **mielencéfalo**. O mesencéfalo, enquanto isso, permanece como vesícula indivisível.

Formação dos membros

A formação dos membros tem início na 4ª semana do desenvolvimento embrionário, a partir de uma proliferação celular do mesoderma lateral da somatopleura. Por volta do 27º dia, surgem os primórdios dos membros superiores e, no 28º dia, os dos inferiores. Durante o desenvolvi-

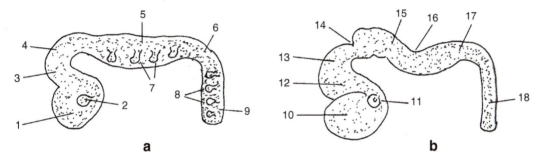

Fig. 6.3 Esquemas mostrando a formação inicial e o desenvolvimento das vesículas encefálicas de um embrião humano, respectivamente, na 4ª e na 5ª semana, em *a* e *b*. Estão enumerados em: 1 — prosencéfalo; 2 — vesícula óptica; 3 — mesencéfalo; 4 — flexura cefálica; 5 — rombencéfalo; 6 — flexura cervical; 7 — gânglios nervosos (sensitivos) craniais; 8 — gânglios nervosos (sensitivos) espinhais; 9 — medula nervosa ou espinhal; 10 — telencéfalo; 11 — vesícula óptica; 12 — diencéfalo; 13 — mesencéfalo; 14 — istmo rombencefálico; 15 — metencéfalo; 16 — flexura pontina; 17 — mielencéfalo; 18 — medula nervosa ou espinhal.

mento, o ectoderma que recobre a região dos membros em formação espessa-se para formar a **crista ectodérmica apical**, a qual interage com o mesênquima, exercendo importante papel no controle do desenvolvimento dos membros. Estudos experimentais com aves têm demonstrado que, no caso de animais sem membros, o desenvolvimento inicial destas estruturas ocorre, porém cessa, prontamente, com o desaparecimento da crista, ocasionando **amelia** (ausência de membro). Outra demonstração da importância da crista na teratogenicidade dos membros é o fato de uma crista adicional implicar a formação de um membro supranumerário. Deste modo, qualquer agente teratogênico (aquele capaz de causar anomalia) que atue sobre a crista, lesando suas células ou inibindo a sua capacidade indutora, provocará a ausência do membro na região afetada. Em embriões de aves e mamíferos (humanos inclusive), tem-se verificado que uma zona de atividade polarizadora sinaliza biologicamente para a organização do membro em desenvolvimento ao longo de seu eixo ântero-posterior. O transplante desta zona tem sugerido fortemente uma ação estimuladora da capacidade indutora da crista, de modo a propiciar uma resposta de crescimento nas células mesenquimais localizadas abaixo da crista e junto à zona. Todavia, estudos sobre o funcionamento desta zona relatam a sua inibição quando o papel das junções comunicantes de suas células é bloqueado pela ação de anticorpos.

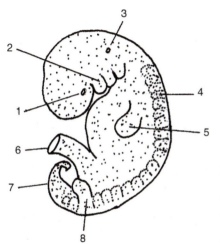

Fig. 6.4 Representação esquemática de um embrião humano no final da 4ª semana, mostrando o aparecimento dos membros. Estão representados em: 1 — placóide óptico; 2 — arcos mesodérmicos; 3 — placóide ótico; 4 — somito; 5 — membro superior em formação; 6 — cordão umbilical; 7 — cauda; 8 — membro inferior em formação.

A morte celular é ainda um importante fator para o estudo do desenvolvimento embrionário e não pode ser negligenciada, pois, em várias fases, inclusive na de formação dos membros, possui evidenciada interação com a diferenciação celular. Um exemplo claro deste processo é observado nos espaços interdigitais. Logo, é de se supor que a morte celular programada biologicamente numa dada região depende da atividade do elemento indutor. Nos membros, é possível que o mesoderma produza algum fator de manutenção da crista ectodérmica e, quando cessa a sua produção, as células da crista entram em degeneração e morte celular. Há evidências de que a forma geral dos membros não dependa do ectoderma da crista e sim do mesoderma formador do broto ou primórdio de um membro. Os brotos dos membros superiores surgem, no embrião humano, na altura dos segmentos cervicais caudais e os dos inferiores, na dos segmentos lombares e cefálicos do sacro.

O desenvolvimento dos membros passa por diferentes etapas:

1ª — surgimento do broto dos membros;
2ª — estruturação em forma de remo ou pá;
3ª — aparecimento dos raios digitais;
4ª — surgimento de chanfraduras ou reentrâncias entre os raios digitais;
5ª — aparecimento de membranas interdigitais (formação em pé de pato);
6ª — individualização ou separação dos dedos.

Em relação aos membros superiores, as etapas de 1 a 6 ocorrem, respectivamente, com 27 dias, 32 dias, 41 dias, 46 dias, 50 dias e 52 dias. O cotovelo surge com 36 dias e o pulso, com 41 dias.

Para os membros inferiores, estima-se que as etapas de 1 a 6 ocorram, respectivamente, com 28 dias, 36 dias, 46 dias, 49 dias, 52 dias e 56 dias.

Capítulo 7

Período Fetal e Parturição

Desenvolvimento fetal

O período fetal tem início na 9ª semana e se estende até o final da gestação. Nesta fase do desenvolvimento, os olhos, abertos durante a organogênese, encontram-se fechados inicialmente e só são reabertos por volta da 28ª semana. A genitália externa só permite a distinção do sexo ao final do 3º mês.

Estando boa parte do organismo formada ou bastante desenvolvida, este período caracteriza-se, fundamentalmente, pelo crescimento e aumento do peso fetal. Deste modo, um feto com 9 semanas de idade, enquanto mede cerca de 6 cm, ao alcançar a 38ª semana medirá em torno de 36 cm e o seu peso que inicialmente era de 14 g passará a 3.400 g. Todavia, deve-se levar em conta que tanto o comprimento quanto o peso fetal variam consideravelmente em função de diversos fatores (entre os quais incluem-se o fumo e o álcool).

Embora na organogênese a face assuma gradativamente características cada vez mais humanas e na 8ª semana ela já possua aspecto inteiramente humano, somente no período fetal é que as características são aperfeiçoadas.

A formação das unhas das mãos e dos pés é iniciada, respectivamente, na 10ª e na 14ª semanas. Nesta etapa, os intestinos já se encontram em posição abdominal e não mais na porção proximal do cordão umbilical, fazendo herniação.

No 5º mês, as glândulas sebáceas e sudoríparas secretam um material que recobre a pele do feto e protege-a contra o ressecamento — é o **vérnix caseoso**. Tal secreção oleaginosa dá ao feto um aspecto de estrutura envernizada. Ainda neste mês, aparecem cabelos na cabeça e um pêlo fino e delicado (o **lanugo**) na pele que recobre o corpo. Tem início também a formação de tecido adiposo, e uma quantidade bastante apreciável de tecido adiposo pardo vai se formando e sendo distribuída pelo corpo do feto. Tal como nos hibernantes e roedores, este tecido exerce no feto humano intensa atividade protetora contra o frio excessivo, funcionando como um verdadeiro aquecedor, já que o sangue ao passar pelo local em que se encontra localizado é aquecido e distribuído pelo resto do corpo, o que torna o recém-nascido menos sensível ao frio do que nós adultos. Após o nascimento, com o passar dos anos, uma intensa interação morte celular-diferenciação celular tornará o indivíduo adulto pra-

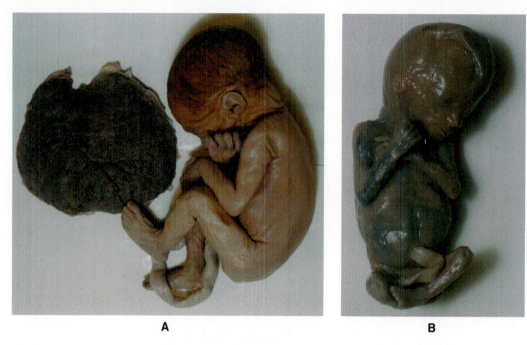

Fig. 7.1 Fetos humanos. Em *A*, feto com 8 meses de idade, placenta (parte materna) mostrando os cotilédones, e o cordão umbilical ligando a placenta ao feto. Em *B*, feto com 4 meses de idade.

ticamente desprovido de tecido pardo, a não ser pela persistência de algumas áreas localizadas. Nos primeiros anos de vida pós-natal, isto é, até o 5º ano, este tecido ainda é abundante.

Na 38ª semana, as unhas ultrapassam os dedos das mãos, e os testículos situam-se no saco escrotal ou no canal inguinal. Os olhos abrem-se e fecham-se, pois a fenda palpebral que se formou antes do 8º mês já permite tal movimento.

Determinação da idade fetal

A idade fetal é determinada através da medição do comprimento do pé e da distância da cabeça ao cóccix.[1] Geralmente este comprimento é dado em cm ou mm. Feitas as medições, comparamos os dados obtidos com os existentes em tabela apropriada, da qual constam inclusive o peso aproximado e as características principais.

Nos serviços de imageologia, o método ultra-sonográfico fornece elementos que permitem ao médico chegar não só à idade aproximada do feto, como também a um diagnóstico sobre o desenvolvimento fetal.

Período gestacional

O tempo de gestação varia nas diferentes espécies de animais. Na mulher o período gestacional é estimado em 9 meses ou 10 meses lunares, tendo início com a fecundação e for-

---

[1]Chamamos CR (*crown-rump*) a esta medição. O comprimento total é denominado CH (*crown-heel*), indo da cabeça ao calcanhar.

mação do zigoto e término com o parto. A esse período chamamos de **gravidez** na mulher e de **prenhez** nos animais. Embora os termos sejam sinônimos, no caso humano o primeiro se aplica com mais propriedade.

A raça do animal influencia na variabilidade do período gestacional. Deste modo, na vaca este período varia de 278 a 293 dias, na égua de 330 a 345 dias, na ovelha de 144 a 151 dias, na cabra de 146 a 151 dias, na porca de 112 a 115 dias, na cadela de 59 a 68 dias, na gata de 58 a 65 dias, na fêmea do babuíno de 164 a 186 dias, na macaca Rhesus de 156 a 180 dias, na fêmea do chimpanzé de 216 a 260 dias, na fêmea do furão de 41 a 44 dias, na cobaia de 59 a 72 dias, na coelha de 30 a 32 dias, na camundonga de 19 a 21 dias e na rata de 21 a 23 dias. A fêmea do hamster tem uma gestação estimada em 16 dias e a do opossum em 12 dias e 19 horas. Na leoa é de 98 a 114 dias e na tigreza de 98 a 110 dias.

Um fato também interessante é que, além da raça, o sexo dos fetos afeta a duração do período gestacional de alguns animais. Neste caso incluem-se a égua e a vaca; estes animais apresentam uma gestação mais longa quando se trata de uma prenhez de feto macho. Entretanto, na ovelha o sexo não parece afetar o tempo gestacional. O número de filhotes geralmente está associado também à variabilidade gestacional, de modo que, quanto maior o número, menor o tempo de gestação.

Na mulher a gestação é acompanhada de uma série de mudanças orgânicas e até mesmo comportamentais. A parte abdominal torna-se cada vez mais volumosa, os seios aumentam de volume, náuseas e vômitos podem ocorrer com maior ou menor intensidade, a amenorréia se faz presente e a receptividade ao parceiro passa por uma fase inicial em que se torna bastante difícil. Manchas escuras no rosto (**cloasma**) e **estrias gravídicas** (estrias abdominais) podem ocorrer em algumas gestantes. As rachaduras no bico dos seios podem ser evitadas com o uso de sutiãs apropriados, com as pontas cortadas, que permitam o atrito constante do bico do seio com a roupa; o uso de uma toalha atritando levemente o bico do seio, após o banho, diariamente, é uma prática recomendada pelos médicos. Com isso, os seios tornam-se mais firmes e resistentes ao ato da amamentação, proporcionando ao recém-nato uma fonte de alimentação mais segura e isenta de condição que favoreça possíveis infecções capazes de trazer sérios transtornos ao bebê.

Com a gravidez, a aréola escurece devido ao acúmulo de pigmento melânico. O escurecimento desta região do seio envolve alterações metabólicas ocasionadas pela gravidez.

A **perinatologia** é hoje uma especialidade médica que vem crescendo acentuadamente com as necessidades obstétricas. A importância do médico perinatologista está relacionada fundamentalmente com a avaliação do crescimento e desenvolvimento do feto no útero. Para isso ele dispõe de diversas técnicas que, muitas das vezes, combinadas são úteis para detectar não só o grau de desenvolvimento do feto mas também as anomalias. Dos procedimentos, o menos traumático que este médico utiliza é a **ultra-sonografia**, no qual o ultra-som produz imagens de varredura que possibilitam a determinação do tamanho e da posição fetal, além da detecção de gravidez múltipla, tamanho e posição da placenta e anomalias fetais (incluindo as de sistema nervoso e coração).

Através da **amniocentese**, que envolve a retirada de líquido amniótico do saco amniótico, mediante a introdução de uma agulha passando pela parede abdominal e pelo útero, após 14 semanas de gestação, pode-se pesquisar a possibilidade ou não de ocorrência de anomalia fetal. A evidência da anomalia é marcada pela presença de **alfa-fetoproteína** no líquido amniótico. Nos fetos com defeitos abdominais e do tubo neural, esta proteína é encontrada em altas concentrações.

A **fetoscopia**, do mesmo modo que a amniocentese, é um procedimento de risco para o feto. O fetoscópio é introduzido, à semelhança da agulha introduzida na amniocentese, atravessando as paredes abdominal e uterina até alcançar o saco amniótico. Desta maneira, o médico pode avaliar o desenvolvimento fetal pela visualização da forma externa do feto. Todavia, esta prática tem sido pouco empregada no tratamento e no acompanhamento do desenvolvimento fetal, principalmente pelo risco que oferece.

A **cordocentese** consiste na retirada de uma amostra de sangue do cordão umbilical, com a ajuda da ultra-sonografia para localizar a região a ser puncionada, no propósito de se efetuar uma análise cromossomial, após a constatação de uma anomalia por outro(s) método(s).

A **amniografia** e a **fetografia** também representam procedimentos de risco para a integridade e sobrevivência fetal, uma vez que se injeta uma substância radiopaca no saco amniótico para destacá-lo juntamente com a forma externa do feto.

A **tomografia computadorizada**, a **ressonância magnética** e o **monitoramento** fetal têm se constituído em práticas importantes no acompanhamento e tratamento das anormalidades detectadas através da ultra-sonografia.

O médico perinatologista, ao ocupar-se com o desenvolvimento fetal, geralmente desde a 26ª semana de gestação até cerca de 4 semanas após o nascimento do feto, interage com a obstetrícia e a pediatria. De modo mais especializado ainda, o neonatologista ocupa-se exclusivamente do feto recém-nascido. É a especialização da especialização que hoje em dia com o desenvolvimento tecnológico e da medicina cada vez mais se acentua. Todavia, o aprimoramento técnico-profissional, no que se refere à subespecialidade médica, não deve ter a tônica de ignorância de aspectos gerais e fundamentais da especialidade.

Parto

É o ato ou efeito de parir. Consiste num processo pelo qual se dá a eliminação do feto e seus anexos, ou seja, do concepto (produto da concepção).

Existem diferentes tipos de parto. A **cesariana** é um tipo cirúrgico indicado quando o parto normal oferece risco para a gestante e o feto. Mas, como toda cirurgia, pode oferecer risco para a gestante. Deste modo, o parto normal ainda é o mais aconselhado. O **parto normal** pode ser: **de cócoras** (o mais usado atualmente), **em decúbito dorsal** (o menos aconselhado hoje em dia pelos médicos) e **dentro d'água**.

Calcula-se a data provável do parto de uma gestante, acrescentando-se 280 dias ou 40 semanas ao 1º dia da última menstruação. Sabendo-se a data da fertilização, acrescenta-se a ela 266 dias ou 38 semanas. Todavia, uma tolerância de 10 a 14 dias é normal quando o nascimento excede a data calculada, isto porque muitas mulheres confudem o sangramento ocorrido na 2ª semana de gestação, devido à nidação, com menstruação. Os fetos nascidos antes do período são prematuros e depois, pós-maduros.

A **parturição** (ação de dar à luz ou parturir ou parir) compreende diferentes etapas: uma **evidenciada pela dilatação progressiva do colo uterino**, quando têm início as contrações regulares e dolorosas do miométrio com menos de 10 minutos até atingirem intervalos de 1 minuto, uma **que começa com a dilatação total do colo e termina com a expulsão do feto**, uma **que se inicia com o nascimento do feto e termina com a expulsão da placenta e das membranas fetais** e finalmente uma **que começa assim que a placenta e as membranas fetais são expulsas**. Pouco tempo depois do nascimento, têm início novas contrações que causam intensa vasoconstricção nas artérias espiraladas do endométrio, de maneira a impedir um sangramento abundante.

A etapa de dilatação do colo dura cerca de 12 horas nas mulheres **primíparas** (que têm filho pela primeira vez) e de 7 horas nas **multíparas** (que já pariram duas ou mais vezes). Já a de expulsão do feto dura cerca de 50 minutos nas primíparas e 20 minutos nas multíparas. Enquanto isso, a etapa seguinte de expulsão da placenta dura cerca de 15 minutos nas multíparas e até 30 minutos nas primíparas. A última etapa (aquela em que ocorre a vasoconstricção) dura cerca de 2 horas.

A rotura do saco amniótico é um sinal importante para o nascimento do bebê. Contudo, a gestante não precisa se apavorar. Entre a rotura do saco e o nascimento do feto, ainda decorrerá algum tempo. A diminuição dos intervalos entre as contrações constitui-se num dado importante neste período. Para o nascimento do feto, é preciso que o útero se transforme de órgão quiescente (condição essencial para a manutenção da gestação) em ativamente contrátil.

Na fase que antecede o parto, observa-se na ovelha e na vaca uma inversão na produção de progesterona em estrogênio. No primeiro animal, isso se dá 5 dias antes do parto e no segundo de três a quatro semanas antes do parto. O aumento da produção de estrogênio estimula a síntese de proteínas contráteis do miométrio e a formação de junções do tipo gap (*nexus*) entre os **leiomiócitos** (fibras musculares lisas) do miométrio. Com isso, desenvolvem-se contrações vigorosas que se associam de maneira coordenada com o processo de parto.

Nos primatas e nos animais domésticos, a produção e liberação acelerada de prostaglandina F_2 alfa pelo endométrio constituem um fator importante para que se inicie o parto com a expulsão do feto. Em algumas espécies a onda de liberação desta prostaglandina é iniciada sob a estimulação de estrógenos, mas em outras é a oxitocina que assume este papel. Geralmente esta liberação ocorre em cerca de 24 a 36 horas nos animais domésticos. A prostaglandina exerce efeito direto sobre o miométrio, aumentando a sua contração.

A entrada do feto no canal pélvico inicia a liberação de oxitocina pelo hipotálamo, através de impulsos que se deslocam da medula espinhal.

A **relaxina**, um polipeptídio produzido pelo corpo lúteo gravídico, relaxa o colo uterino, facilitando o parto. Além disso, amolece os tecidos adjacentes ao canal pélvico, o que possibilita ao feto o maior espaço possível para a sua passagem e expulsão do órgão materno.

As ligações sarcoplasmáticas dos íons cálcio diminuem sob a ação da prostaglandina F_2 alfa, o que responde parcialmente pelo aumento contrátil do miométrio. A síntese e liberação desta prostaglandina precipita o parto na égua.

Estudos experimentais têm demonstrado a importância de um metabolismo endócrino, envolvendo a hipófise e as adrenais, na expulsão do feto. Pelo menos nas ovelhas e talvez em todos os animais domésticos, esta condição parece ser inquestionável, uma vez que a destruição da adeno-hipófise fetal ou a adrenalectomia (extirpação das adrenais) fetal prolonga o tempo gestacional. Isso demonstra que a interação feto-materna é intensa durante o período gestacional.

Capítulo 8

Placentologia e Anexos Fetais

Formação da placenta

Entende-se por **placentologia** o estudo da placenta, a qual apresenta-se, quando madura, na mulher, com um diâmetro variando de 10 a 24 cm, cerca de 3 cm de espessura na sua parte central, e peso de 500 g. Devido à sua função, organização e desenvolvimento pode-se definir a placenta como um órgão fetomaterno. Constitui-se de **uma porção fetal** grande, formada pelo saco coriônico, e **uma porção materna** menor, que deriva do endométrio.

A formação da placenta inicia-se no final da 1.ª semana do desenvolvimento, com a nidação. O sinciciotrofoblasto, durante a implantação do blastocisto, expande-se formando estruturas digitiformes, primórdios das **vilosidades coriais** ou **coriônicas** ou **placentárias,** e na 2.ª semana lacuniza-se. Durante este processo, o citotrofoblasto e o mesoderma extra-embrionário primitivo projetam-se em direção ao sinciciotrofoblasto, e diversas vilosidades que contêm as três estruturas vão se formando gradativamente, ao mesmo tempo em que as lacunas sinciciais sofrem invasão de sangue materno proveniente de vasos endometriais rotos. Assim, na 3.ª semana algumas vilosidades já exibem um grau de desenvolvimento tal, que as três estruturas interpõem-se ao sangue materno e aos vasos embrionários iniciais da região (18.º dia), separando os dois sangues. No final da 3.ª semana, uma barreira placentária se estabelece permitindo um intercâmbio inicial entre a mãe e o embrião. Desde a 2.ª semana, com a invasão do sangue materno nas lacunas sinciciais, se estabelece uma circulação útero-placentária. Algumas vilosidades estruturalmente completas, na 3.ª semana, encontram-se desenvolvidas de modo que um tronco principal e ramificações secundárias são visíveis. O desenvolvimento das vilosidades no endométrio se faz tão intensamente que, na região voltada para o pólo embrionário, forma-se uma estrutura rugosa denominada **corion frondoso** ou **rugoso** ou **viloso,** enquanto no pólo oposto as vilosidades, não alcançando o mesmo grau de desenvolvimento, apresentam-se curtas e acabam formando uma estrutura de aparência lisa, quando comparada com a outra. A estrutura lisa, resultante da degeneração vilosa, é o **corion liso.**

Quando ocorre a nidação, o endométrio secretor mostra uma reação das células conjuntivas da lâmina própria. Elas se tornam volumosas e começam a secretar ativamente lipídios e glicogênio. Inicia-se então uma **reação decidual do endométrio,** formando-se as **decíduas** ou **caducas** à medida que o desenvolvimento embrionário vai progredindo. Deste modo, junto ao corion (cório) frondoso, forma-se a **decídua basal;** no pólo oposto, envolvendo o corion liso, forma-se a **decídua capsular** e, voltada para a luz uterina, desenvolve-se a **decídua parietal,** opostamente à capsular. Nos diferentes estágios do desenvolvimento, o saco coriônico aumenta acentuadamente e a decídua capsular aproxima-se da parietal. Num dado momento, as duas se fundem e a luz uterina é obliterada; durante a fusão, a decídua capsular, distendida com o desenvolvimento do saco coriônico, exibe áreas de degeneração.

Uma vez formada, a placenta exibirá uma parte fetal e outra materna, representadas, respectivamente, pelo corion frondoso e pela decídua basal.

Durante o desenvolvimento, os troncos vilosos unem-se à decídua basal e lateralmente a estas regiões; durante o 4.º e o 5.º mês, desenvolvem-se septos deciduais que crescem no espaço interviloso, sem atingir a placa coriônica, recobertos por células trofoblásticas. As

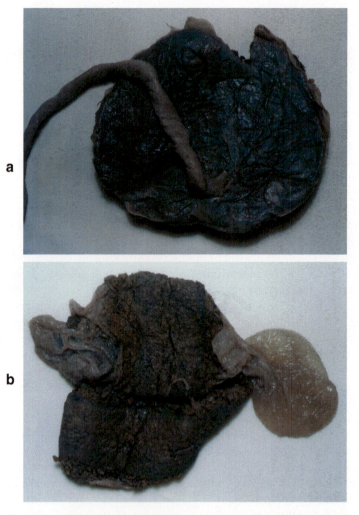

Fig. 8.1 Placentas discoidal e zonária. Em *a*, placenta discoidal (humana) exibindo a parte fetal, revestida por âmnio, com o cordão umbilical inserido. Em *b*, placenta zonária (de cadela) e saco amniótico (cortesia do Prof. Renato Luiz Silveira).

áreas delimitadas, entre um septo e outro, contêm as vilosidades com suas ramificações. Formam-se cerca de 10 a 38 áreas, semelhantes a lóbulos, denominadas **cotilédones.**

Tipos de placenta

A placenta pode se formar por nidação superficial ou intersticial. No primeiro caso tem-se a **placenta não decídua** e no segundo, a **placenta decídua.**

A placenta não decídua é também denominada **placenta aposta** ou **semiplacenta.** Ao contrário da decídua, por ocasião do parto, não proporciona perda de porções do endométrio. Nela uma interdigitação, fusão ou aposição pode ocorrer entre os tecidos materno e embrionário ou fetal. A erosão dos tecidos envolvidos é mínima. É o tipo de placenta encontrado na porca, na égua e na vaca.

A placenta decídua tem como sinônimos **placenta conjugada** ou **placenta vera.** Durante a sua formação, o endométrio e o corion sofrem erosões, fundindo-se em seguida. Deste modo, no parto, a placenta é eliminada com perda de elementos endometriais. É o tipo de placenta dos animais carnívoros e da mulher.

Um tipo de placenta temporário é formado por ocasião da nidação. É a **placenta coriônica.** O trofoblasto forma uma camada avascular que absorve os nutrientes a partir do endométrio até que uma placenta definitiva se forme.

A **placenta coriovitelina** é aquela em que o saco vitelino entra em contato com o cório. É o mais primitivo tipo de placenta. Ocorre nos marsupiais.

A **placenta corioalantoidiana** constitui o tipo de placenta definitivo ou verdadeiro, sendo encontrada nos eutérios. Caracteriza-se pela fusão entre o cório e o alantóide. O arranjo das vilosidades que a constituem permite uma estruturação nos seguintes tipos: **placenta difusa, placenta cotiledonária, placenta zonária** e **placenta discoidal.**

A placenta difusa ocorre na égua e na porca. Caracteriza-se pelo arranjo das vilosidades de modo que todo o cório e o endométrio se unem.

A placenta cotiledonária é típica dos ruminantes. Nela as vilosidades agrupam-se formando cotilédones unidos às carúnculas.

A placenta zonária ocorre nos carnívoros (cão e gato). Neste tipo as vilosidades se agrupam num ponto que circunscreve a região média do cório.

A placenta discoidal é o tipo encontrado nos primatas e nos roedores. Caracteriza-se pelo agrupamento das vilosidades, numa ou mais regiões, em forma de disco.

Do ponto de vista microscópico, a placenta pode ser: **hemocorial, endoteliocorial, sindesmocorial** e **epiteliocorial.** Tais tipos de placenta são assim denominados em função da barreira placentária (que separa o sangue materno do embrionário ou fetal).

A placenta hemocorial constitui-se do endotélio vascular embrionário ou fetal, conjuntivo da vilosidade e trofoblasto. Sua denominação é decorrente do fato de o sangue materno estar em contato com o cório. Tal tipo de placenta é encontrado nos primatas, na rata, na camundonga, na cobaia e na coelha.

A placenta endoteliocorial compreende o endotélio vascular embrionário ou fetal, o conjuntivo da vilosidade, o trofoblasto e o endotélio vascular materno. Tem ocorrência nos animais carnívoros (gata e cadela). Neste tipo o endotélio vascular materno encontra-se em contato com o cório.

Na placenta sindesmocorial estão presentes: endotélio vascular embrionário ou fetal, conjuntivo da vilosidade, trofoblasto, endotélio vascular materno e conjuntivo endometrial. É um tipo em que o epitélio uterino persiste parcialmente. Sua ocorrência se dá nos ruminantes.

A placenta epiteliocorial contém o endotélio vascular embrionário ou fetal, o conjuntivo da vilosidade, o trofoblasto, o endotélio vascular materno, o conjuntivo endometrial e o epitélio uterino. Observa-se nos ungulados (égua e porca). Nesta o cório contata com o epitélio uterino, enquanto na sindesmocorial o contato se estabelece com o conjuntivo do endométrio.

Após o 4.º mês, o citotrofoblasto começa a desaparecer, diferenciando-se em novas células do sinciciotrofoblasto e células conjuntivas das vilosidades. Monócitos migratórios originarão as **células de Hofbauer.** Deste modo, após o 4.º mês, com o desaparecimento do citotrofoblasto ou **camada de Langhans,** a barreira placentária torna-se mais delgada.

Aspectos funcionais da placenta

A placenta exerce as funções de nutrição, secreção, respiração e proteção. É através dela que passam os nutrientes para o feto.

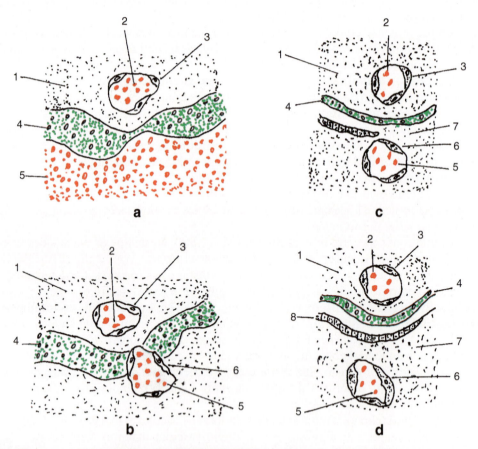

Fig. 8.2 Representação esquemática dos diferentes tipos microscópicos de placenta. Em *a*, representou-se uma placenta hemocorial; em *b*, uma placenta endoteliocorial; em *c*, uma placenta sindesmocorial; e em *d*, uma placenta epiteliocorial. Estão enumerados em: 1 — **conjuntivo da vilosidade;** 2 — sangue fetal; 3 — **endotélio vascular fetal;** 4 — **trofoblasto;** 5 — sangue materno; 6 — **endotélio vascular materno;** 7 — **conjuntivo endometrial;** 8 — **epitélio uterino.** Em negrito, encontram-se os diferentes elementos da barreira placentária, desde a mais simples até a mais complexa. Deste modo, os de números 1, 3 e 4 correspondem a *a*, os de números 1, 3, 4 e 6 a *b*, os de números 1, 3, 4, 6 e 7 a *c* e os de números 1, 3, 4, 6, 7 e 8 a *d*.

Através da barreira placentária passam:

da mãe para o feto — oxigênio, H_2O, protídios, lipídios, glicídios, vitaminas, hormônios (alguns), vírus, protozoários, fungos, anticorpos (alguns), drogas, medicamentos (alguns) e bactérias (algumas).

do feto para a mãe — monóxido e dióxido de carbono, H_2O, uréia, creatinina, catabólitos em geral e hormônios (alguns).

De certo modo uma função seletiva deve ser atribuída à placenta, já que a maioria dos hormônios não atravessa a barreira placentária. Dos hormônios maternos, a tiroxina é um dos que atravessam a barreira. Porém, os que o fazem apenas o fazem, geralmente, em pequena quantidade. Todavia, os hormônios sintéticos são de grande risco, pois atravessam mais facilmente a barreira e, quando grandes quantidades destes passam por ela, há sérios prejuízos para a mãe e para o feto. É o caso do estrógeno dietilestilbestrol, que pode causar carcinoma vaginal e formação teratológica do testículo fetal. Ainda com respeito à seletividade, os anticorpos merecem grande destaque por seu papel imunológico. Os anticorpos são imunoglobulinas (glicoproteínas compostas de 82 a 96% de polipeptídios e 4 a 18% de carboidratos) que compreendem 5 classes: IgG, IgA, IgM, IgD e IgE. Destas, a única que atravessa a barreira humana é a IgG que responde pela proteção do recém-nascido durante o 1.º mês de vida. É a imunoglobulina de menor peso molecular.

Do ponto de vista secretório, a placenta humana secreta o hormônio **gonadotrofina coriônica** (hormônio da gravidez), característico da gravidez, que atua sobre o corpo amarelo mantendo-o. Cerca de 2 a 3 dias após a nidação inicial, o hormônio aparece no sangue da mulher grávida. Os exames da urina da mulher grávida, realizados com métodos biológicos e imunológicos, a partir da 2.ª semana, podem oferecer resultados positivos; métodos bioquímicos, porém, oferecem melhor resultado. Às vezes resultados negativos não apresentam confiabilidade nos testes imunológicos que utilizam a urina; a positividade dos testes relaciona-se na maioria dos casos com o nível de elevação hormonal. No 2.º mês, este nível está bastante elevado e a partir daí começa a cair, sem, entretanto, chegar a zero. A secreção hormonal é atribuída ao sinciciotrofoblasto.

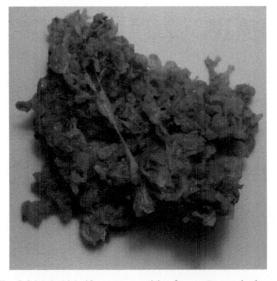

Fig. 8.3 Mola hidatiforme com várias formações vesiculares.

Além da gonadotrofina, a placenta produz outros hormônios: a **adrenocorticotrofina coriônica,** o **hormônio lactogênico placentário** (agora **somatotrofina coriônica,** que tem efeito diabetogênico sobre a gestante), **progesterona** e **estrogênio.** A partir do 4.º mês, é secretada uma quantidade de progesterona suficiente para manter a gravidez. Os níveis de estrogênio tornam-se cada vez mais elevados durante a gestação, após o 4.º mês, e respondem pela estimulação da contração do miométrio e pelo desenvolvimento do útero e da mama. A produção destes hormônios tem sido atribuída, também, ao sinciciotrofoblasto.

Em algumas ocasiões, o cito e o sinciciotrofoblasto proliferam intensamente formando um saco coriônico recoberto por inúmeras vesículas cheias de líquido. Como resultado, forma-se uma massa tumoral benigna denominada **mola hidatiforme,**[1] constituída de porções de vilosidades contendo um conjunto edematoso e avascular; tal condição de caráter degenerativo é inteiramente incompatível com a sobrevivência do feto. Sua remoção cirúrgica se faz necessária, tão logo seja detectada, devido ao risco de evolução para a malignidade **(coriepitelioma).**

Saco e líquido amniótico

O saco amniótico ou **âmnio** contém o líquido amniótico que protege o embrião ou feto contra traumatismos não muito violentos. Este líquido tem por função, ainda, impedir a aderência do embrião ou feto ao âmnio e facilitar a sua movimentação no saco. Reveste-se de importância no diagnóstico de certas anomalias, especialmente as que envolvem o sistema nervoso. Sofre deglutição, com a rotura da membrana bucofaríngea no embrião de 1 mês de idade, e contém produtos da excreção urinária do feto. Seu volume aumenta com a gestação, podendo ser de 30 ml no 3.º mês e até 1.000 ml no 9.º mês. A cada três horas, estima-se que este líquido seja renovado, com a deglutição e excreção fetal. Admite-se que com a proximidade do parto diminua a produção de líquido, o que muitos médicos têm associado à iniciação do parto.

Por conter células descamadas do âmnio e do feto, o líquido amniótico proporciona condição que permite ao perinatologista identificar anomalias cromossômicas capazes de comprometer o desenvolvimento normal do feto. Neste caso, por exemplo, se enquadra o prévio conhecimento de uma gestação envolvendo um feto portador da síndrome de Down.

A deglutição do líquido contribui para o desenvolvimento e expansão pulmonar do feto durante a gestação, a partir do 5.º mês.

Grande parte do líquido amniótico é água. Contém substâncias orgânicas e inorgânicas, além de células descamativas e produtos da excreção fetal. Descargas intestinais coloridas por bilirrubina (**mecônio**) podem ser eliminadas pelo feto. Após o nascimento fetal, elas podem ocorrer dentro de até 24 horas.

A maior ou menor quantidade de líquido no saco amniótico é, sem dúvida, um fato de grande importância médica. A condição inicial (**poli-hidrâmnio**) associa-se aos quadros de **microcefalia,** por compressão da área neural em desenvolvimento. A outra (**oligo-hidrâmnio**) encontra-se associada ao quadro teratológico denominado **macrocefalia.**

Cordão umbilical

É através dele que chegam os nutrientes e o oxigênio para o feto, vindos da placenta. E, por seu intermédio, chegam à mãe, atravessando a barreira placentária, CO_2 e os catabólitos

---

[1]Nos casos de mola, as células trofoblásticas produzem grande quantidade de gonadotrofina coriônica. A secreção hormonal é efetuada pelas células do sinciciotrofoblasto.

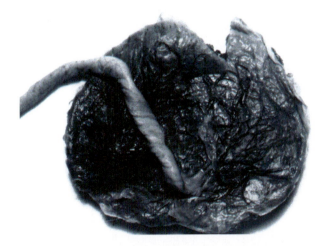

Fig. 8.4 Cordão umbilical inserido na porção fetal de uma placenta discoidal (humana).

fetais. Pela veia umbilical, chega sangue oxigenado para o feto a partir da placenta. As artérias umbilicais conduzem sangue desoxigenado do feto para a placenta, onde os gases atravessarão a barreira placentária difundindo-se para a mãe.

O cordão umbilical constitui-se de duas artérias (umbilicais) e uma veia (umbilical), tecido conjuntivo mucoso rico em ácido hialurônico que, por seu aspecto gelatinoso, denomina-se **geléia de Wharton,** restos de alantóide e ducto vitelino. Admite-se que o seu comprimento normal possa chegar até 129 cm no máximo e 30 cm no mínimo. Cordões excedendo tais parâmetros são extremamente raros. Quanto mais longo o cordão, maior a possibilidade de prolapsar-se e/ou enrolar-se ao redor do feto, causando deficiência de oxigênio que poderá resultar em anomalias, retardamento ou até morte fetal. Nesta situação se enquadram os **nós de cordão umbilical** que muitas das vezes ocorrem durante o trabalho de parto.

CAPÍTULO 9

Teratologia

As más-formações congênitas e os fatores que as ocasionam

A **teratologia** é a parte da Embriologia que trata do estudo das más-formações congênitas e dos fatores que as ocasionam.

Durante o período gestacional, especialmente na organogênese, diversos fatores poderão estar relacionados com o aparecimento de anomalias (más-formações). Os fatores genéticos (aberrações cromossômicas), as drogas, os medicamentos, os vírus, os protozoários, as bactérias e as radiações e outros fatores são causa de anomalias.

No caso de poli-hidrâmnio e do oligo-hidrâmnio, que podem ocorrer, respectivamente, em função de uma atresia ou estenose de esôfago e de uma agenesia renal, o líquido amniótico interage com o desenvolvimento neural levando, respectivamente, à micro- e à macrocefalia.

Embora de certo modo a barreira placentária exerça uma função protetora contra certos agentes, uma boa parte deles a atravessa e pode causar sérios danos ao feto. Inclusive a existência de fendas ou falhas na barreira, principalmente nos últimos meses de gestação, quando a barreira se adelgaça bastante em algumas regiões, devido à maturação placentária, glóbulos sanguíneos, anticorpos etc. podem passar livremente. Os glóbulos sanguíneos podem passar, inclusive, de um lado para outro e vice-versa, isto é, do feto para a mãe e da mãe para o feto. Sendo a mãe Rh negativo e o feto Rh positivo, numa primeira gestação isso não representará problema para o feto. Entretanto, com a produção de anticorpos maternos, devido à hemoincompatibilidade, as gestações futuras (sendo os fetos Rh positivo) poderão afetar bastante a sobrevivência fetal, se o médico não detectar e tratar o problema com os cuidados que requer, especialmente após o nascimento. Com a destruição das hemácias fetais pelos anticorpos maternos, ocorre a degradação da hemoglobina e conseqüente formação da bilirrubina; esta última atravessa a barreira placentária e vai para o lado materno de onde deverá ser eliminada. Deste modo, principalmente o fígado fetal funciona ativamente produzindo novas hemácias numa tentativa apreciável de compensar o quadro de eritropenia e anemia que vai instalando-se com a destruição das hemácias. Assim, logo no nascimento um quadro de anemia importante com eritroblastose e hipertrofia do fígado e do baço é

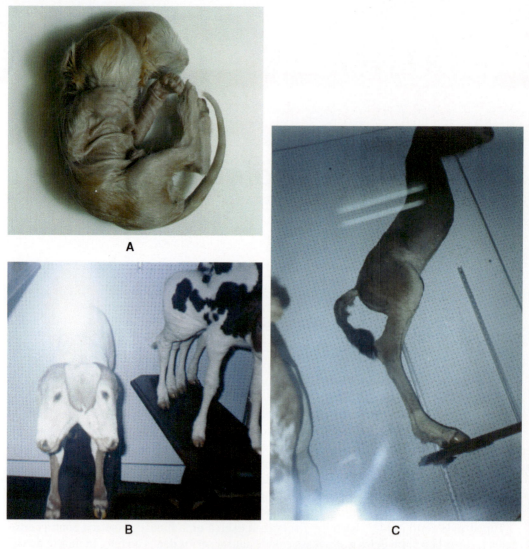

Fig. 9.1 Anomalias. Em *A*, gato recém-nato com duas cabeças; em *B*, bovinos com duas cabeças e quatro membros traseiros; e em *C*, eqüino com agenesia dos membros dianteiros.

constatado. Não havendo a eliminação de bilirrubina pela mãe, um quadro de icterícia se faz presente. Esta condição, denominada **eritroblastose fetal,** requer cuidados médicos especiais para evitar a morte do feto por anemia.

CAPÍTULO 10

Sistema Digestivo

Boca e cavidade oral

A formação da boca inicia-se graças ao surgimento de uma depressão ectodérmica denominada **estomodeu** ou **boca primitiva**, durante a 4.ª semana do desenvolvimento embrionário. Primeiramente, o estomodeu fica separado da parte inicial do intestino primitivo, que se forma com o estrangulamento do saco vitelino pela **membrana bucofaríngea** ou **orofaríngea**. Com a rotura desta membrana, antes de começar a 5.ª semana, comunicam-se o estomodeu e a parte inicial ou cefálica do intestino anterior. Ao mesmo tempo, nesta semana, na parte cefálica do intestino anterior, surgem dilatações ou expansões endodérmicas denominadas **bolsas faríngeas** ou **endodérmicas**[1]. Como conseqüência do surgimento das bolsas, o mesoderma circundante desenvolve-se formando os **arcos mesodérmicos**, e o ectoderma, externamente, por sua vez, forma as **fendas** (ou **sulcos**) **ectodérmicas**. Formam-se ao todo 5 bolsas, 6 arcos e 4 fendas, aos pares.

Das bolsas originam-se:

1.ª bolsa — epitélio da tuba auditiva, da cavidade da orelha média e da parte interna da membrana do tímpano.

2.ª bolsa — epitélio da tonsila[2] palatina.

3.ª bolsa — parênquima (parte celular e funcional) da paratireóide inferior e células reticulares epiteliais do timo que, além de formarem uma camada por dentro da cápsula e dos septos do órgão, formam um retículo na cortical e na medular (onde ocorrem a multiplicação e diferenciação dos linfócitos T), um envoltório nos vasos do parênquima tímico e o corpúsculo de Hassal.

4.ª bolsa — parênquima da paratireóide superior e células reticulares epiteliais de um timo que regride precocemente.

---

[1]Também denominadas, antigamente, **bolsas branquiais**.
[2]Conhecida também por **amígdala**. Mas, modernamente, a Nômina Anatômica não recomenda esta designação para o órgão.

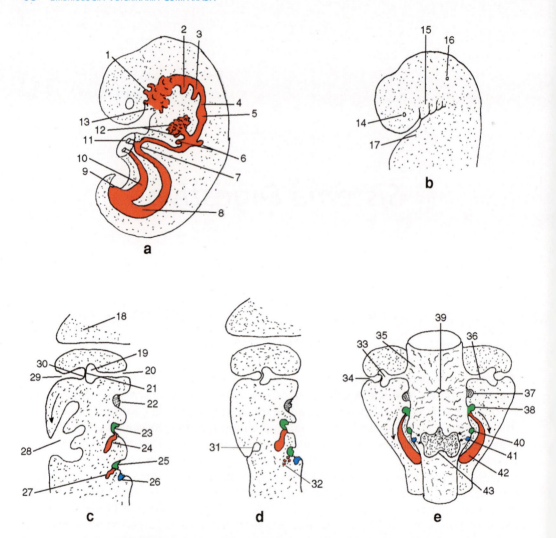

Fig. 10.1 Esquemas mostrando as bolsas faríngeas na parte cefálica do intestino anterior e seu desenvolvimento e derivados, os arcos mesodérmicos e os sulcos (fendas) ectodérmicos. Estão representados em: 1 — bolsas faríngeas; 2 — broto tireoglosso, que durante o desenvolvimento canaliza-se e estrutura-se no conduto tireoglosso, de onde se originam as células foliculares da tireóide; 3 — broto laringo-traqueal, de onde se originam a laringe, a traquéia, os brônquios, bronquíolos e alvéolos pulmonares; 4 — esôfago em desenvolvimento; 5 — estômago em formação; 6 — brotamentos pancreáticos ventral e dorsal, primórdios pancreáticos; 7 — intestino médio; 8 — intestino posterior; 9 — membrana cloacal; 10 — alantóide; 11 — canal (ducto) vitelino; 12 — fígado e vesícula biliar em formação; 13 — membrana bucofaríngea rota; 14 — placóide óptico; 15 — arcos mesodérmicos; 16 — placóide ótico; 17 — área cardíaca; 18 — processo maxilar; 19 — cavidade da orelha média; 20 — conduto faringotimpânico (tuba auditiva); 21 — membrana timpânica; 22 — tonsila palatina; 23 — paratireóide inferior; 24 — timo; 25 — paratireóide superior; 26 — corpo ultimobranquial; 27 — timo; 28 — fendas ectodérmicas fundindo-se; 29 — meato (conduto) acústico externo; 30 — membrana timpânica; 31 — seio cervical lateral; 32 — resquícios tímicos decorrentes do processo involutivo; 33 — cavidade da orelha média; 34 — meato (conduto) acústico externo; 35 — faringe primitivo; 36 — tuba auditiva; 37 — tonsila palatina; 38 — paratireóide inferior; 39 — forame cego (abertura do conduto tireoglosso no assoalho do faringe); 40 — paratireóide superior; 41 — corpo ultimobranquial; 42 — timo; 43 — tireóide. Em *a*, estão representadas as bolsas faríngeas e outros derivados do intestino primitivo; em *b*, os arcos mesodérmicos; em *c*, *d* e *e*, o desenvolvimento e os derivados das bolsas faríngeas e das fendas ectodérmicas. Em *e*, a linha tracejada entre a tireóide e o forame cego indica a degeneração do conduto tireoglosso ao longo de seu trajeto com a formação da tireóide.

5.ª bolsa — corpo ultimobranquial que se incorpora à glândula tireóide em formação, constituindo as células C ou parafoliculares produtoras de tireocalcitonina.

Durante o desenvolvimento do timo em formação, poderá ocorrer a incorporação da sua porção caudal tanto na tireóide quanto na paratireóide, ou ainda a formação de porções de tecidos tímicos isolados.

Nos mamíferos domésticos e no ser humano, da 3.ª bolsa resulta um timo único constituído de dois lobos. Embora migrem para uma posição infratireóidea, na região mediastínica em formação, na altura dos grandes vasos do coração, os primórdios tímicos da 3.ª bolsa formam nestas espécies um órgão único quando se fundem. Nas aves, entretanto, como a fusão dos tecidos tímicos em formação, oriundos das bolsas direita e esquerda, não ocorre, formam-se dois timos, constituídos de diversos lobos (de 3 a 8) de tamanho e forma irregulares. Com o desenvolvimento e migração do tecido tímico da 3.ª bolsa, o tecido paratireoidiano, que se forma anexadamente a ele, é deslocado para uma posição inferior à tireóide em formação.

A cápsula e os septos conjuntivos do timo e das paratireóides derivam do mesoderma circundante.

Dos arcos derivam:

1.º arco[3] — por ossificação intramembranosa, através de sua porção dorsal denominada **processo maxilar**, a pré-maxila, a maxila, o osso zigomático e parte do temporal; e por ossificação endocondral, da extremidade dorsal[4] de sua porção ventral chamada **processo mandibular**[4], os ossículos bigorna e martelo na orelha média.

2.º arco[5] — por ossificação endocondral da **cartilagem de Reichert**, o estribo, o processo estilóide do osso temporal, o pequeno corno e a parte superior do osso hióide.

3.º arco — por ossificação endocondral, o restante do osso hióide (grande corno e parte inferior do corpo ósseo).

4.º e 6.º arcos — as cartilagens hialinas e elásticas da laringe.

O 5.º arco mesodérmico, a exemplo do 5.º arco aórtico (que se desenvolve a partir do saco aórtico, resultante da fusão dos tubos endocárdicos), pouco depois de sua formação entra em apoptose celular com a fragmentação do DNA pela ação de enzimas endógenas não lisossômicas e degenera. Deste modo, verifica-se que o desenvolvimento dos arcos mesodérmicos se dá em estreita relação com o dos arcos aórticos (também em número de seis).

Dos arcos mesodérmicos, originam-se também outras estruturas. Do 1.º arco, derivam-se os ligamentos esfenomandibular e anterior do martelo e os músculos da mastigação, a massa muscular (esquelética) anterior do digástrico, o miloióide, e os tensores do tímpano e do palato. Sua inervação é dada pelo ramo mandibular do trigêmeo. Sua participação no desenvolvimento da face é extremamente importante, pois forma (junto com o 2.º arco) o pavilhão da orelha (pavilhão auricular ou auditivo). A bochecha, o queixo, o corpo da língua, boa parte da mucosa oral e o lábio inferior estão entre outros derivados. Sua contribuição ativa na formação do lábio superior é marcante, já que, quando não se funde à **eminência nasal mediana** (uma saliência mesodérmica que envolve o **placódio nasal**[6] durante a

---

[3]É também denominado **arco mandibular**.
[4]Constitui-se da **cartilagem de Meckel**.
[5]É também chamado **arco hióideo**.
[6]É um espessamento ectodérmico que forma a fosseta nasal.

morfogênese da face), através do processo maxilar, determina a formação de fissuras ou fendas uni- ou bilaterais. Seu papel no tamanho e modelagem da boca é fundamental, quando se dá o desenvolvimento dos processos maxilar e mandibular.

Uma boa parte da musculatura esquelética da língua provém de mioblastos originados dos miótomos derivados dos somitos occipitais, enquanto o restante deriva dos arcos.

Do 2.º arco, originam-se também o ligamento estiloióide e os músculos da expressão facial, o músculo do estribo, o músculo estilóide e a massa muscular posterior do digástrico. Sua inervação é dada pelo nervo facial.

Do 3.º arco, tem origem o músculo estilofaríngeo, e sua inervação é dada pelo nervo glossofaríngeo.

Do 4.º e 6.º arcos, derivam os músculos cricotireóide, levantador do véu palatino, constrictores da faringe, intrínsecos da laringe e esqueléticos do esôfago. Os três primeiros provêm do 4.º arco e os demais, do 6.º arco. A inervação destes arcos é feita, respectivamente, pelos ramos do nervo vago denominados laríngeo superior e laríngeo recorrente.

Das quatro fendas que se formam, só a primeira forma estruturas; as demais se fundem e não formam nada. Da 1.ª fenda, têm origem o meato acústico externo e a porção externa da membrana do tímpano. Durante a fusão das outras fendas, formam-se áreas de fusão incompleta chamadas **seios cervicais** de um lado e do outro da linha média (isto é, seios cervicais direito e esquerdo) que, se persistirem, resultarão em **cistos cervicais**.

A cavidade oral forma-se no embrião com o aparecimento e desenvolvimento do estomodeu e a rotura da membrana bucofaríngea. No seu interior irão se desenvolver organizações teciduais que formarão os dentes, a gengiva, a mucosa oral, a língua e o palato.

A língua inicia a sua formação por volta da 4.ª semana do desenvolvimento embrionário, a partir do surgimento de duas massas mesodérmicas (as **saliências laterais linguais**), uma saliência média (o **tubérculo ímpar**) e uma outra mediana (a **cópula** ou **eminência hipobranquial**), à qual se segue mais uma saliência mediana (a que formará a **epiglote**). As saliências laterais linguais e o tubérculo ímpar resultam de proliferações ventrais do 1.º arco, enquanto a cópula é formada pelo 2.º, 3.º e parte do 4.º arco. A saliência mesodérmica que

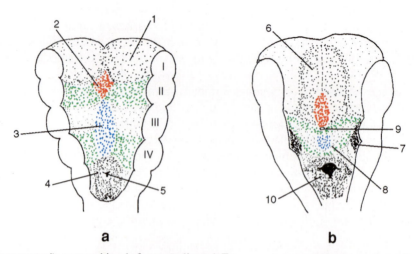

Fig. 10.2 Representação esquemática da formação lingual. Em *a*, os arcos mesodérmicos, numerados em algarismos romanos, e as estruturas deles derivadas que originam a língua; em *b*, o desenvolvimento das estruturas relacionadas com a língua e a laringe. Estão enumerados em: 1 — saliência lingual lateral; 2 — tubérculo ímpar; 3 — cópula (eminência hipobranquial); 4 — saliência aritenóide; 5 — orifício da laringe; 6 — corpo da língua; 7 — tonsila palatina; 8 — 9 — forame cego; 10 — saliência aritenóide e a epiglote acima do orifício da laringe.

formará a epiglote deriva do restante do 4.º arco, e logo atrás dela surge o orifício da laringe (abertura do **tubo laringotraqueal** na faringe primitiva) ladeado pelas **saliências aritenóides**. O corpo da língua forma-se a partir da fusão entre as saliências laterais e o tubérculo ímpar. A raiz da língua que se situa atrás do V lingual (onde se situa o **forame cego**) deriva do 2.º, 3.º e parte do 4.º arco. Assim, o desenvolvimento anormal destes arcos implicará a formação de línguas grandes (**macroglossias**) e pequenas (**microglossias**). No boi e no cavalo, o desenvolvimento destes arcos é bastante acentuado e uma língua grande se forma normalmente, obedecendo a envolvimentos genéticos determinantes das características fenotípicas.

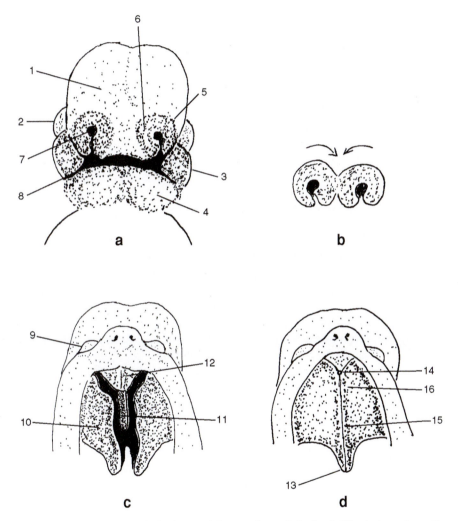

Fig. 10.3 Formação do palato a partir do desenvolvimento das eminências (saliências) nasais medianas e dos processos maxilares. Em *a*, o surgimento das eminências e dos processos maxilares; em *b*, a fusão das eminências nasais medianas; em *c*, a fusão das cristas palatinas, com o palato primitivo e o septo nasal; em *d*, o palato com as partes fundidas. Estão enumerados em: 1 — eminência frontal, de onde surgirá a testa; 2 — olho; 3 — processo maxilar; 4 — processo mandibular; 5 — eminência nasal lateral, de onde se origina a asa do nariz; 6 — eminência nasal mediana; 7 — fosseta nasal, derivada do placódio nasal (espessamento ectodérmico); 8 — estomodeu (boca primitiva); 9 — olho; 10 — crista palatina; 11 — septo nasal, um derivado mesodérmico da eminência frontonasal; 12 — palato primário, que responde pela formação de parte do palato duro; 13 — úvula; 14 — forame incisivo, um ponto de demarcação da união das cristas entre si com o palato primário; 15 — palato mole; 16 — palato duro.

O epitélio da parte dorsal da língua é originado do endoderma do assoalho do faringe e o da parte ventral deriva do ectoderma oral.

Quando durante a formação e o desenvolvimento lingual não ocorre a liberação da língua do assoalho da boca, aparece a anomalia denominada **língua presa** ou **anquiloglossia**.

O palato se origina da fusão entre o **palato primário** (derivado do **segmento intermaxilar**, o qual, por sua vez, é resultante da fusão entre as eminências nasais medianas) e as **cristas palatinas** (formadas pelo desenvolvimento interno dos processos maxilares). Com a fusão das cristas palatinas entre si, suas extremidades distais formam a **úvula**.

Odontogênese

É o processo de formação dos dentes que tem início em torno da 6.ª semana com a proliferação da camada basal do epitélio oral, fazendo saliência no mesênquima subjacente ao longo da maxila e da mandíbula. Desta proliferação epitelial, resulta uma estrutura ectodérmica oral denominada **lâmina dentária**, que tem a forma de um C. A partir da lâmina dentária, desenvolvem-se dez brotos na maxila e na mandíbula, totalizando 20 brotos, sendo 5 em cada hemiarcada. Com a formação dos brotos, tem início o surgimento inicial do **germe dentário** sob a forma de **broto** ou **botão**, como resultado do crescimento da lâmina dentária no mesênquima subjacente. Pouco depois, o mesênquima interage com o botão, após condensar-se para formar a **papila dentária** (futura polpa dentária), impedindo a continuidade de seu crescimento distal no mesênquima, promovendo o aparecimento de uma estrutura com a forma de um capuz, caracterizando a outra fase de formação do germe dentário denominada fase de **capuz** ou **casquete**. Com isso, forma-se o **órgão do esmalte**, que contém uma camada externa chamada **epitélio externo** e uma interna, o **epitélio interno** (de onde se originam por diferenciação os **ameloblastos** ou **adamantoblastos**). Com o desenvolvimento do capuz, a concavidade inicialmente formada com o seu aparecimento acentua-se, e o germe dentário passa a assumir a forma de um sino, caracterizando a fase de **sino** ou **campânula**. Deste modo, a formação do germe dentário compreende as seguintes fases: **broto** ou **botão**, **capuz** ou **casquete** e **sino** ou **campânula**. Respectivamente, estas fases podem ser observadas no embrião humano de 8 semanas e no feto de 3 meses.

Entre os epitélios externo e interno, as células ectodérmicas epiteliais formam um arranjo celular frouxo, semelhante a um mesênquima, constituindo na fase de sino o **retículo estrelado**. Este retículo durante o desenvolvimento dentário e a atividade secretora dos ameloblastos e dos **odontoblastos** (formados pelas células mesenquimais da papila dentária adjacentes ao epitélio interno) vai desaparecendo progressivamente. Da atividade secretória dos ameloblastos resulta o **esmalte dentário** e da dos odontoblastos, a **dentina**. A deposição do esmalte inicia-se no ápice do dente e, gradativamente, vai se estendendo até a região de formação do colo dentário. Com o espessamento gradual do esmalte por aposição de novas camadas, os ameloblastos vão empurrando o retículo estrelado em direção ao epitélio externo, até que com o recuo total do retículo o alcançam. Antes da erupção do dente, os ameloblastos diminuem de altura, passando de células colunares a cúbicas, e formam uma espessa condensação sobre o esmalte. Na fase de erupção dentária, o epitélio reduzido se funde com o epitélio da cavidade oral.

Os primeiros brotos dentários surgem no segmento anterior da mandíbula (incisivos decíduos inferiores). O início da dentição decídua completa se dá durante o 2.º mês de vida pré-natal.

A dentição permanente não se inicia do mesmo modo que a decídua. Os molares permanentes desenvolvem-se diretamente da **lâmina dentária acessória** (uma extensão distal da lâmina dentária), que cresce distalmente abaixo do epitélio oral. Isso ocorre porque estes dentes não possuem predecessores decíduos.

O primeiro sinal do órgão do esmalte do primeiro molar permanente surge no 4.º mês de vida intra-uterina. O 2.º e o 3.º molares permanentes surgem após o nascimento. Os sucessores dos dentes decíduos desenvolvem-se como resultado de um crescimento contínuo da extremidade livre da lâmina dentária, lingualmente ao órgão do esmalte de cada dente decíduo. Tal extensão da lâmina denomina-se **lâmina dentária sucessória**; ocorre desde o 5.º mês de vida intra-uterina (para formação do incisivo permanente central) até o 10.º mês de idade (para a formação do 2.º pré-molar).

A fusão dos epitélios interno e externo do órgão do esmalte resulta na formação de uma bainha epitelial, responsável pela formação da raiz do dente, chamada **bainha radicular de Hertwig**. A formação da raiz começa logo antes da erupção da coroa dentária, com a penetração das porções epiteliais, fundidas, no mesênquima imediatamente abaixo. Com a formação da bainha, as células da papila dentária em contato com ela diferenciam-se em odontoblastos e depositam dentina contínua com a da coroa. A contínua deposição da dentina tem como resultado o estreitamento do canal pulpar até a formação do **canal dentário definitivo**, no qual estão presentes vasos e nervos.

Ao redor do dente em desenvolvimento, o mesênquima constitui-se de forma capsular, na região que circunscreve o órgão do esmalte e a papila dentária em desenvolvimento, constituindo o **saco dentário**, do qual se originarão o **cemento dentário** (a partir das células mais internas do saco), o **ligamento periodontal** (a partir das células da porção mediana do saco) e o **osso alveolar** (a partir das células mais externas do saco).

Os **dentes decíduos** ou **de leite** ou **caducos** que se formam são em número de 20, sendo 10 na arcada superior e 10 na inferior. Em cada hemiarcada superior e inferior, formam-se 5 dentes. A dentição decídua obedece à seguinte **fórmula dentária**:

$$\underset{\textbf{md}}{\frac{2}{2}} \quad \underset{\textbf{c}}{\frac{1}{1}} \quad \underset{\textbf{i}}{\frac{2}{2}} \quad \underset{\textbf{i}}{\frac{2}{2}} \quad \underset{\textbf{c}}{\frac{1}{1}} \quad \underset{\textbf{md}}{\frac{2}{2}} = 20$$

onde : **md** = molar desíduo; **c** = canino, **i** = incisivo.

Os primeiros dentes decíduos que sofrem erupção são os incisivos centrais, o que ocorre, normalmente, do 6.º ao 8.º mês de vida pós-natal. Os incisivos laterais sofrem erupção do 7.º ao 10.º mês de vida pós-natal; os caninos, do 14.º ao 18.º mês de vida pós-natal; os primeiros molares, do 12.º ao 16.º mês de vida pós-natal; e os segundos molares, do 20.º ao 24.º mês de vida pós-natal. A queda destes dentes humanos se dá segundo as seguintes idades:

incisivos centrais = 6 a 7 anos; incisivos laterais = 7 a 8 anos; caninos = 10 a 12 anos; primeiros molares = 9 a 11 anos; e segundos molares = 10 a 12 anos.

Os **dentes definitivos** ou **permanentes** humanos formam-se em número de 32, sendo 16 na arcada superior e 16 na arcada inferior. Em cada hemiarcada superior e inferior, formam-se, portanto, 8 dentes. Deste modo, a dentição permanente obedece à seguinte fórmula dentária:

$$\underset{\textbf{M}}{\frac{3}{3}} \quad \underset{\textbf{pm}}{\frac{2}{2}} \quad \underset{\textbf{c}}{\frac{1}{1}} \quad \underset{\textbf{i}}{\frac{2}{2}} \quad \underset{\textbf{i}}{\frac{2}{2}} \quad \underset{\textbf{c}}{\frac{1}{1}} \quad \underset{\textbf{pm}}{\frac{2}{2}} \quad \underset{\textbf{M}}{\frac{3}{3}} = 32$$

onde: **M** = molar; **pm** = pré-molar; **c** = canino; **i** = incisivo.

A erupção dos dentes permanentes humanos ocorre de acordo com as seguintes idades:

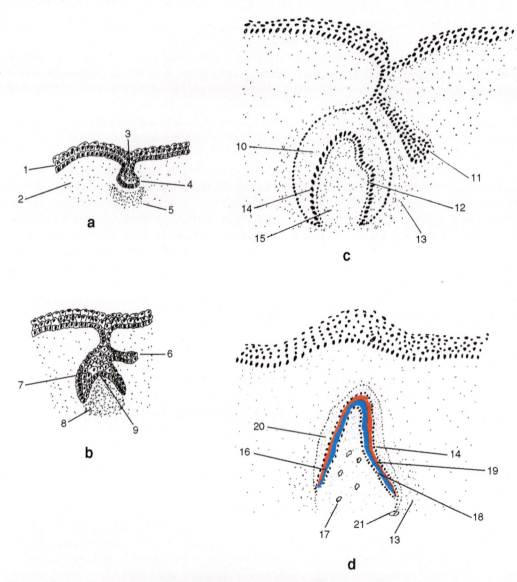

Fig. 10.4 Formação do germe dentário. Em *a*, fase de botão; em *b*, fase de capuz; em *c*, fase de sino; em *d*, o germe dentário. Estão enumerados em: 1 — epitélio oral; 2 — mesênquima; 3 — lâmina dentária; 4 — botão; 5 — condensação de mesênquima; 6 — brotamento do dente permanente; 7 — epitélio externo; 8 — papila dentária; 9 — epitélio interno; 10 — retículo estrelado; 11 — lâmina de dente permanente; 12 — odontoblastos; 13 — saco dentário; 14 — ameloblastos; 15 — papila dentária; 16 — dentina em formação; 17 — vasos na polpa dentária; 18 — odontoblastos; 19 — esmalte em formação; 20 — retículo estrelado sofrendo redução gradativa com a formação e deposição de esmalte e dentina; 21 — bainha radicular de Hertwig, cujos restos durante a formação dentária e da raiz constituirão os restos epiteliais de Malassez que aparecem no tecido conjuntivo do ligamento periodontal (um dos integrantes do periodonto). Todos os dentes dos animais carnívoros e do ser humano, os incisivos dos ruminantes e dos suínos (exceto os caninos) são **braquiodontes** (curtos e deixam de crescer após a erupção dentária); os caninos do porco, os molares do ruminante e todos os dentes do cavalo são **hipsodontes** (bem mais longos que os braquiodontes e não param de crescer por todo um período da vida adulta). A implantação dos dentes é do tipo **tecodonte** (raiz localizada no interior do alvéolo) nos mamíferos e crocodilos. Já nos anfíbios, peixes ósseos e nos répteis (excetuando os crocodilos), ocorre uma **anquilose** (os dentes situados apenas na cavidade bucal fazem aderência direta sobre o esqueleto ósseo da boca).

incisivos centrais = 7 a 8 anos; incisivos laterais = 8 a 9 anos; caninos = 12 a 13 anos; primeiros pré-molares = 10 a 11 anos; segundos pré-molares = 11 a 12 anos; primeiros molares = 6 a 7 anos; segundos molares = 12 a 13 anos; e terceiros molares = 15 a 25 anos.

Nos eqüinos, formam-se 24 dentes decíduos segundo a fórmula dentária:

$$\underset{\textbf{pm}}{\frac{3}{3}} \quad \underset{\textbf{c}}{\frac{0}{0}} \quad \underset{\textbf{i}}{\frac{3}{3}} \quad \underset{\textbf{i}}{\frac{3}{3}} \quad \underset{\textbf{c}}{\frac{0}{0}} \quad \underset{\textbf{pm}}{\frac{3}{3}} \quad = 24$$

onde: **pm** = pré-molar; **c** = canino; **i** = incisivo. Dos 24, doze encontram-se na arcada superior e doze na inferior. Em cada hemiarcada, formam-se 6 dentes.

Na dentição permanente dos eqüinos, formam-se 40 a 42 dentes. Nela pode-se observar a redução para 36 a 38 dentes em função da ocorrência, algumas vezes, de ausência dos caninos e dos primeiros pré-molares. Deste modo, formam-se de 20 a 21 ou de 18 a 19 dentes permanentes nas arcadas superior e inferior. Esta dentição obedece à seguinte fórmula dentária:

$$\underset{\textbf{M}}{\frac{3}{3}} \quad \underset{\textbf{pm}}{\frac{3 \text{ ou } 4}{3 \text{ ou } 4}} \quad \underset{\textbf{c}}{\frac{1}{1}} \quad \underset{\textbf{i}}{\frac{3}{3}} \quad \underset{\textbf{i}}{\frac{3}{3}} \quad \underset{\textbf{c}}{\frac{1}{1}} \quad \underset{\textbf{pm}}{\frac{3 \text{ ou } 4}{3 \text{ ou } 4}} \quad \underset{\textbf{M}}{\frac{3}{3}} \quad = 40 \text{ ou } 42$$

onde: **M** = molar; **pm** = pré-molar; **c** = canino; **i** = incisivo.

Com respeito à erupção decídua, nos eqüinos o 1.º incisivo é o primeiro a sofrer erupção. Isto ocorre logo ao nascimento ou na primeira semana de vida pós-natal. No animal com 4 a 6 semanas de nascido, tem-se a erupção do 2.º incisivo. Já o 3.º incisivo sofre erupção no animal de 6 a 9 meses de nascido. Os três pré-molares sofrem erupção ao nascimento ou nas duas primeiras semanas de vida pós-natal.

Em relação aos dentes permanentes dos eqüinos, o 1.º incisivo sofre erupção no animal com 2 anos e meio de idade. O 2.º no animal com 3, e o 3.º no animal com 4. Os caninos sofrem erupção no animal com 4 a 5 anos de idade; todavia, na égua, normalmente, ou são muito pequenos ou nem chegam a sofrer erupção. Já o primeiro pré-molar muitas vezes está ausente na égua e no cavalo; sua erupção se dá no animal com 5 a 6 meses de vida pós-natal. Com relação aos demais dentes, a sua erupção obedece às seguintes idades: 2.º pré-molar = 2 anos e meio; 3.º pré-molar = 3 anos; 4.º pré-molar = 4 anos; 1.º molar = 9 a 12 meses de vida pós-natal; 2.º molar = 2 anos e 3.º molar = 3 e meio a 4 anos.

Nos ruminantes, formam-se 20 dentes decíduos e 32 dentes permentes. No tocante à erupção, todos os decíduos podem sofrer erupção do nascimento até as duas primeiras semanas (1.º, 2.º, e 3.º incisivos, caninos e primeiro molar) ou poucos dias (2.º e 3.º molares). A fórmula dentária para os dentes decíduos e permanentes é a seguinte:

dentes decíduos:

$$\underset{\textbf{pm}}{\frac{3}{3}} \quad \underset{\textbf{c}}{\frac{0}{1}} \quad \underset{\textbf{i}}{\frac{0}{3}} \quad \underset{\textbf{i}}{\frac{0}{3}} \quad \underset{\textbf{c}}{\frac{0}{1}} \quad \underset{\textbf{pm}}{\frac{3}{3}} \quad = 20$$

onde: **pm** = primeiro molar; **c** = canino; **i** = incisivo.

dentes permanentes:

$$\underset{\textbf{M}}{\frac{3}{3}} \quad \underset{\textbf{pm}}{\frac{3}{3}} \quad \underset{\textbf{c}}{\frac{0}{1}} \quad \underset{\textbf{i}}{\frac{0}{3}} \quad \underset{\textbf{i}}{\frac{0}{3}} \quad \underset{\textbf{c}}{\frac{0}{1}} \quad \underset{\textbf{pm}}{\frac{3}{3}} \quad \underset{\textbf{M}}{\frac{3}{3}} \quad = 32$$

onde: **M** = molar; **pm** = pré-molar; **c** = canino; **i** = incisivo.

Morfogênese da face e anomalias

A formação da face (morfogênese da face) envolve uma participação intensa do 1.º arco mesodérmico, através dos processos maxilar e mandibular. O 2.º arco contribui com menor intensidade, quando, juntamente com o primeiro, forma o pavilhão auditivo. Outras estruturas tomam parte na formação e desenvolvimento da face. Deste modo, no final da 4.ª semana, nota-se no embrião humano o surgimento do **placódio nasal**, como um espessamento ectodérmico lateralmente à **eminência frontal** (resultante da proliferação do mesênquima situado em posição ventral às vesículas cerebrais em formação).

Na 5.ª semana, lateralmente ao placódio nasal e ao seu redor, surgem duas proliferações do mesênquima, denominadas **eminência nasal mediana** e **eminência nasal lateral**. O desenvolvimento subseqüente destas eminências promove o aparecimento das fossas nasais, de cada lado da linha média, devido ao aprofundamento dos placódios nasais, os quais passam à condição de assoalhos das fossas (ver Fig. 10.3a).

Na 6.ª e na 7.ª semanas, com o desenvolvimento intenso dos processos maxilares, as eminências nasais medianas aproximam-se da linha média e então se fundem. A fusão destas determinará a formação do **segmento intermaxilar**, do qual se originam o **filtro labial**, o **palato primário** e a **parte pré-maxilar da maxila** juntamente com a porção de **gengiva associada** à região.

O **dorso** e a **ponta do nariz** resultam da fusão das eminências nasais medianas, enquanto as **asas do nariz** formam-se a partir do desenvolvimento das eminências nasais laterais. Por outro lado, do desenvolvimento da eminência frontal depende a formação da **testa**, da **glabela** e do **septo nasal**. Deste modo, uma vez que esta eminência relaciona-se também com a formação do nariz, a denominação **eminência frontonasal** deve ser empregada, em substituição à eminência frontal, por ser mais apropriada.

A **parte mediana do lábio superior** origina-se da fusão entre as eminências nasais medianas, e as **porções laterais** resultam da fusão entre o processo maxilar e a eminência nasal mediana, de cada lado da face em formação.

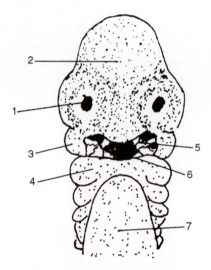

Fig. 10.5 Representação esquemática de um embrião humano com 1 mês de idade. Vêem-se em: 1 — placódio nasal; 2 — eminência frontal; 3 — processo maxilar; 4 — processo mandibular; 5 — membrana bucofaríngea sofrendo rotura; 6 — estomodeu; e 7 — saliência cardíaca.

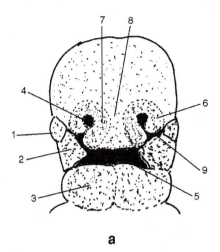 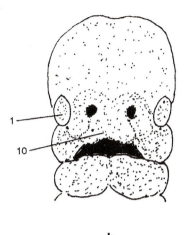

a **b**

Fig. 10.6 Representação esquemática de embriões humanos com diferentes idades, mostrando as modificações que se processam na face em formação até a sua caracterização. Em *a*, têm-se o embrião com seis semanas de idade; em *b*, com sete semanas e a face ainda se estruturando. Encontram-se enumerados na figura: 1 — olho; 2 — processo maxilar; 3 — processo mandibular; 4 — fosseta nasal; 5 — estomodeu; 6 — eminência nasal lateral; 7 — eminência nasal mediana; 8 — eminência frontal; 9 — sulco naso-lacrimal; e 10 — segmento intermaxilar.

As **bochechas** e as **maxilas** formam-se a partir do desenvolvimento do processo maxilar, de cada lado da face em formação.

O **lábio inferior**, o **queixo** e a **mandíbula** têm origem no processo mandibular, cujo desenvolvimento, de cada lado da face em formação, resulta em fusão que permite a formação destas estruturas.

O **ducto nasolacrimal** surge devido a um espessamento inicial do ectoderma do assoalho do **sulco nasolacrimal** (situado entre o processo maxilar e a eminência nasal lateral, de cada lado da face que está se formando), constituindo um maciço celular cordonal que se separa do ectoderma suprajacente e posteriormente se canaliza para originar o ducto, que na sua extremidade superior, após dilatar-se, forma o **saco lacrimal**. O desenvolvimento do processo maxilar e da eminência nasal lateral resulta na fusão entre ambos, de cada lado, durante a formação da face, e interiorização do ducto que se estende do olho ao meato inferior da cavidade nasal.

O olho sofre migração dorsoventral, enquanto a orelha se desloca caudocefalicamente na face em formação, devido ao desenvolvimento das massas mesodérmicas, até seu posicionamento.

O maior ou menor desenvolvimento da orelha externa em humanos e nos animais domésticos depende do grau de desenvolvimento do 1.º e do 2.º arcos mesodérmicos e das saliências por eles formadas ao redor da 1.ª fenda ectodérmica.

A formação e o desenvolvimento da região do pescoço dependem do grau de desenvolvimento do 2.º (em parte), 3.º, 4.º e 6.º arcos mesodérmicos.

O desenvolvimento anormal da face envolve diversos tipos de anomalias, as quais resultam por influência de fatores genéticos, medicamentosos, radiações, virais etc.

A fusão incompleta entre as eminências nasais medianas resulta em uma anomalia conhecida por **lábio leporino** ou **fissura**[7] **labial mediana**, às vezes associada a uma **fenda nasal mediana**.

---

[7] O termo fenda(s) também pode ser empregado.

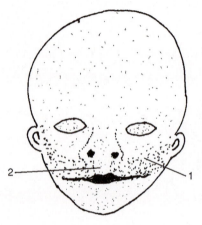

Fig. 10.7 Esquema mostrando a face de um feto humano com 3 meses de idade. Vêem-se em : 1 — bochecha (processo maxilar); e 2 — filtrum (derivado do segmento intermaxilar).

As **fissuras**[7] **labiais unilaterais** (direita ou esquerda) ou **bilaterais** originam-se devido à falta de fusão entre o processo maxilar e a eminência nasal mediana do(s) lado(s) afetado(s) ou, mais precisamente, o segmento intermaxilar. Muitas vezes a associação destas fendas com **fendas palatinas uni-** ou **bilaterais** pode ser observada.

As **fendas do palato** podem ser de diversos tipos. Algumas envolvem o palato primário e a(s) crista(s) palatina(s) no(s) lado(s) afetado(s). Outras decorrem da falta de fusão entre as cristas palatinas ou de fusão incompleta entre elas, o que resulta em **úvula bífida**, por não se fundirem as extremidades posteriores.

Algumas vezes ocorre **agenesia do processo maxilar** ou **hipoplasia**. Em tais circunstâncias, a anomalia é referida como **síndrome do primeiro arco mesodérmico**. A **síndrome de Treacher Collins**, uma disostose mandibulofacial, envolve hipoplasia do malar e defeitos palpebrais e da orelha.

O processo mandibular quando apresenta desenvolvimento hipoplásico origina a anomalia conhecida por **micrognatia** (queixo pequeno) e em caso contrário (**hiperplásico**) **macrognatia** (queixo grande). Se não houver formação (**agenesia**) ou desenvolvimento deste processo, a anomalia resultante será a **agnatia** (ausência de queixo). A **síndrome de Pierre Robin**, também uma síndrome do primeiro arco mesodérmico, caracteriza-se por compreender uma hipoplasia mandibular e outros defeitos associados (oculares, auditivos e fenda palatina).

Devido a um desenvolvimento hipoplásico do primeiro arco, as orelhas podem posicionar-se baixamente implantadas (**otocefalia**) em associação com outras anomalias, tais como agnatia e **microstomia** (boca pequena).

A **macrostomia** (boca grande) e a **microstomia** parecem estar relacionadas, respectivamente, com a fusão incompleta e a fusão demasiada entre os processos maxilar e mandibular.

A agenesia de placódio nasal tem como resultado a anomalia caracterizada pela ausência de fossa nasal, podendo ser uni- ou bilateral.

Os casos de **fenda facial oblíqua uni-** ou **bilateral** são referidos como decorrentes da falta de fusão entre a eminência nasal lateral e o processo maxilar do(s) lado(s) afetado(s).

Quando ocorre fusão demasiada entre as eminências nasais medianas, forma-se um **nariz tubular** (**probóscide**), e os olhos se encontram na linha média, originando um único olho mediano (**ciclopia**), logo abaixo do nariz.

Sistema Digestivo 79

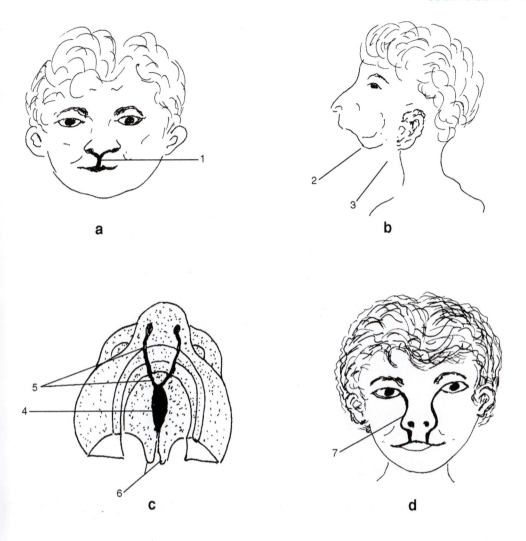

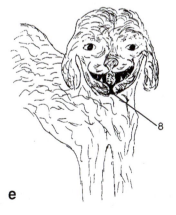

Fig. 10.8 Anomalias da face (esquemas e fotos). Em *a*, fenda labial mediana; em *b*, agnatia e orelha externa mal formada; em *c*, fenda labial bilateral completa (com fenda palatina associada); em *d*, fenda facial oblíqua bilateral; em *e*, fenda mandibular. Os esquemas de *a* a *d* mostram diferentes tipos de anomalias da face nos humanos, e o esquema *e* mostra uma anomalia de face no cão. Estão enumerados em: 1 — fenda (fissura) labial mediana ou lábio leporino; 2 — agnatia; 3 — orelha mal formada (defeito associado ao desenvolvimento anormal do 1.º e do 2.º arcos mesodérmicos); 4 — fenda mediana do palato (falta de fusão entre as cristas palatinas); 5 — fissura labial bilateral (completa) associada à fissura bilateral entre o palato primário e cristas palatinas; 6 — úvula dupla (devido à falta de fusão entre as extremidades distais das cristas palatinas); 7 — fenda facial oblíqua bilateral associada à fissura labial bilateral; e 8 — fenda mandibular (devida à falta de fusão entre as extremidades proximais dos processos mandibulares na linha média).

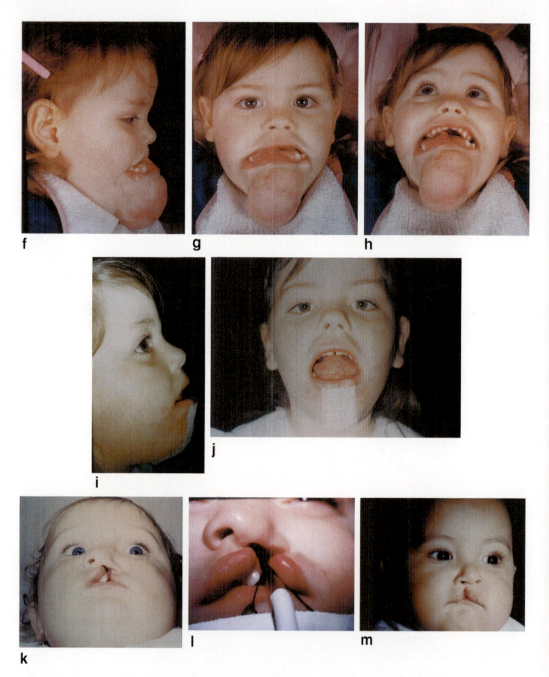

Fig. 10.8 *Continuação* Anomalias da face (esquemas e fotos). As fotos de *f* a *v* mostram diversas anomalias da face em humanos, algumas antes e depois da cirurgia (cortesia do Prof. Dr. Edgar Alves Costa, chefe do Serviço de Cirurgia Crânio-maxilo-facial do Hospital Santa Cruz); a foto *x* mostra uma anomalia de face em suíno (cortesia do Laboratório de Embriologia dos Profs. Walker André Chagas e Jorge Mamede de Almeida, do Instituto Biomédico da Universidade Federal Fluminense). As fotos de *f* a *j* mostram um caso de *fetus in fetus*, isto é, um feto parasita na região mandibular de uma criança. A foto *f* mostra a criança de perfil, a *g* e a *h* mostram uma visão frontal; estas três fotos mostram a face com a anomalia antes da cirurgia. As fotos *i* (vista de perfil) e *j* (vista de frente) mostram o aspecto pós-cirúrgico. As fotos em *k* e *l* mostram uma criança apresentando uma fenda labial unilateral esquerda (completa) com comprometimento do palato. A foto *m* mostra uma criança com uma fissura labial unilateral direita (completa) com comprometimento do palato.

SISTEMA DIGESTIVO 81

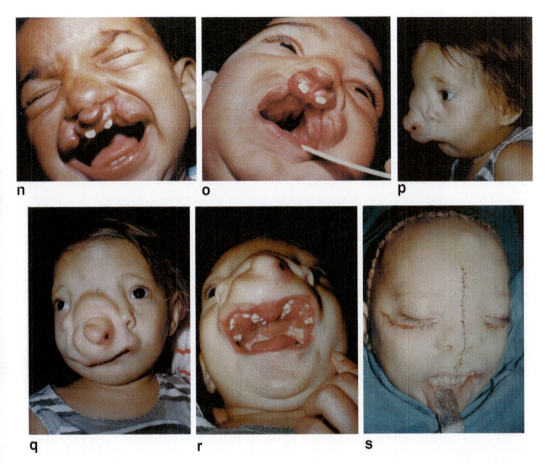

Fig. 10.8 *Continuação* Anomalias da face (esquemas e fotos). As fotos *n* e *o* mostram uma criança apresentando fissura labial bilateral (completa) com comprometimento do palato, exibindo em *n* uma fenda palatina mediana. As fotos *p* (de perfil), *q* (de frente), *r* (de frente, mostrando a parte interna da boca completamente anormal, com relação à disposição dentária) e *s* (vista de frente, após cirurgia) mostram um caso raro de anomalia de face em uma criança exibindo enorme protrusão fronto-nasal mal formada e comprometimento oral afetando a disposição dentária).

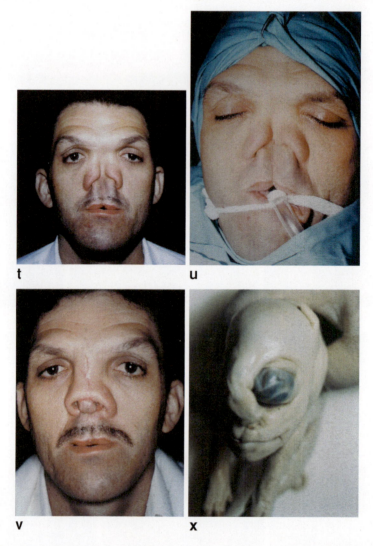

Fig. 10.8 *Continuação* Anomalias da face (esquemas e fotos). As fotos *t* (de frente) e *u* (de frente) mostram um homem adulto com nariz bífido e lábio leporino; a foto *v* (de frente) mostra o aspecto pós-cirúrgico. A foto *x* mostra um porco com **ciclopia** (fusão dos globos oculares na linha média, originando um só olho centralmente situado) e um **nariz probóscide** (nariz tubular, resultante da fusão demasiada entre as eminências nasais medianas na linha média e desenvolvimento anormal da eminência frontal).

Tubo digestivo e glândulas anexas. Anomalias

O tubo digestivo se origina com a formação do intestino primitivo resultante do estrangulamento do saco vitelino (ver Figs. 6.1 e 10.1a).

O **esôfago** surge como um alongamento da parte caudal do intestino anterior. Sua porção epitelial e as glândulas derivam do endoderma do tubo intestinal desta região, enquanto a parte conjuntiva da parede do órgão provém do mesoderma envolvente. A musculatura esofágica, que pode ser esquelética ou lisa, ou ambas, dependendo da porção ou terço do órgão, tem sua origem ligada ao mesoderma do 6.º arco mesodérmico ou ao esplâncnico que envolve o tubo intestinal nesta região. A musculatura esquelética é originária do arco mesodérmico, e a lisa resulta do desenvolvimento do mesoderma esplâncnico (ver Fig. 10.1).

O alongamento do esôfago ocorre de modo interativo com o desenvolvimento do coração e dos pulmões.

Anomalias decorrentes do desenvolvimento do **septo traqueoesofágico**[8] ou fatores mecânicos podem surgir durante o desenvolvimento esofágico. Deste modo podem ocorrer **atresia de esôfago**[9] e **fístula esofagotraqueal** (uma comunicação entre o esôfago e a traquéia) associadas, causando transtornos sérios para o recém-nascido; a correção cirúrgica destas anomalias tem respondido pela sobrevivência em até mais de 80% dos casos, graças aos enormes avanços das técnicas cirúrgicas.

Um estreitamento da luz do esôfago (**estenose esofágica**) pode ocorrer como uma anomalia proveniente da recanalização incompleta do órgão no término da organogênese ou agenesia vascular do local.

Tanto a atresia quanto a estenose do esôfago, por não haver absorção intestinal do líquido amniótico e transferência para a circulação placentária, acarretam o poli-hidrâmnio.

Durante a organogênese, o esôfago pode permanecer curto, como no início de sua formação, permitindo que parte do estômago seja deslocada através do hiato esofágico penetrando no tórax, o que constitui a anomalia **hérnia congênita do hiato**. Na criança e no adulto, o comprometimento da resistência do hiato esofágico do diafragma e seu alargamento ocasiona este tipo de hérnia.

O **estômago** surge inicialmente como uma dilatação da parte caudal do intestino anterior, continuamente à parte esofágica em formação. Seu epitélio e suas glândulas provêm do endoderma desta parte do intestino anterior, enquanto o conjuntivo e a musculatura lisa de sua parede originam-se do mesoderma esplâncnico envolvente (ver Fig. 10.1).

Após dilatar-se, o estômago em formação sofre um giro de 90º no sentido horário em torno de seu eixo longitudinal. Com isso, a sua parte esquerda assume posição ventral, enquanto a direita posiciona-se dorsalmente. Girando em torno de seu eixo ântero-posterior, acentuam-se as curvaturas (pequena e grande) do estômago, e o órgão logo assume a sua forma definitiva encontrada nos primatas e nos animais domésticos.

Entre os animais, algumas diferenças podem ser observadas. No cão e no gato, o cárdia é uma parte bastante limitada em comparação com as outras porções do estômago. Já nos suínos, constitui-se numa região extensa e proporcional às demais partes.

No cavalo, forma-se durante o desenvolvimento uma região, situada entre o esôfago e o cárdia, aglandular (revestida por epitélio poliestratificado pavimentoso) e extensa com término repentino constituindo o **margo plicatus**.[10] Neste animal, o cárdia sofre pouco desenvolvimento e torna-se uma região limitada e estreita em contraste com a parte aglandular do estômago e as demais regiões do órgão.

Nos ruminantes, o desenvolvimento da porção caudal do intestino anterior obedece a padrões diferentes de dilatação e rotação, cuja complexidade leva à formação de um **pré-estômago** (constituído de três partes: **rúmen** ou **pança**, **retículo** ou **barrete**, e **omaso** ou **folhoso**) aglandular, resultante de dilatações da parte caudo-distal do esôfago em formação, e um **estômago propriamente dito** ou **abomaso** ou **coagulador**, glandular e semelhante ao dos outros animais. O epitélio que reveste a mucosa do pré-estômago é do tipo poliestratificado pavimentoso queratinizado.

---

[8] O **septo traqueoesofágico** forma-se com a fusão das **pregas traqueoesofágicas** (ver Sistema Respiratório).
[9] O esôfago termina em fundo de saco cego.
[10] Uma zona de transição entre as porções aglandular e glandular.

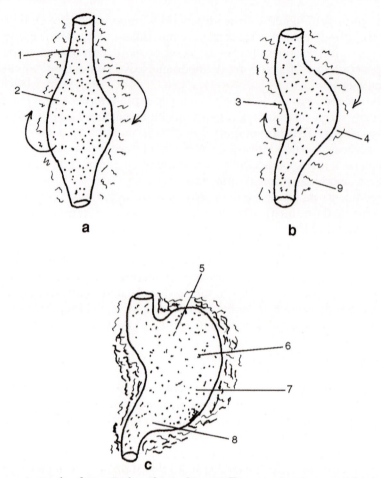

Fig. 10.9 Esquemas mostrando a formação do estômago humano. Em *a*, vemos a parte caudal do intestino anterior dilatando-se para formar o estômago; em *b*, a formação das regiões e das curvaturas do estômago; em *c*, o estômago formado e suas regiões. Vêem-se em: 1 — esôfago; 2 — dilatação da parte caudal do intestino anterior; 3 — curvatura menor; 4 — curvatura maior; 5 — cárdia; 6 — fundus; 7 — corpo; 8 — piloro; 9 — mesênquima adjacente (responsável pela formação das camadas conjuntivas e muscular do estômago).

O alimento ingerido pelos ruminantes (bois, veados, girafas, cabras e antílopes) é essencialmente fibroso, exceto no período de aleitamento materno, o que contribui sobremaneira para o aumento da velocidade de crescimento e da capacidade das câmaras (partes) do estômago, após o desmame. Além disso, o desenvolvimento e crescimento das papilas do rúmen são condições dependentes do teor de fibras oferecido ao animal na dieta alimentar.

Durante o processo alimentar, o ruminante, por várias horas, corta os vegetais e, sem mastigá-los, engole-os misturados com um volume considerável de saliva rica em bicarbonato de sódio. O pré-estômago, deste modo, irá então desempenhar um papel importante na decomposição da ingesta grosseira e fibrosa, em nutrientes capazes de serem absorvidos, pelo envolvimento de atividades mecânicas e químicas. O rúmen é o local onde o alimento sofre armazenagem e fermentação (devido a uma flora bacteriana abundante); funciona como uma cuba de fermentação onde um grande número de microrganismos age na ingesta, produzindo ácidos orgânicos (ácido acético e outros) que são absorvidos pela mucosa desta região passando à corrente sanguínea. O pH do conteúdo gástrico do rúmen, embora seja ácido, é

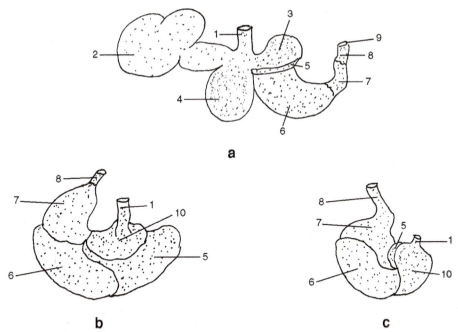

Fig. 10.10 Representação esquemática do estômago de ruminante (*a*), porco (*b*) e cavalo (*c*). Vêem-se em: 1 — esôfago; 2 — rúmen; 3 — omaso; 4 — retículo; 5 — região das glândulas cardíacas (cárdia); 6 — região das glândulas fúndicas; 7 — região das glândulas pilóricas; 8 — duodeno; 9 — luz do tubo intestinal delgado; e 10 — região aglandular revestida por epitélio de revestimento poliestratificado pavimentoso.

neutralizado pela ação do bicarbonato da saliva, de modo a proporcionar condições favoráveis à ação bacteriana. Gradualmente, o alimento passa do rúmen para o retículo e nele sofre compactação transformando-se em massas um tanto esferiformes, que retornam à boca do animal, devido a uma inversão voluntária dos movimentos peristálticos do esôfago, para uma demorada mastigação. Após todo esse processo (**ruminação**), o alimento é novamente deglutido e vai diretamente para o omaso, onde sofre fermentação e ação mecânica, para, então, bastante fragmentado e amolecido, passar para o abomaso. A ação mecânica do retículo e do omaso é sumamente importante para a fragmentação da ingesta (alimento ingerido). Uma vez no abomaso, o alimento sofre a ação do suco gástrico e de bactérias que, produzindo a enzima celulase, garantem a digestão do açúcar celulose contido no alimento e funcionam como fonte de outras substâncias (aminoácidos, proteínas e todas as vitaminas do complexo B).

Entre o esôfago e o cárdia, ocorre a formação de uma região aglandular no estômago dos suínos, proporcionalmente menos desenvolvida do que as demais regiões.

Nas aves, a parte caudal do intestino anterior dá origem a um estômago constituído de duas porções: uma anterior, denominada **proventrículo**, glandular, e outra posterior, conhecida por **ventrículo** ou **moela**, que contém a camada muscular externa (a circular interna) bastante desenvolvida.[11]

O **papo** das aves granívoras consiste em uma dilatação mediana ou posterior do esôfago em formação, de onde o alimento, conforme a plenitude gástrica, é deslocado para o estômago através de mecanismo reflexo. Pode ser do tipo **falso** (dilatação temporária do esôfago) ou **verdadeiro** (divertículo permanente e especializado do esôfago).

---

[11]Nas aves herbívoras e granívoras, a moela é mais desenvolvida do que nas onívoras, nectívoras, carnívoras e frugívoras.

Parte do **intestino delgado** (parte proximal do duodeno) origina-se também da parte caudal do intestino anterior, bem logo abaixo da parte distal da dilatação do estômago. O restante (parte distal do duodeno, jejuno e íleo) desenvolve-se a partir do intestino médio, que sofre uma rotação anti-horária de 270°. O mesoderma envolvente forma as partes conjuntiva e muscular da parede intestinal.

Parte do **intestino grosso** (ceco, apêndice, cólon ascendente e partre do cólon transverso) tem origem no intestino médio, enquanto o restante (parte distal do cólon transverso, cólon descendente, sigmóide e reto) deriva do intestino posterior.

O **canal anal** tem os seus dois terços superiores originados do intestino posterior e o seu terço inferior derivado de uma depressão ectodérmica denominada **proctodeum**[12].

Durante o desenvolvimento embrionário, o **septo urorretal** (uma porção de mesoderma que se interpõe ao alantóide e ao intestino posterior) progride em direção à membrana cloacal e, no embrião humano, a atinge na 7.ª semana, quando então a divide em uma porção dorsal (**membrana anal**) e outra ventral (**membrana urogenital**). Ao se fundir com a membrana cloacal, o septo urorretal permite a formação do corpo perineal do indivíduo adulto e divide o esfíncter da cloaca numa parte posterior (**esfíncter anal externo**) e outra anterior que origina os músculos transversos do períneo, bulboesponjoso e isquiocavernoso além do diafragma urogenital.

A membrana anal, situada no fundo do proctodeum, sofre ruptura no final da organogênese, de modo a permitir a comunicação entre o canal anal e a cavidade amniótica.

A **linha pectínea**, situada no limite inferior das pregas anais, indicando, aproximadamente, o local da membrana anal, a grosso modo, corresponde ao ponto de união entre os epitélios do proctodeum e do intestino posterior.

A **linha anocutânea**, localizada superiormente ao ânus, corresponde ao local de transição epitelial, onde se nota a passagem de epitélio monoestratificado colunar com células caliciformes e planura estriada para poliestratificado pavimentoso não queratinizado na mucosa que reveste a região reto-anal. Por se tratar de uma região sujeita a desgaste, o epitélio anal pode queratinizar-se, assumindo aspecto histológico semelhante ao do epitélio da pele contínua com a porção anal.

Durante o desenvolvimento embrionário, na altura do intestino médio, as alças intestinais fazem saliência na porção umbilical e constituem a **herniação umbilical**, devido à falta de espaço no abdome para o seu crescimento. No período fetal, as alças retornam ao abdome, porém um defeito no fechamento da parede abdominal pode ocasionar o aparecimento de uma anomalia conhecida por **onfalocele** ou **exônfalo** (persistência das alças intestinais fora da cavidade abdominal).

Outro aspecto interessante do desenvolvimento embrionário, no que diz respeito ao estudo do sistema digestivo, é a persistência da parte proximal do canal vitelino na altura do íleo, como um evento teratológico, constituindo o chamado **divertículo de Meckel**, de maior freqüência nos homens do que nas mulheres, cuja sintomatologia, quando inflamado, assemelha-se à da apendicite.

O **fígado** desenvolve-se, no embrião, a partir de um brotamento ventral da parte caudal do intestino anterior. Este brotamento, denominado **broto hepático**, durante a organogênese, cresce e se divide em duas porções potencializadas celularmente para formar o **parênquima** (parte celular e funcional) **hepático**, constituído pelos cordões de hepatócitos (**trabéculas de Remack**), e o **epitélio da vesícula biliar**. Assim, nos primatas e em muitos outros mamíferos, o broto hepático, normalmente, estrutura-se em duas porções distintas, quanto à

---

[12]Os termos **fosseta anal**, **fóvea anal**, **proctódio** e **proctodeu** têm sido empregados por diversos autores como sinônimos. Todavia, os novos autores vêm dando preferência à penúltima designação.

diferenciação celular, originando as **partes hepática** e **cística**, responsáveis, respectivamente, pela formação das células hepáticas (hepatócitos) e do epitélio monoestratificado colunar da vesícula biliar. Além disso, da parte hepática resultam os **ductos hepáticos** (direito e esquerdo) e da cística, o **ducto cístico**. Todavia, no rato e nos eqüinos, não ocorre a formação da parte cística e, por isso, nestes animais, a vesícula biliar e o ducto cístico estão ausentes.

Pouco antes do término da organogênese humana, isto é, na 6.ª semana, o fígado inicia a sua atividade hematopoética e constitui-se num órgão bastante volumoso no período fetal. Deste modo, o aparecimento desta atividade no órgão requer duas semanas após o surgimento do primórdio hepático. Já a secreção da bile só se inicia no período fetal (na 12.ª semana).

O peritônio visceral do fígado, originado do mesentério ventral, recobre o órgão, exceto onde se contacta com o diafragma (área nua do fígado). Deste mesentério, originam-se o **ligamento falciforme** (vai do fígado à parede abdominal ventral) e o **pequeno omento** (estende-se do fígado para a pequena curvatura do estômago e para o duodeno).

O **pâncreas**, a exemplo do fígado, surge também como um derivado da parte caudal do intestino anterior. Porém, difere pelo fato de se originar através de dois brotamentos (um ventral e outro dorsal). Logo, o parênquima pancreático provém dos dois brotamentos. Destes brotos, o que surge primeiro durante a organogênese é o dorsal (responsável pela formação da maior parte do parênquima pancreático). O ventral, que surge logo após, dà origem ao **processo uncinado** e **parte da cabeça do pâncreas**. Enquanto o dorsal cresce no mesentério dorsal, o ventral cresce no mesentério ventral, durante a organogênese, permitindo assim o início da formação do estroma e da cápsula do pâncreas.

Quando há a rotação intestinal e o duodeno assume forma semelhante a um C, o pâncreas ventral (resultante do desenvolvimento do broto pancreático ventral) gira em direção ao dorsal (resultante do desenvolvimento do broto pancreático dorsal), acompanhando a abertura do **ducto biliar comum** (**colédoco**) em desenvolvimento, para, posteriormente, posicionado logo abaixo dele, fundir-se a ele de modo a constituir um pâncreas único. No pâncreas ventral, surge, antes do giro, o **ducto pancreático ventral**, de cujos brotamentos se originam ácinos e ductos, menos ilhotas de Langerhans, e do dorsal origina-se o **ducto pancreático dorsal**, de onde provêm, por igual modo, ácinos, ductos e ilhotas. Com a fusão pancreática, todo o ducto pancreático ventral se funde ao segmento distal do ducto pancreático dorsal para formar o **ducto pancreático principal** (**ducto de Wirsung**), enquanto o segmento proximal do ducto pancreático dorsal se oblitera ou persiste sob a forma de um ducto acessório (**ducto acessório de Santorini**) que desemboca na papila menor do duodeno. Enquanto o ducto acessório desemboca na papila menor, o principal o faz na papila maior do duodeno, na ampola de Vater, juntamente com o ducto biliar comum.

No desenvolvimento humano, as ilhotas surgem no 3.º mês de vida intra-uterina, e a atividade secretória de suas células só tem início no 4.º mês, primeiramente com a secreção de **somatostatina** pela **célula D** e **glucagon** pela **célula alfa** para pouco depois ocorrer a secreção de **insulina** pela **célula beta**.

De maneira anômala, o broto pancreático ventral pode bifurcar-se e girar, para a direita e para esquerda, fundindo-se ao dorsal, em torno do duodeno, comprimindo a porção intestinal. É o que denominamos **pâncreas anular**. Esta anomalia decorre, portanto, de uma rotação das bifurcações em sentido oposto.

Na 6.ª semana do desenvolvimento embrionário humano, surgem as **parótidas** (glândulas salivares serosas) por brotamento ectodérmico do estomodeu. Mais tarde, ainda nesta semana, surgem as glândulas salivares **submandibulares**, através de brotamentos endodérmicos do assoalho do estomodeu.

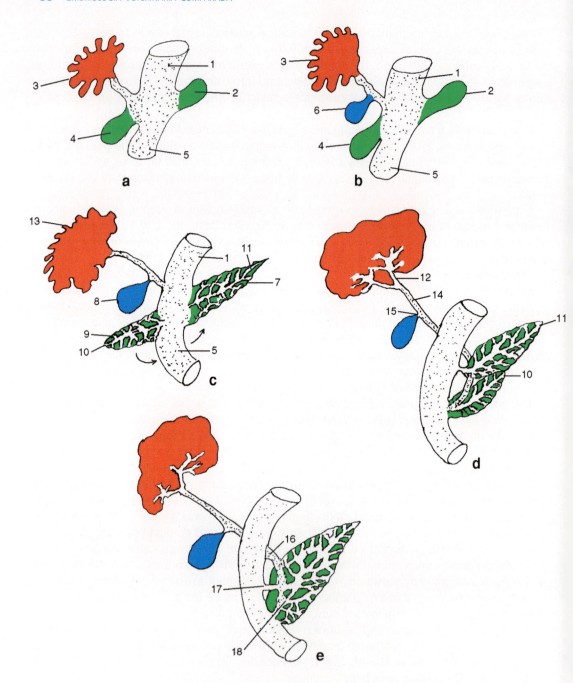

Fig. 10.11 Esquemas mostrando a origem e o desenvolvimento do fígado, do pâncreas, da parte proximal do duodeno, dos ductos hepáticos, dos ductos pancreáticos, da vesícula biliar e do ducto biliar comum (colédoco), a partir da 4.ª semana do desenvolvimento embrionário. Vêem-se de *a* a *e*: 1 — parte caudal do intestino anterior; 2 — broto pancreático dorsal; 3 — broto hepático; 4 — broto pancreático ventral; 5 — duodeno primitivo (duodeno); 6 — broto cístico; 7 — pâncreas dorsal; 8 — vesícula biliar; 9 — pâncreas ventral; 10 — ducto pancreático ventral; 11 — ducto pancreático dorsal; 12 — ductos hepáticos; 13 — fígado; 14 — ducto hepático comum; 15 — ducto cístico; 16 — colédoco (ducto biliar comum); 17 — ducto pancreático acessório (de Santorini); e 18 — ducto pancreático principal (de Wirsung).

A glândula **sublingual** surge no final da organogênese por meio de brotamentos no endoderma do sulco paralingual.

As glândulas salivares constituem-se de unidades secretoras denominadas **ácinos**. Por serem formados por **adenócitos** (células secretoras), todos os ácinos são **adenômeros**; todavia, **nem todos os adenômeros são ácinos** (é o caso da porção secretora das glândulas sudoríparas, que são adenômeros, mas não são ácinos).

O estroma (parte conjuntiva que envolve o parênquima) e a cápsula das glândulas salivares originam-se do mesênquima circunjacente ao local de origem. As células deste mesênquima provêm da crista neural.

As agenesias de glândulas salivares, embora não sejam freqüentes, podem ocorrer quando houver interferência de algum fator teratogênico (radiação etc.) capaz de inibir a interação tecidual e a formação destas estruturas ao nível do estomodeu.

CAPÍTULO 11

Sistema Circulatório

Coração e vasos

O surgimento do coração e dos vasos, no embrião humano, começa na 3.ª semana (18.º dia) a partir do mesoderma esplâncnico. O coração surge logo adiante da membrana bucofaríngea e os vasos resultam de aglomerados de células mesenquimais, localizados no mesoderma que envolve o saco vitelino e alantóide e se estende ao pedículo do embrião.

O desenvolvimento do **coração** envolve uma condensação de células mesenquimais, junto ao **celoma pericárdico** (derivado do celoma intra-embrionário e situado na região cardiogênica), constituindo cordões celulares longitudinais (os chamados **cordões cardiogênicos**), na **área cardiogênica**, que sofrem tubulização e se transformam em duas estruturas tubulares conhecidas por **tubos endocárdicos** ou **tubos cardíacos primitivos**. Com o dobramento e fechamento do embrião em virtude de um pregueamento céfalo-caudal e lateral do saco (vesícula) amniótico, o coração em formação sofre um deslocamento e posicionamento gradual, até a sua posição definitiva, além de uma fusão gradativa dos tubos endocárdicos iniciada pela extremidade cefálica e estendendo-se à caudal. O pregueamento céfalo-caudal do saco amniótico implica no deslocamento e posicionamento gradual do coração em desenvolvimento, enquanto o lateral leva à fusão dos tubos endocárdicos na linha média do corpo em formação. Antes de se fundirem, os tubos cardíacos primitivos são envoltos por mesênquima esplâncnico, adjacente aos tubos, que constituirá o **manto mioepicárdico**. Entre os tubos e o manto, estrutura-se um tecido gelatinoso denominado **geléia cardíaca**.

O manto mioepicárdico envolve parcialmente a cavidade pericárdica e dá origem à massa muscular cardíaca denominada **miocárdio**, que se constitui de fibras musculares estriadas, mono- ou binucleadas, capazes de se anastomosarem ou dicotomizarem.

Com a fusão dos tubos endocárdicos, constitui-se um único **tubo cardíaco** que se localiza na cavidade pericárdica. Durante o desenvolvimento, o tubo se interioriza cada vez mais na cavidade e se prende inicialmente a ela por uma prega mesodérmica denominada **mesocárdio dorsal**, que desaparece posteriormente permitindo o surgimento de um **seio pericárdico** que une os dois lados da cavidade. Um mesocárdio ventral nunca se forma, e os vasos sanguíneos mantêm o coração suspenso na cavidade por suas porções cefálica e caudal.

As células que revestem internamente o tubo cardíaco formam um endotélio e, conseqüentemente, o **endocárdio**. Enquanto isso, com a fusão da extremidade caudal dos tubos endocárdicos primitivos, durante o processo gradual de formação de um tubo único, origina-se o **seio venoso** de onde migram células, sobre o tubo cardíaco em desenvolvimento, que constituirão uma serosa (o **pericárdio visceral** ou **epicárdio**). Deste modo, a parede do tubo passa a constituir-se de três camadas: o **endocárdio** (mais internamente), o **miocárdio** (medianamente) e o **epicárdio** (mais externamente).

Da fusão dos tubos endocárdicos, resultam, no tubo cardíaco único, dilatações e porções estreitadas. Neste processo de desenvolvimento, juntamente com o alongamento do tubo único que se forma, surgem o **tronco arterioso**, o **bulbus cordis** (bulbo arterioso), o **ventrículo primitivo**, o **átrio primitivo** e o **seio venoso**.

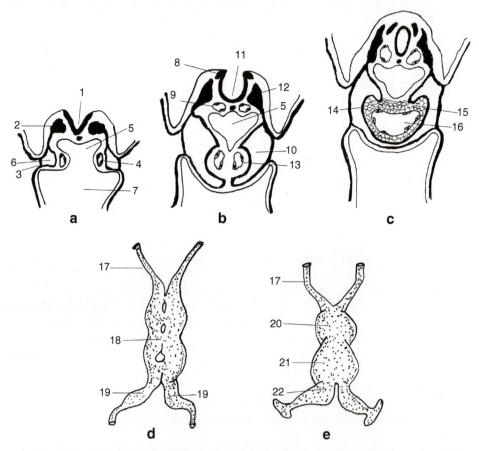

Fig. 11.1 Representação esquemática da formação inicial do coração, a partir da etapa de dois tubos cardíacos. Em a, b e c, vêem-se a formação da cavidade pericárdica a partir do celoma intra-embrionário e a aproximação e fusão gradual dos tubos cardíacos (endocárdicos) até o surgimento de um tubo único (tubo endocárdico único). Em d e e, temos a fusão gradual dos tubos e suas diferenciações. Estão enumerados: 1 — sulco neural; 2 — mesoderma para-axial; 3 — celoma extra-embrionário; 4 — tubo cardíaco (endocárdico); 5 — intestino primitivo; 6 — celoma intra-embrionário; 7 — saco vitelino; 8 — crista neural; 9 — aorta dorsal; 10 — cavidade pericárdica; 11 — goteira neural; 12 — somito; 13 — tubos cardíacos muito próximos; 14 — manto mioepicárdico; 15 — tecido subendocárdico; 16 — tubo endocárdico único, resultante da fusão entre os dois tubos cardíacos na linha média; 17 — 1.º arco aórtico; 18 — área em que os tubos cardíacos estão fundidos; 19 — tubos cardíacos não fundidos; 20 — bulbus cordis (bulbo cardíaco); 21 — ventrículo primitivo; e 22 — átrio primitivo.

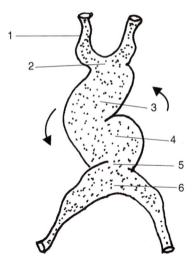

Fig. 11.2 Esquema representando o dobramento do tubo cardíaco. Observam-se em: 1 — 1.º arco aórtico; 2 — tronco arterioso; 3 — bulbo cardíaco; 4 — ventrículo primitivo; 5 — átrio primitivo; e 6 — seio venoso.

Após a formação do tubo cardíaco único e o intenso alongamento do bulbus cordis e do ventrículo primitivo, o tubo dobra sobre si mesmo, de tal modo que esse dobramento, que se efetua, possa ter como resultado a formação de uma estrutura em alça, conhecida por **alça bulboventricular**, e um deslocamento atrial.

O bulbus cordis (bulbo cardíaco) constitui-se de uma porção alargada (de onde se origina a **porção trabeculada do ventrículo direito**) no seu terço proximal. Em sua parte média, encontra-se o **cone arterioso**, do qual resultam os tratos de saída dos ventrículos. Do tronco arterioso, uma porção distal do bulbo, terão origem as raízes e a parte proximal da aorta e da artéria pulmonar.

Quando a alça bulboventricular se forma, na junção entre o bulbo e o ventrículo, surge externamente um sulco (**sulco bulboventricular**), e o local estreitado será o **forame interventricular primário**.

Em continuidade com o tronco arterioso, encontra-se o **saco aórtico**, de onde emergem estruturas arteriais pares (os **arcos aórticos**) que se ligam às aortas dorsais.

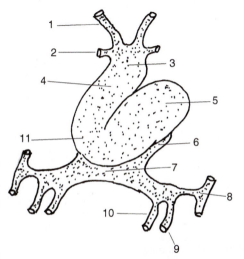

Fig. 11.3 Representação esquemática do desenvolvimento do tubo cardíaco humano, após o dobramento, num embrião de aproximadamente 24 dias de idade. Vêem-se em: 1 — 1.º arco aórtico; 2 — 2.º arco aórtico; 3 — tronco arterioso; 4 — bulbus cordis; 5 — ventrículo primitivo; 6 — átrio primitivo; 7 — seio venoso; 8 — veia cardinal comum; 9 — veia umbilical; 10 — veia vitelina; e 11 — alça bulboventricular.

No seio venoso desembocam três pares de veias: as **vitelinas**, as **umbilicais** e as **cardinais comuns**.

O ventrículo primitivo comunica-se com o átrio primitivo por meio de um canal denominado **canal atrioventricular**.

No início da organogênese (4.ª semana), surgem espessamentos mesodérmicos de cada lado do canal atrioventricular. São os **coxins endocárdicos**. Estes aproximam-se um do outro e se fundem, permitindo, posteriormente, a divisão do canal em dois canais atrioventriculares (direito e esquerdo).

No coração em desenvolvimento, parte do teto atrial primitivo um septo (**septum primum** ou **septo I**) em direção aos coxins endocárdicos fundidos, de modo a permitir uma divisão primária e incompleta do átrio primitivo. Deste modo, surge primariamente um átrio direito e outro esquerdo, que se comunicam através de um orifício, denominado **foramen primum** ou **forame I** ou **óstio primário** ou **óstio I**. Este orifício corresponde a uma abertura interatrial decorrente do desenvolvimento incompleto do septo I, uma vez que não progrediu ainda o suficiente para alcançar os coxins endocárdicos fundidos. Enquanto esta progressão vai ocorrendo, próximo ao local de surgimento do septo I surgem pontos de rotura na trajetória do septo que possibilitam o aparecimento de uma nova abertura, tão logo o septo I alcança os coxins fundidos. Esta nova abertura é o **foramen secundum** ou **forame II** ou **óstio secundário** ou **óstio II**. Ao mesmo tempo que o septo I progride e sofre roturas por apoptose, desenvolve-se do teto atrial, à direita do septo I, um septo mais rígido e de crescimento mais limitado. É o **septum secundum** ou **septo II** que, ao se desenvolver, oblitera parcialmente o óstio II, deixando uma comunicação entre os átrios através de um orifício denominado **forame oval**.[1] A comunicação interatrial persiste até antes do nascimento. Todavia, após o nascimento, devido ao aumento da pressão sanguínea no átrio esquerdo, o septo I (menos rígido que o septo II e, por isso, funcionando como uma válvula) funde-se ao septo II, formando o **septo interatrial**, de modo a obliterar o forame oval e impedir a passagem de sangue de um átrio para outro. Porém, até o primeiro ano de vida pós-natal, pode-se observar no recém-nascido, nas crises de choro, um aspecto cianótico[2] decorrente da falta de fusão

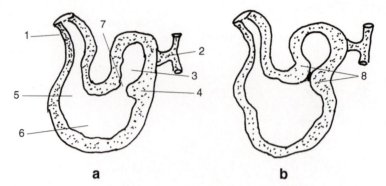

Fig. 11.4 Esquemas mostrando o surgimento dos coxins endocárdicos como saliências das paredes dorsal e ventral do canal atrioventricular e a sua fusão de modo a permitir a divisão do canal atrioventricular único em dois canais atrioventriculares (direito e esquerdo). Representaram-se em: 1 — tronco arterioso; 2 — veia cardinal comum no seio venoso; 3 — átrio primitivo; 4 — coxim endocárdico; 5 — bulbus cordis; 6 — ventrículo primitivo; 7 — canal atrioventricular; e 8 — coxins endocárdicos fundidos. Em *a*, a representação do coração primitivo na 4.ª semana do desenvolvimento embrionário humano; em *b*, na 5.ª semana.

---

[1]Conhecido, por alguns autores, por **buraco** ou **forame de Botal**.
[2]O recém-nato fica arroxeado devido ao aumento da quantidade de hemoglobina reduzida decorrente da comunicação interatrial temporária (passagem de sangue pobre em oxigênio, do átrio direito para o átrio esquerdo).

entre os septos, de modo a permitir ainda uma comunicação interatrial. Após o primeiro ano de vida pós-natal, os dois septos já deverão estar fundidos e a comunicação interatrial não deverá mais existir e, assim, o choro não terá mais a conotação anterior. Entretanto, em alguns casos, o fechamento do forame oval é incompleto e o fenômeno persiste, podendo ocasionar o quadro de **forame oval persistente**, no qual se dá a passagem de sangue do átrio direito para o esquerdo.

Na região do ventrículo primitivo, mais precisamente no assoalho, surge um septo muscular que progride gradativamente em direção à porção inferior dos coxins fundidos. Tal desenvolvimento tem início, ainda na quarta semana, como ocorreu com o surgimento do septo I, e sua progressão permite inicialmente o aparecimento de um orifício (forame) que comunica o ventrículo direito com o esquerdo. Este orifício, denominado **orifício** ou **forame interventricular**, fecha-se no final da 7.ª semana.

O **seio venoso**, inicialmente, funciona como uma espécie de câmara separada do coração que se abre na parede dorsal do átrio direito. Do seu desenvolvimento, resultam os cornos esquerdo (que formará o **seio coronário**) e direito (que se incorporará ao átrio direito).

No que diz respeito ao desenvolvimento vascular, ao final da 3.ª semana do desenvolvimento embrionário humano são visíveis 3 pares de veias: as **vitelinas**, as **umbilicais** e as **cardinais**.

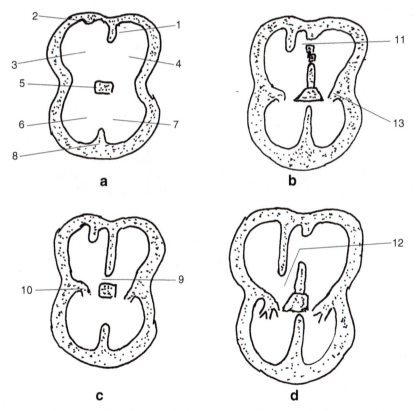

Fig. 11.5 Representação esquemática da septação do coração e da formação do forame oval. Em *a*, o início da septação interatrial e interventricular; em *b*, o aparecimento do forame I; em *c*, o aparecimento do forame II; em *d*, o surgimento do forame oval. Estão enumerados: 1 — septo I; 2 — septo II; 3 — átrio direito; 4 — átrio esquerdo; 5 — coxim endocárdico; 6 — ventrículo direito; 7 — ventrículo esquerdo; 8 — septo interventricular; 9 — forame I; 10 — prega do canal atrioventricular para a formação da valva tricúspide; 11 — forame II; 12 — forame oval e 13 — prega do canal atrioventricular (valva mitral).

As **veias vitelinas** conduzem sangue do saco vitelino para o seio venoso. Seguem pelo pedículo vitelino até o embrião. Durante o seu trajeto, encontram o fígado em formação (que se desenvolve a partir da porção caudal do intestino anterior, como um brotamento ventral) e sofrem dissociação (porção intra-embrionária), constituindo três segmentos: **pré-hepático**, **hepático** e **pós-hepático**. Do pré-hepático, se origina a **veia porta**, através de uma rede de anastomoses em torno do duodeno. Enquanto isso, do hepático, devido à dissociação venosa decorrente do desenvolvimento do fígado em formação, têm origem os **capilares sinusóides do fígado**. Já do supra- ou pós-hepático, têm origem, no lado direito, as **veias hepáticas** e a **porção terminal da veia cava inferior** que desemboca no átrio direito; do lado esquerdo, este segmento sofre atrofia e regride.

As veias vitelinas (onfalomesentéricas) têm ainda uma porção extra-embrionária cujo destino é atrofiar-se e desintegrar-se durante a formação do cordão umbilical (onde se situa o pedículo vitelino).

As **veias umbilicais** conduzem sangue oxigenado da placenta (corion viloso ou frondoso) para o embrião. Em virtude do desenvolvimento do fígado, a veia umbilical direita comprimida atrofia-se. A veia umbilical esquerda desloca-se para o plano mediano e, devido à estruturação e desenvolvimento do fígado, sofre dissociação, contribuindo para a formação dos sinusóides hepáticos; seu segmento supra-hepático regride e não forma nada. No fígado em formação, os sinusóides originados desta veia confluem, formando uma passagem secundária e preferencial pelo fígado, comunicando a veia umbilical esquerda com a veia cava inferior, de modo a permitir um fluxo sanguíneo abundante e oxigenado em direção ao coração. Esta passagem que se forma é um ducto (canal) calibroso denominado **ducto venoso** ou de **Arancio**, por onde o sangue oxigenado vindo da placenta pela veia umbilical esquerda chega à veia cava inferior e dela ao coração (átrio direito). A porção inicial deste ducto apresenta um esfíncter que regula o volume de sangue que vai para a veia cava inferior. Uma parte do sangue vindo da veia umbilical esquerda é desviada, através do seio porta, para os sinusóides hepáticos. Após o nascimento, uma vez cortado o cordão umbilical, as paredes do ducto e da veia umbilical esquerda se fundem, em virtude da falta de fluxo de sangue na região. Da fusão das paredes destas estruturas, resultam, respectivamente, os **ligamentos venoso** e **redondo** (teres).

As **veias cardinais** representam o principal sistema venoso de drenagem sanguínea do embrião. As anteriores drenam a parte cefálica e as posteriores, a caudal. Através das cardinais comuns, o sangue retorna do corpo do embrião. Deste modo, podemos dividir as veias cardinais em: **anteriores**, **comuns** e **posteriores**.

A veia cardinal anterior (também denominada **pré-cardinal**) direita comunica-se com a esquerda, através de uma anastomose oblíqua que permite a passagem de sangue da esquerda para a direita tão logo degenere a parte caudal da veia cardinal anterior esquerda. Tal anastomose é o **tronco braquiocefálico venoso** ou **veia braquiocefálica esquerda**, que se forma no final da organogênese.

A **veia cava superior** tem origem na veia cardinal anterior direita e na veia cardinal comum direita (de onde se forma a parte terminal da cava).

As **veias cardinais comuns** são formadas pelas cardinais anteriores e posteriores (também denominadas **pós-cardinais**). A esquerda sofre atrofia em parte de seu trajeto, devido ao pequeno volume de sangue que recebe; a outra parte, segundo Patten, desenvolve-se e toma parte na formação do seio coronário.

As **veias cardinais posteriores** desenvolvem-se dorsolateralmente a um dos primórdios renais (o mesonefro) e por este motivo degeneram em boa parte de seu trajeto. Do lado direito, um segmento resulta na **veia ilíaca comum direita** e parte terminal da **veia ázigos**, enquanto o restante atrofia. Do lado esquerdo, um segmento forma a **veia ilíaca comum esquerda** e um curto trajeto da **veia hemiázigos**; o restante tende a atrofiar-se.

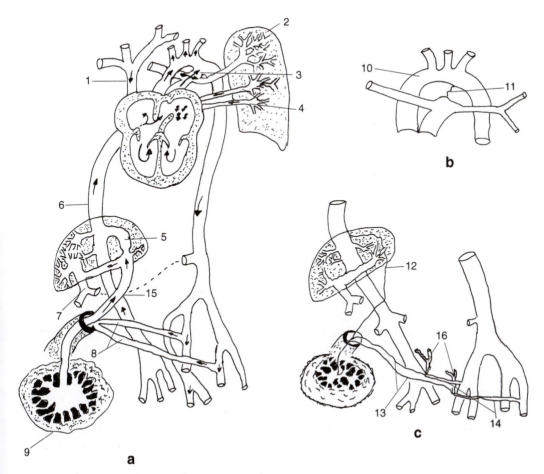

Fig. 11.6 Esquemas representando a circulação na vida pré-natal (*a*) e as estruturas que na vida pós-natal (*b* e *c*) se transformam em ligamentos. Encontram-se representados: 1 — veia cava superior; 2 — pulmão esquerdo; 3 — ducto arterioso; 4 — veias pulmonares; 5 — ducto venoso; 6 — veia cava inferior; 7 — veia porta; 8 — artérias umbilicais; 9 — placenta; 10 — arco da aorta; 11 — ligamento arterioso; 12 — ligamento redondo; 13 — ligamento umbilical médio; 14 — artéria ilíaca interna; 15 — veia umbilical esquerda; e 16 — artéria vesical superior.

Durante o desenvolvimento embrionário, pouco a pouco, as veias cardinais posteriores vão sendo substituídas em seu trajeto pelas veias **sub-** e **supracardinais**. Assim, num processo de substituição e suplementação das veias cardinais posteriores, surgem de início as veias subcardinais e posteriormente as supracardinais.

As **veias subcardinais**, de trajeto ventromedial ao mesonefro, desembocam nas cardinais posteriores. A direita comunica-se com a esquerda, através da **anastomose subcardinal** (também chamada **intersubcardinal**), e com a veia vitelina direita de forma anastomosada. Da direita têm origem ainda: a **veia supra-renal direita**, a **veia gonadal direita** e um segmento da **veia cava inferior**. Da esquerda se originam as **veias renal, supra-renal** e **gonadal esquerda**.

As **veias supracardinais** têm trajetória dorsomedial ao mesonefro. Na altura do mesonefro, sofrem degeneração, enquanto cefalicamente a ele formam anastomose, resultando na estruturação das **veias ázigos** (à direita) e **hemiázigos** (à esquerda). Caudalmente ao mesonefro, a esquerda degenera e a direita desenvolve-se, originando o segmento inicial da **veia cava inferior**.

Em relação à **veia cava inferior**, podemos dividi-la em quatro segmentos: **hepático** (originado da veia vitelina direita), **pré-renal** (derivado da veia subcardinal direita), **renal** (originado de uma anastomose entre as veias subcardinal e supracardinal direita) e **pós-renal** (derivado da veia supracardinal direita).

As **veias jugulares internas** têm origem no segmento distal das veias cardinais anteriores.

A **veia intercostal superior esquerda** deriva do segmento próximo à região em que se forma a veia braquiocefálica esquerda.

As **veias pulmonares** desenvolvem-se como uma evaginação do teto do átrio primitivo, à esquerda do septo I. Durante a sua formação, originam-se ramos que são incorporados gradualmente pelo teto atrial esquerdo até que o processo resulte no aparecimento de quatro veias com aberturas distintas no átrio.

As **veias jugulares** e **subclávias** desenvolvem-se como vasos tributários da veia cava superior. Deste modo, a sua origem está relacionada com o desenvolvimento das veias cardinais anteriores. No adulto a veia braquiocefálica (direita e esquerda) comunica a veia subclávia (direita e esquerda) com a veia cava superior.

As **artérias vitelinas** originam, na área embrionária, o **tronco celíaco** (artéria gástrica esquerda, artéria hepática comum e artéria lienal) que irriga a porção de intestino anterior; a **artéria mesentérica superior** que irriga o intestino médio; e a **artéria mesentérica inferior** que irriga o intestino posterior. Na área extra-embrionária regridem. Os três vasos são estruturas ímpares.

As **artérias umbilicais** conduzem sangue desoxigenado do embrião para a placenta. De sua porção proximal, se originam as **artérias ilíacas internas** e **vesicais superiores**, enquanto da distal derivam, após o nascimento, devido a uma obliteração, os **ligamentos umbilicais mediais**.

As **artérias intersegmentares** são ramos da aorta dorsal que se relacionam com a irrigação dos somitos e seus derivados. De cada lado do pescoço, formam-se as **artérias vertebrais**, de cuja confluência emerge uma artéria ímpar (a **artéria basilar**) em direção à cabe-

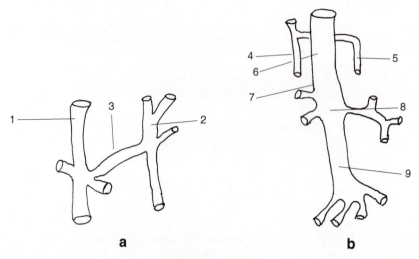

Fig. 11.7 Esquemas mostrando a formação da veia braquiocefálica esquerda (*a*) e os segmentos da veia cava inferior (*b*). Estão enumerados: 1 — veia cardinal anterior direita; 2 — veia cardinal anterior esquerda; 3 — veia braquiocefálica esquerda; 4 — veia ázigos; 5 — veia hemiázigos; 6 — segmento hepático; 7 — segmento pré-renal; 8 — segmento renal; e 9 — segmento pós-renal.

ça (onde se ramifica, originando as **artérias cerebrais posteriores**, as quais se comunicam com as **artérias carótidas internas** através das **artérias comunicantes posteriores**). A artéria vertebral esquerda emerge da **artéria subclávia esquerda**, derivada da 7.ª artéria intersegmentar esquerda. A artéria vertebral direita emerge da **artéria subclávia direita**, a qual tem o seu segmento proximal derivado do **4.º arco aórtico direito** e o distal proveniente da aorta dorsal direita e da 7.ª artéria intersegmentar direita. Da fusão das artérias intersegmentares, na altura do pescoço, até a 6.ª artéria intersegmentar, resultam, portanto, as artérias vertebrais. No embrião em desenvolvimento, as artérias intersegmentares compreendem cerca de trinta ramos que, em grande parte, perdem a ligação com a aorta dorsal. Destas artérias, originam-se ainda as **artérias intercostais, lombares, ilíacas comuns** e **sacrais laterais**.

Inicialmente surgem no embrião em desenvolvimento, no mesoderma intra-embrionário, as **aortas dorsais** (direita e esquerda) que posteriormente se fundem (com o dobramento e fechamento lateral do embrião), formando uma **aorta dorsal única** caudalmente aos arcos mesodérmicos (referidos por alguns autores como branquiais).

A **artéria sacral média** é derivada da porção caudal da aorta dorsal.

Além da participação na formação da artéria subclávia direita, da aorta dorsal se origina a **aorta descendente**.

Os **arcos aórticos** surgem entre a 4.ª e a 5.ª semanas no embrião. Desenvolvem-se como vasos arteriais, derivados do saco aórtico, que invadem os arcos mesodérmicos para irrigá-los. Tal como os mesodérmicos, formam-se 6 pares de arcos (que se comunicam com a aorta dorsal e se situam entre ela e o saco aórtico). Do mesmo modo que o 5.º par de arco mesodérmico, o 5.º par de arco aórtico não forma nada.[3]

Diversas estruturas vasculares arteriais têm origem nos arcos aórticos. Do **1.º par**, se originam as **artérias maxilares**. A maior parte deste arco desaparece pouco antes do término da 4.ª semana. A pequena parte que persiste é que forma estas artérias.

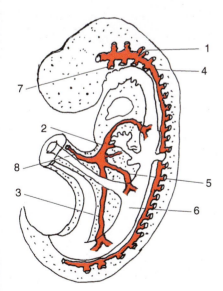

Fig. 11.8 Representação esquemática de um embrião no qual se observam as artérias intersegmentares e artéria vitelina e seus derivados. Vêem-se em: 1 — artéria intersegmentar; 2 — tronco celíaco; 3 — artéria mesentérica inferior; 4 — aorta dorsal; 5 — artéria mesentérica superior; 6 — intestino primitivo; 7 — arco aórtico; e 8 — artéria vitelina.

---

[3]Em 50% dos casos, o 5.º par de arco aórtico nem chega a se desenvolver muito; degenera-se prontamente.

Dos remanescentes do **2.º arco**, resultam as **artérias hióidea** e **estapédica**.

Do **3.º arco**, originam-se as **artérias carótidas comuns, parte das carótidas internas** (uma vez que o restante deriva da porção cefálica da aorta dorsal) e **parte das carótidas externas** (já que uma outra parte deriva do 1.º arco). As carótidas externas surgem brotando do 3.º arco.

Do **4.º arco** esquerdo, origina-se o **arco da aorta**[4] em parte, uma vez que a porção proximal deriva do saco aórtico e a distal da aorta dorsal esquerda. O direito, como já vimos, toma parte na formação da **artéria subclávia direita** (porção proximal).

O **5.º arco** quando se forma logo regride e não origina nada.

Do **6.º arco** esquerdo, originam-se a **parte proximal da artéria pulmonar esquerda** e o **ducto arterioso**,[5] respectivamente das porções proximal e distal deste arco. Em relação ao direito, a sua porção proximal origina a **parte proximal da artéria pulmonar direita**, enquanto a distal degenera.

Após o nascimento, os pulmões liberam **bradicinina**, ao se inflarem inicialmente, o que provoca contração da parede muscular lisa do ducto arterioso que então se fecha e forma, no adulto, um ligamento denominado **ligamento arterioso** ou **arterial**. Admite-se que o fechamento anatômico deste ducto, mediante proliferação de sua camada mais interna, não se complete com menos de 1 a 3 meses de vida pós-natal.

Os **vasos linfáticos** surgem no mesoderma sob a forma de 6 vasos linfáticos primários: dois **sacos linfáticos jugulares**, dois **sacos linfáticos ilíacos**, um **saco linfático retroperitoneal** e uma **cisterna do quilo**. Estes vasos surgem na 5.ª semana e desenvolvem-se à semelhança dos

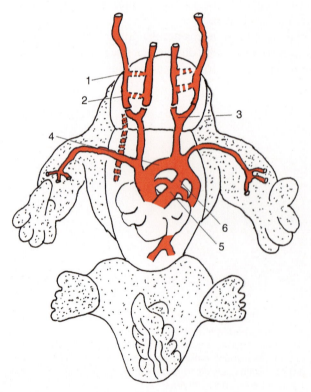

Fig. 11.9 Representação esquemática de um embrião no qual se observam arcos aórticos e estruturas deles derivadas. Estão representados em: 1 — 1.º arco (em regressão); 2 — 2.º arco (em regressão); 3 — o sistema carotídeo (originado do 3.º arco); 4 — arco da aorta (derivado do 4.º arco); 5 — tronco pulmonar; e 6 — ducto arterioso (originado do 6.º arco).

---

[4]Também conhecido como **croça da aorta**.
[5]Também denominado **ducto (canal) arterial**.

sanguíneos, aos quais se ligam desaguando em um sistema venoso, situado nas imediações da jugular interna e da subclávia, através dos **ductos linfáticos direito** e **torácico**.

O **ducto torácico** deriva da porção caudal do ducto torácico direito, da anastomose entre os ductos torácico direito e esquerdo e da porção cefálica do ducto torácico esquerdo. Isto porque de início formam-se dois ductos torácicos (direito e esquerdo) que ligam a cisterna do quilo aos sacos linfáticos jugulares.

O **ducto linfático direito** tem origem na porção cefálica do ducto torácico direito.

A cabeça, o pescoço e os membros superiores recebem vasos linfáticos vindos dos sacos linfáticos jugulares (situados próximos ao local de junção entre a subclávia e a jugular interna).

O tronco inferior e os membros inferiores recebem linfáticos que partem dos sacos linfáticos ilíacos (situados próximo à união entre as veias ilíacas e cardinais posteriores).

Ao intestino primitivo, chegam vasos linfáticos oriundos do saco linfático retroperitoneal e da cisterna do quilo (situada dorsalmente ao saco linfático retroperitoneal).

O sistema de condução, as válvulas cardíacas e as demais estruturas do coração

Os estádios iniciais da fase pós-somítica revelam porções de miocárdio aneliformes com características especializadas (sinoatrial, atrioventricular, bulboventricular e bulbotruncal).

O papel de marcapasso inicialmente cabe ao átrio primitivo e posteriormente é assumido pelo **nó sinoatrial** (derivado do seio venoso, ao nível do anel sinoatrial, na região de entrada da veia cardinal direita).

O **nó atrioventricular** origina-se dos anéis sinoatrial e atrioventricular em células situadas na região de chegada da veia cardinal esquerda no seio venoso.

O **feixe atrioventricular** deriva da fusão dos anéis atrioventricular e bulboventricular. Esta fusão é ocasionada pela invaginação do anel bulboventricular no processo de septação do ventrículo.

O sistema excito-condutor do coração (nó sinoatrial, nó atrioventricular e feixe atrioventricular) tem sua origem no seio venoso; contudo, na formação do nó atrioventricular e do feixe atrioventricular, há a contribuição do canal atrioventricular.

Quando ocorre, portanto, a incorporação do seio venoso pelo átrio direito, o marcapasso (inicialmente situado na parte caudal do tubo cardíaco esquerdo) posiciona-se nas proximidades da entrada da veia cava superior e se denomina **nó sinoatrial**.

As **valvas tricúspide** e **mitral**, respectivamente à direita e à esquerda no coração, originam-se do tecido subendocárdico da parede do canal atrioventricular.

As **valvas semilunares** (**aórtica e pulmonar**) formam-se durante a divisão do tronco arterial único em aorta e artéria pulmonar.

O **esqueleto fibroso do coração** situa-se entre os átrios e os ventrículos e deriva do mesênquima da região. Seu papel parece estar relacionado com a sustentação do miocárdio e a inserção das valvas atrioventriculares (tricúspide e mitral).

As **trabéculas carnosas**, os **músculos papilares** e a **cordoalha tendinosa** resultam de uma trama muscular ocasionada pela cavitação ventricular. A cordoalha liga a parede ventricular às valvas atrioventriculares.

A cavidade pericárdica

Quando há a degeneração dos mesocárdios dorsal e ventral, a parte ventral do coração encontra-se livre no interior de uma cavidade que se comunica com o celoma. O coração se fixa acima de uma espessa membrana mesodérmica denominada **septo transverso**. O fígado desenvolve-se logo abaixo do septo, e os troncos das veias cardinais, umbilicais e vitelinas seguem seu trajeto através dele até o coração. Assim, o septo transverso (**septum transversum**) representa a demarcação entre o coração e o fígado, contribuindo para a formação do saco membranoso (**pericárdio**) que envolve o coração e o diafragma dos mamíferos.

A **cavidade pleural** origina-se como parte do celoma intra-embrionário, e nela se abre dorsalmente a **cavidade pericárdica**. Os brotos pulmonares em desenvolvimento fazem protrusão no celoma e recebem uma cobertura mesodérmica que constituirá a **pleura**.

No início do desenvolvimento embrionário, as cavidades pericárdica, pleural e peritoneal comunicam-se. Nos mamíferos, a cavidade pericárdica se separa das cavidades pleurais através da oclusão gradativa das aberturas por crescimento de **membranas pleuroperitoneais** juntamente com o desenvolvimento das veias cardinais comuns. De modo similar, por seu crescimento e fusão com o mesentério do esôfago, as membranas pleuroperitoneais separam as cavidades pleurais e a cavidade peritoneal, unindo-se ao septo transverso para formar o diafragma. Nas aves o **septo oblíquo** ocupa aproximadamente a posição do diafragma, mas suas relações se complicam pela interferência dos sacos aéreos.

Se não ocorrer a oclusão dos canais pleuropericárdico e pleuroperitoneal, forma-se uma abertura permanente entre as cavidades correspondentes. O não fechamento dos canais pleuroperitoneais pode resultar numa herniação das vísceras abdominais no tórax.

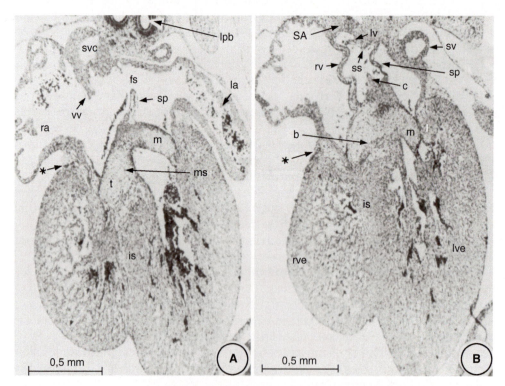

Fig. 11.10 Fotomicrografia da região cardíaca de um embrião no estádio 19. Em **A**, corte mostrando o forame II; em **B**, corte mostrando o feixe atrioventricular. Vêem-se em: b — feixe atrioventricular; svc — veia cava superior; fs — foramen secundum ou óstio II; c — septo do seio cavocoronário; is — septo interventricular; l — valva mitral (cúspide lateral, futura posterior); la — átrio esquerdo; lpb — brônquio primário esquerdo; lv — valva venosa esquerda; lve — ventrículo esquerdo; m — valva mitral (cúspide medial, futura anterior); ms — septo membranoso interventricular; ra — átrio direito; rv — valva venosa direita; rve — ventrículo direito; SA — nó sinoatrial; sp — septum primum; ss — septum secundum; sv — corno esquerdo do seio venoso; t — valva tricúspide; vv — valva venosa; e * — artérias coronárias (cortesia do Prof. Dr. Carlos Alberto Mandarim de Lacerda, Chefe do Laboratório de Morfometria e Professor Titular de Anatomia da Universidade do Estado do Rio de Janeiro).

Estudos morfométricos do coração têm sido desenvolvidos no propósito de contribuir para o conhecimento do desenvolvimento cardíaco em embriões estadiados (fases pré-somítica, somítica e pós-somítica) humanos. No período somítico, tem início a organização do coração; este período vai do 20.º ao 26.º dia após a concepção, quando o embrião tem 1,5 a 5 mm de medida do vértex ao cóccix (***crown-rump* = CR**, comprimento sentado). Todavia, para os anatomistas o período pós-somítico (que vai do 28.º ao 57.º dia pós-concepção, quando o embrião alcança CR igual a 31 mm) é o mais importante, uma vez que envolve o término da organogênese e o início de crescimento.

Anomalias cardiovasculares

Uma das anomalias que se pode observar no desenvolvimento embrionário é aquela totalmente incompatível com a vida do feto, denominada **acardia**, na qual se tem a ausência ou agenesia do coração. Sua ocorrência tem sido observada em casos de gêmeos monozigóticos, onde um é normal e o outro não (uma verdadeira massa disforme com agenesia cardíaca). Nestes casos o coração do normal mantém a circulação do gêmeo acárdio.

Quando há um defeito no fechamento ventral do embrião, o coração fica situado fora da cavidade torácica e constitui a anomalia denominada **ectopia cardíaca**.

Algumas anomalias são raras e de significado clínico irrelevante. É o caso daquela conhecida por **ápice bífido** com relação à estruturação cardíaca.

Há situações em que o coração pode até passar para a cavidade abdominal, devido a um defeito no desenvolvimento do diafragma. É o que denominamos **ectopia intra-abdominal**.

Às vezes observa-se o coração à direita da cavidade torácica. Esta anomalia pode ocorrer de forma isolada ou associada à inversão de outros órgãos (**situs inversus**). Constitui o que denominamos **dextrocardia**.

O fechamento do forame oval antes do nascimento acarreta acentuada hipertrofia do átrio e ventrículo do lado direito do coração com enorme prejuízo do lado esquerdo (hipotrofia). Tal situação geralmente leva à morte pouco depois do nascimento.

Defeitos envolvendo a formação do septo interatrial podem ocasionar desde um **coração trilocular biventricular**, onde o átrio é uma cavidade única, a uma comunicação interatrial.

Algumas anomalias envolvem as valvas cardíacas.

Certas anomalias envolvem o tronco arterial e o cone arterial. Comumente, o tronco e uma pequena parte do cone ou bulbo arterial são divididos em aorta e artéria pulmonar, pela fusão das cristas espirais do tronco responsáveis pela formação do septo aórtico-pulmonar. Se a artéria pulmonar provoca uma septação desigual do tronco, podem ocorrer a **tríade** e a **tétrade de Fallot** (**tetralogia de Fallot**). A tríade compreende: estenose da artéria pulmonar, hipertrofia do ventrículo direito e comunicação interatrial. A tétrade inclui a dextroposição da aorta, que desviada para a direita cavalga sobre o septo interventricular defeituoso.

Anomalias envolvendo estruturas arteriais e venosas são possíveis de ocorrer durante o desenvolvimento embrionário. Estas anomalias vão desde a agenesia vascular à sua duplicidade ou inversão de posição. Casos de duplicidade de veia cava inferior e superior têm sido descritos na literatura. A **coartação da aorta** é uma anomalia vásculo-arterial onde a artéria sofre acentuado estreitamento ou estenose; pode ocorrer, considerando-se o ducto arterial, de modo pré- ou pós-ductal, levando no último caso a uma circulação colateral pelas artérias intercostais e mamária interna, com a união das partes proximal e distal da aorta.

CAPÍTULO 12

Sistema Respiratório

Fossas e cavidades nasais e seios paranasais

O sistema respiratório compreende uma porção superior e outra inferior. Da superior fazem parte: as fossas nasais, as cavidades nasais, os seios paranasais e o nasofaringe. A laringe, a traquéia, os brônquios e os pulmões constituem a porção inferior.

A parte condutora deste sistema vai desde as fossas nasais até os bronquíolos nos pulmões. Uma zona de transição é observada entre a parte condutora e a respiratória. A respiratória constitui-se dos bronquíolos respiratórios e dos alvéolos pulmonares, onde se realizam as trocas gasosas.

O desenvolvimento das fossas nasais tem início entre a 4.ª e a 5.ª semana, com um espessamento ventral do ectoderma que, na 5.ª semana, surge como **placódio nasal**. Este espessamento na face do embrião humano em formação logo se aprofunda com o desenvolvimento das saliências mesodérmicas (eminências nasais medianas e laterais) e na 6.ª semana origina a **fosseta nasal**. De cada lado da face, as fossetas nasais interiorizam-se ainda mais e constituem os **sacos nasais primitivos**, inicialmente separados da cavidade oral pela **membrana oronasal**, à medida que as saliências nasais se desenvolvem. Com a organogênese, logo a membrana se rompe e comunica as cavidades nasal e oral. Deste modo, surgem aberturas entre a cavidade nasal e o nasofaringe situadas atrás do palato primário. As aberturas resultarão nas **coanas primitivas**. Com o desenvolvimento da face, os **processos palatinos** fundem-se não só entre si mas também com o septo nasal, e, tão logo se forma o **palato secundário** (com a fusão das **cristas palatinas** ou **processos palatinos laterais**), as coanas ocupam a junção entre a cavidade nasal e o nasofaringe (ver Figs. 10.5, 10.6 e 10.7).

Filtração, limpeza, umedecimento e aquecimento são funções importantes que desempenha a porção condutora, de modo a proteger a delicada parte respiratória do sistema.

Expansões ou elevações ósseas desenvolvem-se em cada cavidade nasal e tornam irregular a superfície de sua parede lateral, constituindo as **conchas** ou **cornetos nasais**. Formam-se então, a partir do desenvolvimento destas elevações, os cornetos superior, médio e inferior. Enquanto estas mudanças vão ocorrendo, o ectoderma do teto de cada cavidade nasal especializa-se originando um **epitélio neurossensitivo** ou **neuroepitélio**, conhecido por

epitélio olfatório, no qual distinguimos células nervosas (neurônios), em meio às células epiteliais de revestimento, de onde emergem axônios que constituem os **nervos olfativos** que penetram nos bulbos olfativos do cérebro. A lâmina própria que sustenta o epitélio origina-se com a diferenciação do mesênquima local e, na região dos cornetos médio e inferior, é invadida por um plexo venoso extremamente desenvolvido que, ocasionalmente, torna-se túrgido, dificultando a livre circulação do ar. A existência deste plexo tem importância no aquecimento do ar inspirado, e sua turgidez pode ser observada nas situações alérgicas e nos resfriados.

A porção de entrada das fossas nasais é o **vestíbulo nasal**, cuja mucosa se constitui de um epitélio de revestimento poliestratificado pavimentoso não queratinizado apoiado numa lâmina própria de tecido conjuntivo denso (rico em fibras conjuntivas). O epitélio tem origem no ectoderma que originou o placódio nasal, e a lâmina própria provém do mesênquima local. Pêlos e glândulas ocorrem nesta região, com a invaginação do epitélio, proporcionando uma barreira protetora contra partículas grosseiras de poeira.

A maior parte das fossas nasais é representada pela **área respiratória**, onde encontramos um **epitélio de revestimento monoestratificado pseudopoliestratificado cilíndrico (colunar) com células caliciformes cinociliado** (com cílios móveis) que, por ser amplamente encontrado no sistema respiratório, é também denominado **epitélio respiratório**. A exemplo da região anterior, a lâmina própria deriva do mesênquima local e se constitui de tecido conjuntivo denso. No epitélio estão presentes **células colunares ciliadas** (as mais abundantes), **células caliciformes, células colunares em escova** (*brush cells*) com inúmeras microvilosidades apicais, **células basais** e **células granulares**. As *brush cells* podem ter características de **células de reserva** (para substituição eventual das células colunares ciliadas e das caliciformes) ou representam **receptores sensoriais**, constituindo um outro tipo celular. Da invaginação do epitélio, resultam glândulas mistas que contribuem para o umedecimento das paredes das cavidades nasais.

A outra porção das fossas nasais que se situa em sua parte superior é a **área olfatória**, onde encontramos um neuroepitélio com **células de sustentação** (colunares), **células basais** e **células olfatórias** (neurônios bipolares). As células de sustentação contêm microvilosidades, que penetram no muco que reveste o epitélio, e uma pigmentação castanha responsável pela coloração marrom da mucosa olfatória. Como vimos nas outras porções das fossas nasais, o ectoderma e o mesoderma local estão envolvidos na formação do epitélio e da lâmina própria (ricamente vascularizada e inervada). As células olfatórias apresentam cílios longos, sem movimento, que parecem funcionar como verdadeiros receptores capazes de serem excitados em contato com uma substância odorífera. Da invaginação do epitélio, resultam as **glândulas muco-secretoras de Bowman** cujos grânulos celulares se evidenciam pela técnica do PAS (ácido periódico e reativo de Schiff).

Os **seios paranasais** ou **seios da face** originam-se das paredes laterais das cavidades nasais como saliências ou divertículos que resultam em expansões ósseas cheias de ar (**ossos pneumáticos**). Seu desenvolvimento pode ser observado desde a vida pré-natal (tardiamente no período fetal) até a pós-natal (com o aparecimento e expansão de alguns seios paranasais). Têm enorme importância nas transformações que envolvem o tamanho e a forma da face durante a infância. Atribui-se ainda a eles o papel na ressonância da voz do adolescente.

Os **seios maxilares** surgem antes do nascimento, junto com os **seios etmoidais**, e possuem crescimento lento até a puberdade, só atingindo o seu crescimento máximo na fase adulta com o término da erupção dentária permanente. Já os **etmoidais** só têm crescimento rápido na criança com mais de 6 a 8 anos de idade. Ao penetrarem no osso frontal da criança com dois anos de idade, os seios etmoidais mais anteriores formam os **seios frontais** (visí-

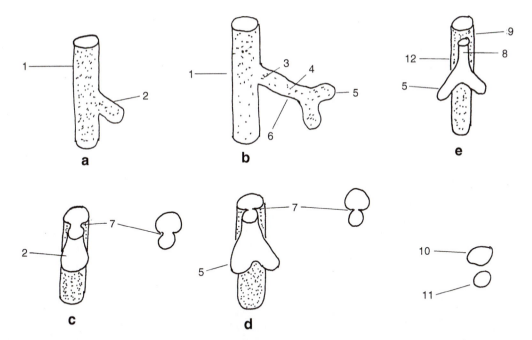

Fig. 12.1 Representação esquemática da formação da laringe, da traquéia e dos brônquios durante a 4.ª e a 5.ª semanas do desenvolvimento embrionário humano. Em *a*, o divertículo laringotraqueal; em *b*, o tubo laringotraqueal; em *c*, uma outra visão (frontal) do divertículo laringotraqueal e o início da aproximação entre as pregas traqueoesofágicas; em *d*, uma outra visão (frontal) do tubo laringotraqueal e uma maior proximidade entre as pregas esôfago-traqueais (traqueoesofágicas) que ao se fundirem na linha média levam à formação do septo esôfago-traqueal e à separação entre as porções esofágica e traqueal (*e*). Estão enumerados em: 1 — faringe primitivo; 2 — divertículo laringotraqueal; 3 — abertura do tubo laringotraqueal na faringe correspondente ao orifício de entrada da laringe no faringe; 4 — traquéia; 5 — início de desenvolvimento dos brônquios; 6 — tubo laringotraqueal; 7 — pregas traqueoesofágicas; 8 — traquéia; 9 — faringe; 10 — luz do esôfago; 11 — luz da traquéia; e 12 — esôfago.

veis nas radiografias de crânio a partir do sétimo ano de vida pós-natal). Na mesma época, os mais posteriores penetram no osso esfenóide e formam os **seios esfenoidais**.

Nos seios da face, a lâmina própria está tão intimamente relacionada com o periósteo que eles têm sido denominados **estruturas mucoperiósteas**. O epitélio é do tipo respiratório, podendo sofrer algumas variações em determinados seios; invagina-se formando glândulas menos numerosas e menores que na cavidade nasal. Nos seios maxilares, segue o padrão respiratório no revestimento epitelial.

Os **órgãos vomeronasais** ou **de Jacobson** são estruturas pares que surgem no embrião humano de seis semanas de idade, a partir de invaginações do epitélio de cada lado do septo nasal, adiante do palato primitivo. São formações quimiossensitivas que atingem seu maior desenvolvimento no feto humano de 7 meses de idade, entrando em regressão no nono mês de gestação. Seu epitélio se assemelha ao olfatório e é do tipo neurossensitivo; sua invaginação leva à formação de glândulas mistas (com ácinos serosos, mucosos e mistos). Nos humanos, estes órgãos são estruturas vestigiais que no indivíduo adulto são representadas por estreitas faixas de cartilagem hialina entre a borda inferior da cartilagem do septo nasal e o osso vômer.

Nos animais a localização de tais estruturas permite a obtenção de amostras de substâncias voláteis inaladas ou provenientes de materiais lambidos. Sendo estruturas qui-

Embriologia Veterinária Comparada

miorreceptoras, podem ter papel importante no reconhecimento de ferormônios específicos e na indução do comportamento durante o período de acasalamento dos animais.

Nasofaringe

Constitui-se de uma mucosa com epitélio respiratório oriundo da porção situada atrás do palato primário, contínua com a parte oral do faringe em desenvolvimento.

Laringe

Do assoalho do faringe primitivo, deriva um sulco, a partir da 4.ª semana do desenvolvimento embrionário humano, denominado **sulco laringotraqueal**. Com o desenvolvimento caudal do sulco, origina-se o **divertículo laringotraqueal**, cuja abertura no faringe primitivo é o orifício de entrada da laringe. O endoderma da porção inicial do divertículo desenvolve-se no epitélio respiratório das **falsas cordas vocais** (pregas da mucosa) e no epitélio poliestratificado pavimentoso não queratinizado das **verdadeiras cordas vocais**. O epitélio laringeal primitivo, após sofrer proliferação, oblitera a luz da laringe na última semana da organogênese, recanalizando-se no 3.º mês e restabelecendo a luz do órgão em desenvolvimento. Com o desenvolvimento dos arcos mesodérmicos (quarto e sexto), formam-se as cartilagens e a musculatura esquelética da laringe.

A formação das **pregas traqueoesofágicas** durante o desenvolvimento leva ao surgimento do **septo traqueoesofágico** que separa o tubo laringotraqueal e a porção ventral da parte cefálica do intestino anterior do orofaringe e conseqüentemente da porção dorsal da parte cefálica do intestino anterior.

Do 3.º e 4.º arcos mesodérmicos, origina-se a **epiglote** com sua cartilagem elástica.

Da invaginação do epitélio da laringe, resultam suas glândulas tubuloalveolares mucosas, serosas e mistas.

Traquéia

Possui epitélio respiratório, originado da parte distal do divertículo laringotraqueal, que se invagina formando glândulas mistas contendo os ácinos mucosos, serosos e mistos. As porções cartilaginosas (hialina), muscular (lisa) e conjuntiva que compõem o restante de sua parede derivam do mesênquima envolvente.

Brônquios e bronquíolos

Os brônquios se desenvolvem a partir de ramificações da parte distal do divertículo laringotraqueal que se interiorizam nos pulmões em desenvolvimento. Do divertículo origina-se o seu epitélio que se invagina formando glândulas. O epitélio brônquico é do tipo respiratório. O mesênquima que envolve o divertículo tubular forma o restante da parede.

O brônquio direito estrutura-se de modo mais calibroso que o esquerdo, o que possibilita a penetração de corpos estranhos inalados com maior probabilidade no pulmão direito do que no esquerdo.

Na 5.ª semana, do brotamento brônquico laringotraqueal inicia-se a formação de brônquios primários por bifurcação. Destes brônquios derivam brônquios secundários, dos quais três suprem o pulmão direito e dois o esquerdo, uma vez que o direito contém três lobos e o esquerdo, dois. Do lado direito, o brônquio superior divide-se e supre os lobos superior e médio. Antes do término do período embrionário, surgem os brônquios terciários. Da ramificação brônquica, resultam os bronquíolos, histologicamente classificados em propriamente ditos, terminais e respiratórios. Os respiratórios abrem-se nos alvéolos e são pouco freqüentes nos ruminantes e nos suínos. Porém, nos eqüinos e nos humanos estes bronquíolos são pouco desenvolvidos, nos carnívoros e macacos bem desenvolvidos e ausentes no camundongo.

A pleura reveste os pulmões e constitui-se de um folheto visceral (originado do mesênquima esplâncnico) e um parietal (originado do mesênquima somático). O visceral reveste intimamente os pulmões e contém um mesotélio.

Alvéolos pulmonares

O desenvolvimento pulmonar envolve basicamente quatro períodos: **pseudoglandular, canalicular, de saco terminal** e **alveolar**.

O **período pseudoglandular** vai da 5.ª semana à 16.ª semana e nele o pulmão em desenvolvimento se assemelha a uma glândula endócrina. A sobrevivência do feto é impossível neste período devido à ausência de bronquíolos respiratórios e alvéolos pulmonares.

O **período canalicular** vai da 17.ª semana à 24.ª semana. Nesta etapa a sobrevivência fetal já se torna possível, porque ao seu término surgem os bronquíolos respiratórios e os ductos alveolares. Uma vascularização abundante se desenvolve nesta etapa nas áreas respiratórias em desenvolvimento.

O **período do saco terminal** vai da 25.ª semana ao nascimento. É nesta fase que a vascularização pulmonar sanguínea e linfática se desenvolve mais intensamente. Com a formação alveolar, os pneumócitos II que fazem parte do revestimento epitelial dos alvéolos pulmonares secretam um complexo fosfolipídico denominado **membrana surfactante** que reveste internamente os alvéolos e impede o seu colabamento. Na **síndrome da membrana hialina**, nota-se o sofrimento respiratório do feto, com cianose, devido à não formação desta membrana (cuja formação deve ter início na 20.ª semana).

O **período alveolar** vai do nascimento ao 8.º ano de vida pós-natal. Nele formam-se mais de 90% dos alvéolos que passam por um período de expansão e maturação.

Antes do nascimento, os movimentos respiratórios do feto são essenciais para o desenvolvimento pulmonar.

Capítulo 13

Sistema Imune

Introdução

O sistema imune compreende os órgãos linfóides relacionados com a defesa do organismo. Deste modo, as tonsilas, o timo, o baço, os linfonodos e a bolsa de Fabrício são órgãos que compõem este sistema.

Tonsilas

As tonsilas são classificadas em: **palatinas**, **linguais**, **faríngeas** e **tubárias.**

As tonsilas palatinas (descritas no capítulo 10) têm o seu epitélio originado da 2.ª bolsa faríngea e durante o desenvolvimento recebem uma população linfocitária que constitui um tecido linfóide nodular (**nódulos linfóides**).

As tonsilas linguais, faríngeas e tubárias (na tuba auditiva) resultam do aparecimento de tecido linfóide nodular nestas regiões.

As tonsilas recebem uma população linfocitária de linfócitos que passam pelo timo (linfócitos T) e pela bolsa de Fabrício (ou órgão-bolsa de Fabrício equivalente, o que é o caso dos mamíferos, sendo os linfócitos ditos linfócitos B).

As tonsilas possuem um epitélio que pode sofrer invaginação, formando **criptas.** Todavia, em algumas não se formam criptas.

As invaginações da mucosa tonsilar (criptas) são importantes, uma vez que atuam como focos de infecção, com seus processos inflamatórios.

Alguns autores têm denominado de **folículo tonsilar** a cripta e o tecido linfóide associado, e as tonsilas que contêm vários destes folículos são denominadas **tonsilas foliculares.**

Do ponto de vista histológico e embriológico, podemos então classificar as tonsilas em: **tonsilas com criptas** e **tonsilas sem criptas.**

São **tonsilas com criptas:** as tonsilas palatinas humanas, dos eqüinos, dos ruminantes e dos suínos; as linguais humanas, eqüinas, dos ruminantes e dos suínos. As tonsilas tubárias dos suínos e as paraepiglóticas dos ovinos, caprinos e suínos também pertencem a este grupo de tonsilas.

As tonsilas palatinas dos carnívoros, as faríngeas de animais domésticos (com exceção dos carnívoros) e as tubárias dos ruminantes são **tonsilas sem criptas.** A mucosa destas tonsilas pode se projetar na luz tonsilar ou se preguear levemente de modo a aumentar a área superficial. A infiltração linfocitária nestas tonsilas é tão intensa que torna difícil distinguir a parte epitelial do restante do órgão.

Durante o desenvolvimento, não se formam vasos linfáticos aferentes para as tonsilas, e os vasos linfáticos eferentes formados drenam os agregados nodulares.

Timo

Tem origem na 3.ª bolsa faríngea (ver capítulo 10). Os linfócitos nele existentes são denominados **timócitos.** Estes timócitos podem ser do tipo: **helper** ou **auxiliar, supressor, citotóxico** (**assassino** ou **célula rejeitadora de enxerto**) e de **memória.**

Os **timócitos helper** ou **linfócitos T helper** estimulam outros timócitos e promovem a transformação de linfócitos B em plasmócitos.

Os **timócitos supressores** ou **linfócitos T supressores** atuam inibindo as respostas humoral e celular e aceleram o término da resposta imunitária.

Os **timócitos citotóxicos** ou **linfócitos T citotóxicos** visam à destruição de agentes agressores (células estranhas ao organismo), através da secreção de proteínas que causam perfurações na membrana plasmática das células agressoras e conseqüentemente a lise celular.

Os **timócitos de memória** ou **linfócitos T de memória,** quando há a reintrodução de um antígeno no organismo, reagem prontamente e estimulam a produção de uma população de timócitos citotóxicos.

Baço

Durante o desenvolvimento embrionário, formam-se três tipos funcional e morfologicamente diferentes nos animais. Deste modo, o baço que se forma numa espécie animal nem sempre é estrutural e fisiologicamente igual ao da outra espécie.

Nos logomorfos e nos humanos, classifica-se o órgão como **baço de defesa,** que se caracteriza por possuir poucas trabéculas e fibras musculares lisas, mas um tecido linfóide abundante.

No cavalo, no cão e no gato, diz-se que o órgão é **baço de armazenamento,** no qual encontramos muitas trabéculas e fibras musculares lisas e poucas **polpas brancas** (nódulos linfóides com arteríola). Além disso, este tipo de baço é relativamente grande.

Nos ruminantes e nos suínos, o órgão é dito **baço intermediário,** por suas características, se compararmos com os tipos anteriores.

A formação do baço tem início na 5.ª semana, e no 3.º mês de vida intra-uterina o órgão assume a sua forma característica nos humanos. Origina-se de um agrupamento de células mesenquimais no mesentério dorsal do estômago. Baços acessórios podem se formar durante a organogênese, inserindo-se total ou parcialmente na cauda pancreática ou no **ligamento gastrolienal** (liga o baço ao estômago) ou próximo ao hilo esplênico, constituindo uma anomalia.

Através do **ligamento lienorrenal,** o baço se liga à parede corporal na altura do rim esquerdo.

Linfonodos

No final da 8.ª semana, grupos de células mesenquimais iniciam um arranjo organizacional invadindo as diversas áreas de formação da rede linfática (sacos linfáticos) em desenvolvimento e, assim, forma-se uma rede de canais linfáticos que constitui os **seios linfáticos.** Outro grupo de células mesenquimais sofre um arranjo que leva à formação de uma cápsula conjuntivo-fibrosa, de onde partem septos conjuntivos para o interior dos linfonodos que estão se estruturando. Deste modo, durante o período inicial de vida fetal, pequenos grupos de linfonodos começam a ser formados ao longo da cadeia linfática em desenvolvimento, exceto na parte superior da cisterna do quilo.

De modo diferente de outros animais, os linfonodos do porco possuem nódulos na região medular, e seus vasos linfáticos entram e saem no mesmo local de entrada e saída dos sanguíneos.

Bolsa de Fabrício (bursa de Fabricius)

Sua descoberta data de 1621 quando Hieronymus Fabricius a observou pela primeira vez. É um órgão linfóide característico das aves, cujo aspecto histológico lembra o timo, devido a sua lobulação, mas diferindo deste por possuir revestimento epitelial e não conjuntivo.

É o local de maturação dos linfócitos B que povoam outros órgãos linfóides e responde pela fabricação de anticorpos (imunoglobulinas).

Origina-se como um divertículo da cloaca, em fundo de saco cego, com abertura na parede dorsal do **proctodeum** (fossa anal).

Para alguns autores, este órgão linfóide é tido como **tonsila cloacal** ou **timo cloacal.**

Embora sejam considerados como exclusivamente dos ruminantes, os **nódulos hemais linfáticos** guardam semelhança com os linfonodos e com o baço, mas nenhuma semelhança com a bolsa de Fabrício. Todavia, em primatas e eqüinos também já têm sido descritos. Podem ser encontrados dispostos retroperitonealmente, ao longo da coluna vertebral e associados a vísceras. São estruturas ovóides, de cor vermelho-escura ou marrom.

CAPÍTULO **14**

Sistema Urogenital

Introdução

Uma boa parte do sistema urogenital tem a sua origem e o seu desenvolvimento ligados à formação e diferenciação do mesoderma intermediário. Entretanto, como a interação entre os tecidos é ampla no organismo, os outros folhetos não podem ser excluídos da formação deste sistema.

Rins

Constituem o sistema urinário: os rins, a bexiga urinária, os ureteres e a uretra.

A formação renal inicia-se na 4.ª semana de vida intra-uterina no embrião humano com o surgimento do **pronefro** por diferenciação do mesoderma intermediário. Este representa nos mamíferos apenas uma estrutura vestigial e análoga aos rins dos peixes primitivos. No embrião humano surge como um maciço celular na região cervical organizado em sete a dez grupos mesodérmicos. Os maciços celulares logo se estruturam em túbulos pronéfricos que se abrem na cloaca, de cada lado da linha média do corpo. Porém, antes do final da 4.ª semana, o pronefro entra em degeneração, após segmentar-se, e os seus remanescentes mais caudais se fundem ao **mesonefro** que inicia a sua formação ainda na 4.ª semana.

O **mesonefro** é análogo dos rins de peixes e anfíbios. Também é uma estrutura vestigial, como o pronefro. Porém, embora seja capaz de funcionar nos mamíferos, o seu funcionamento limita-se ao início da vida fetal, até que o rim permanente se forme e entre em funcionamento. Tão logo tem início a degeneração das porções tubulares pronéfricas, formam-se os túbulos mesonéfricos com a fusão entre as porções pronéfricas remanescentes e os segmentos superiores torácicos e lombares do mesoderma intermediário que originam o mesonefro. Uma vez formados, os túbulos mesonéfricos seguem o trajeto pronéfrico inicial e se estendem caudalmente no embrião, abrindo-se na cloaca.

O **metanefro** (denominado **rim posterior**, respectivamente, considerando-se que as estruturas anteriormente formadas são ditas **rim anterior** e **rim médio**) surge na 5.ª semana como uma diferenciação do mesoderma intermediário na parte caudal do cordão nefrogênico.

Do seu desenvolvimento, depende a formação do rim permanente. Logo após o término do período embrionário, entra em funcionamento.

A formação dos rins permanentes está vinculada ao desenvolvimento de duas estruturas embrionárias: **o divertículo metanéfrico (broto uretérico)** e o **mesoderma metanéfrico (blastema metanéfrico)**.

O **broto uretérico** surge na 4.ª semana como um brotamento dos ductos mesonéfricos (**ductos de Wolf**) que cresce em direção ao blastema metanéfrico em desenvolvimento, de cada lado da linha mediana do corpo do embrião. Ao alcançá-lo, alonga-se para formar os ureteres, as pelves renais, os cálices renais e os tubos coletores.

Do **blastema metanéfrico**, deriva o néfron, quando o broto uretérico alongado induz o blastema a formar pequenas **vesículas metanéfricas** que se diferenciam, por alongamento, dando origem aos **túbulos metanéfricos** que, ao se desenvolverem, sofrem invaginação provocada por ramos aórticos dorsais que exercem pressão sobre as extremidades proximais dos túbulos, formando uma rede enovelada de capilares arteriais (os **glomérulos renais**). Como resultado da invaginação tubular, surgem estruturas denominadas **cápsulas de Bowman**, com seus **folhetos parietal** (contínuo com o **túbulo proximal**) e **visceral** (que envolve o glomérulo) envolvendo cada glomérulo que se forma.

Durante o desenvolvimento embrionário, uma organização lobar pode ser observada nos rins humanos, embora diminua no período fetal e no recém-nascido vá desaparecendo com

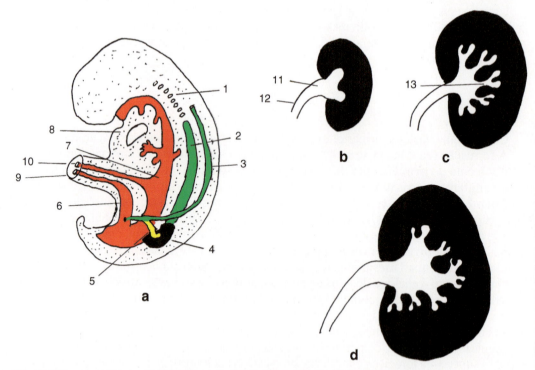

Fig. 14.1 Representação esquemática dos primórdios da formação renal durante a 4.ª e a 5.ª semanas do desenvolvimento embrionário humano. Estão enumerados em: 1 — pronefro; 2 — mesonefro; 3 — ducto mesonéfrico; 4 — metanefro; 5 — broto ureteral (uretérico); 6 — alantóide; 7 — intestino primitivo; 8 — área cardíaca; 9 — cordão umbilical; 10 — ducto vitelino (onfalomesentérico); 11 — pelve renal em formação; 12 — ureter em formação; e 13 — cálices renais. Em *a*, tem-se uma visão inicial; em *b*, *c* e *d*, representou-se o desenvolvimento do broto uretérico e do metanefro.

a infância e o crescimento dos néfrons. Nos ruminantes, a organização lobar persiste e os lobos fazem parte da estrutura anatômica dos rins.

De início a proximidade dos rins em desenvolvimento pode ser observada na pelve. Contudo, com o crescimento da pelve e do abdome, os rins metanéfricos vão se afastando um do outro e se inserindo no abdome até assumirem posição definitiva no início do período fetal, quando terminam a sua subida ao atingirem as adrenais em desenvolvimento. O crescimento do corpo do embrião caudalmente responde pela subida renal e seu posicionamento retroperitoneal, com o hilo renal mudando de ventral para ântero-medial, após rotação de cerca de 90 graus.

Algumas variações anatômicas da formação vascular dos rins podem ocorrer e causar complicações para o organismo. É o caso das **artérias renais acessórias**, em que uma artéria acessória pode desenvolver-se entrando pelo pólo inferior dos rins e passar anteriormente aos ureteres, obstruindo-os, o que constitui a **hidronefrose**. A formação de artérias renais acessórias é uma conseqüência das mudanças de origem que estes vasos sofrem com a ascensão renal e seu desenvolvimento inicial.

Bexiga, ureteres e uretra

A formação da **bexiga urinária** se dá com a diferenciação do alantóide (na parte integrante da cloaca, contínua com o intestino posterior), após dilatação, em **seio urogenital**, durante a organogênese. Quando o **septo urorretal** progride caudalmente no embrião humano, divide a membrana cloacal em **urogenital** e **anal** na 7.ª semana. Com isso, desenvolvem-se o **seio urogenital** na área alantoidiana e o **canal anorretal** na do intestino posterior, logo depois, na 8.ª semana, quando a membrana anal se rompe.

Ao desenvolver-se o seio urogenital, três porções podem ser distinguidas: a superior (**vesicular cefálica**), contínua com o alantóide, de onde se originará todo o epitélio de transição da bexiga urinária, a média (**pélvica**), estreito canal que dá a **uretra prostática** e a **uretra membranosa**, e a caudal (**fálica**), separada do exterior pela **membrana urogenital**, dá a **uretra esponjosa** no homem.

O **trígono da bexiga** contém uma lâmina própria originada com a incorporação dos ductos mesonéfricos (partes distais) à bexiga em desenvolvimento.

O mesênquima esplâncnico, que se encontra adjacente ao seio urogenital, forma as fibras musculares e a adventícia da bexiga. Na parte superior do órgão, forma-se uma serosa como camada mais externa, devido ao revestimento peritoneal.

Os **ureteres** derivam do **divertículo metanéfrico** (broto ureteral), situado de cada lado da linha média do corpo. O epitélio de transição que forma a sua mucosa deriva deste brotamento. As fibras musculares e a adventícia se originam no mesênquima envolvente.

A **uretra** masculina tem seu epitélio originado no endoderma do seio urogenital e no ectoderma da **placa da glande** (que cresce em direção à uretra esponjosa em formação, canalizando-se, desde a ponta da glande, de onde se origina, com o resto da uretra).

O epitélio da **uretra feminina** origina-se no seio urogenital.

Durante o desenvolvimento embrionário, uma porção do alantóide se estreita e dá origem a um estreito canal chamado **úraco** que, após o parto, sofre fibrosamento, devido ao colabamento de suas porções internas, e forma o **ligamento umbilical mediano** que liga a parte apical da bexiga ao umbigo. Lateralmente a ele, situam-se os **ligamentos umbilicais mediais** resultantes da obliteração e fibrosamento das artérias umbilicais após o parto.

Algumas anomalias podem ser observadas na formação do sistema urinário. Deste modo, é possível ocorrerem: **agenesia renal** (ausência de um rim ou dos dois rins, quando o divertículo metanéfrico não se desenvolve ou regride precocemente e não chega a induzir o blastema metanéfrico); **rim em ferradura** (originado pelo impedimento de subida dos rins pela raiz da artéria mesentérica superior); **rins ectópicos** (um ou ambos os rins em posição anormal); **ureteres duplos** (um ou ambos os ureteres); a **extrofia de bexiga** (exposição e protrusão da parede posterior da bexiga devido ao fechamento anormal da parte inferior da parede abdominal anterior e da parede anterior do órgão) e outras anomalias.

Testículos, epidídimos, canais deferentes, glândulas acessórias e órgão copulador

Na 5.ª semana do desenvolvimento embrionário, nota-se um espessamento do epitélio mesodérmico no lado medial do mesonefro, juntamente com a proliferação do mesênquima subjacente, constituindo as **saliências genitais**, de cada lado da linha média do corpo do embrião. Do epitélio brotam **cordões sexuais primitivos** em direção ao mesênquima subjacente, originando nas gônadas em formação uma região cortical (mais externa) e uma região medular (mais interna). Neste estágio, as gônadas indiferenciadas não permitem a identificação do sexo.

As células germinativas primordiais iniciam na 4.ª semana um movimento migratório, através do mesentério dorsal do intestino posterior, em direção às gônadas em formação, atingindo-as na 5.ª semana quando invadem o mesênquima gonadal e se incorporam aos cordões sexuais. Na 6.ª semana, a região cortical das gônadas começa a degenerar, e a região medular organiza-se em formações tubulares (os **túbulos seminíferos**) contendo as células germinativas migratórias e células mesenquimais derivadas do epitélio superficial que darão origem às células de sustentação denominadas **células de Sertoli** (que constituem a população celular mais abundante dos túbulos seminíferos fetais). O mesênquima intertubular, enquanto isso, organiza-se, também, e dá origem a um mesênquima intertubular, diferenciado, com células potencializadas para a formação de um grupo de células endócrinas (as **células intersticiais de Leydig**, que na 8.ª semana começam a secretar o hormônio masculino **testosterona**) e células conjuntivas.

As células germinativas primordiais originam **espermatogônias** no interior dos túbulos seminíferos e são de grande importância para o desenvolvimento gonadal, considerando-se a sua capacidade de indução, uma vez que o desenvolvimento das gônadas depende fundamentalmente da chegada destas células às saliências ou **cristas gonadais**.

A produção de testosterona ainda no período embrionário é importante para a diferenciação sexual dos ductos genitais e da genitália externa do feto.

Quando os cordões sexuais perdem conexão com o epitélio superficial das gônadas em desenvolvimento, o epitélio organiza-se para constituir uma **serosa** (mesotélio e conjuntivo) denominada **túnica vaginal** e uma densa cápsula fibrosa (a **túnica albugínea**) que envolve o testículo mais internamente.

Pouco antes da puberdade, os túbulos seminíferos dos testículos sofrem canalização e adquirem luz, ao mesmo tempo em que as células germinativas primordiais dão origem a **espermatogônias** que se diferenciam em duas categorias (as **espermatogônias tipo A** e as **espermatogônias tipo B**). As do tipo A originam as **stem cells** ou **células tronco** por divisão mitótica, e as do tipo B (que se formam após serem completadas as divisões das do tipo A) formam **espermatócitos primários**.

Os cordões sexuais primitivos dão origem aos **tubos retos** e à **rede testicular** (**rete testis**), além dos **túbulos seminíferos**. A diferenciação destes cordões em túbulos seminíferos está condicionada à presença do cromossomo Y que possui um **fator determinante** capaz de induzir a região medular das gônadas indiferenciadas e, por isso, este fator tem sido denominado **fator testículo-determinante**.

Sistema Urogenital

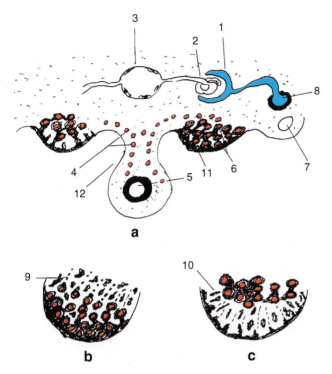

Fig. 14.2 Representação esquemática da formação gonadal (*a*) e em destaque a diferenciação da gônada incial para o desenvolvimento de uma gônada feminina (*b*) e uma masculina (*c*). Vêem-se em: 1 — cápsula de Bowman em formação; 2 — glomérulo renal (de Malpighi) em formação; 3 — aorta; 4 — células germinativas primordiais; 5 — intestino primitivo; 6 — cordões sexuais primitivos; 7 — ducto paramesonéfrico; 8 — ducto mesonéfrico; 9 — cordões sexuais da região medular (de um ovário em desenvolvimento) sofrendo degeneração; 10 — cordões sexuais da região cortical (de um testículo em desenvolvimento) em degeneração; 11 — epitélio celomático proliferando; e 12 — celoma intra-embrionário. Embrião de 6-7 semanas.

Durante a organogênese, na 5.ª semana, o sistema reprodutor encontra-se no estágio indiferenciado. Contudo, na 8.ª semana, com o mesonefro perdendo gradualmente a sua funcionalidade, os túbulos mesonéfricos iniciam um processo de desenvolvimento no qual sua parte proximal estrutura-se em **ductos eferentes** e **porção epididimária** (**epidídimos**), enquanto a distal constitui **os canais deferentes** (**ductos deferentes**) e a porção correspondente ao **ducto ejaculador**, além das **vesículas seminais**, como estruturas pares, uma de cada lado da linha média do corpo.

No seio urogenital, evaginações múltiplas da porção prostática da uretra em formação crescem no mesênquima circundante e constituem a porção epitelial glandular da **próstata** (uma glândula ímpar). Enquanto isso, o mesênquima circundante se organiza e se diferencia em fibras musculares lisas e tecido conjuntivo prostático. Do mesmo modo, deste seio, na porção membranosa da uretra, desenvolvem-se evaginações que levam à formação de um par de glândulas denominadas **glândulas bulbouretrais** (ou de **Cowper**) e que ao penetrarem no mesênquima circundante o induzem a se diferenciar em fibras musculares e tecidos conjuntivos do órgão.

A próstata, as vesículas seminais e as glândulas bulbouretrais constituem as glândulas acessórias do sistema genital do homem.

O **órgão copulador** ou **pênis** inicia a sua formação com o desenvolvimento fálico do seio urogenital. A proliferação de células mesenquimais nesta região leva ao aparecimento da estrutura denominada **tubérculo genital**; as células que o formam provêm da linha primitiva. Tais células ao alcançarem a região da membrana cloacal dão elevações do tipo pregas (as **pregas cloacais**) que cefalicamente a esta membrana se fundem para constituir o **tubérculo genital** (que ao se alongar constitui o **falo**).

No embrião de seis semanas de idade, as pregas cloacais sofrem subdivisão em **pregas uretrais** (anteriores) e **pregas anais** (posteriores) quando em um ponto do seu segmento distal ocorre fusão entre elas.

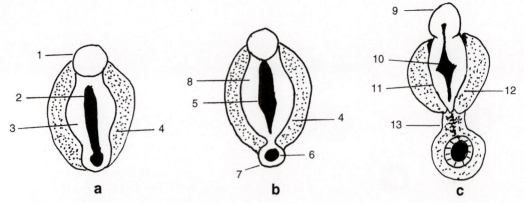

Fig. 14.3 Esquemas mostrando a formação do pênis humano em embriões de 4 semanas (*a*), 6 semanas (*b*) e 10 semanas (*c*) de idade. Têm-se em: 1 — tubérculo genital; 2 — membrana cloacal; 3 — prega cloacal; 4 — saliência genital; 5 — membrana urogenital; 6 — membrana anal; 7 — prega anal; 8 — prega uretral; 9 — falo; 10 — sulco uretral; 11 — prega uretral; 12 — saliência escrotal; e 13 — períneo.

Ao mesmo tempo que surgem as pregas cloacais, o mesênquima arranja-se em outro par de elevações junto às pregas e forma as **saliências genitais (saliências labioescrotais)** que no homem se diferenciarão em **saliências escrotais** para formarem o **escroto**.

O falo se alonga, durante o desenvolvimento embrionário, e puxa as pregas uretrais (a ele ligadas) para adiante, formando-se assim um sulco (**sulco uretral**) cujas paredes são revestidas internamente por endoderma estruturado numa placa epitelial denominada **placa uretral**.

No feto (3.º mês) as extremidades das pregas uretrais se fundem na linha média e forma-se a **uretra peniana**, a qual só se comunica com o exterior após a progressão da placa da

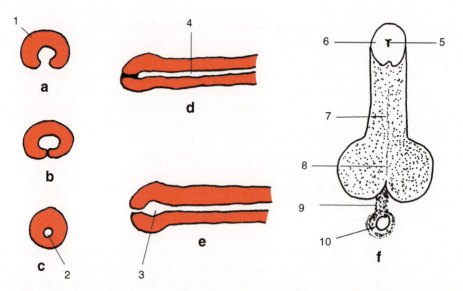

Fig. 14.4 Representação esquemática da formação da uretra (*a, b, c, d* e *e*) e da genitália externa humana (*f*) masculina. Em *f*, o esquema corresponde à genitália externa de um recém-nascido. Vêem-se em: 1 — placa uretral; 2 — luz da uretra peniana; 3 — fossa navicular (parte da uretra na glande); 4 — uretra peniana; 5 — abertura da uretra no exterior; 6 — glande peniana; 7 — linha de demarcação da fusão das pregas uretrais; 8 — linha de demarcação da fusão das saliências genitais (septo escrotal); 9 — períneo; e 10 — ânus.

glande, no 4.º mês, de início formando um maciço epitélio-cordonal que se interioriza na uretra e, posteriormente, se canaliza para se estruturar em um estreito canal, contínuo com o restante da uretra, o **meato uretral externo**.

De início as saliências escrotais situam-se na região inguinal do homem e mais tarde se deslocam caudalmente para originar os escrotos que ficam separados um do outro pelo **septo escrotal**.

Os **corpos cavernosos** e o **corpo esponjoso** do pênis constituem um tecido erétil formado por um emaranhado de vasos sanguíneos que se enchem de sangue no ato da ereção. Derivam do mesênquima fálico.

A **uretra** masculina compreende três segmentos: a **uretra esponjosa (cavernosa)**, que contém a **uretra peniana** ou **pendular** e a **uretra bulbar**, a **uretra membranosa** e a **uretra prostática**. Estes correspondem, respectivamente, à porção mais externa, à porção média e à porção mais interna da uretra. Na glande, a uretra peniana se dilata e forma a **fossa navicular** contínua com o **orifício uretral externo** ou **meato uretral externo** que se abre no exterior.

A descida dos testículos ainda é um assunto polêmico, contudo parece inegável a influência de hormônios (envolvendo andrógenos e um **hormônio antimülleriano**[1]) neste processo.

Do pólo caudal dos testículos em desenvolvimento, estende-se um mesênquima condensado, rico em matriz extracelular, que antes da descida testicular termina na região inguinal. Este mesênquima estrutura-se de maneira fibrosa no **gubernáculo**, cujo papel na descida dos testículos não é bem definido. No sexo feminino, embora também ocorra, normalmente é uma estrutura rudimentar. Entretanto, no sexo masculino, acredita-se que forme uma via através da parede abdominal anterior para o **processo vaginal** se continuar durante a estruturação do canal inguinal. Assim, o gubernáculo é, provavelmente, uma estrutura fibrosa que orienta a descida testicular e prende os testículos nas porções escrotais.

O crescimento das vísceras abdominais aumenta a pressão intra-abdominal, contribuindo para a descida dos testículos pelos canais inguinais. No feto humano de sete meses, os testículos, normalmente, já deixaram a parede abdominal posterior e alcançaram os anéis inguinais profundos. À época do nascimento já deverão estar situados nos escrotos; se tal não ocorrer até ser alcançada a puberdade, tem-se o **criptorquidismo**[2] (uma anormalidade na qual o indivíduo ficará estéril, se não for corrigida em tempo, devido à elevada temperatura abdominal que é totalmente imprópria à sobrevivência dos espermatozóides).

O **processo vaginal** resulta de uma evaginação do peritônio da cavidade celomática, lateralmente à linha média do corpo, para o interior da parede abdominal ventral, seguindo o trajeto do gubernáculo testicular em direção às formações escrotais.

O **canal inguinal** estrutura-se quando o processo vaginal evagina-se para o interior da saliência escrotal, juntamente com a camada muscular e a fáscia da parede do corpo.

No primeiro ano de vida pós-natal, a ligação entre a cavidade abdominal e o processo vaginal no saco escrotal é interrompida. Todavia, esta comunicação pode permanecer ou se fechar irregularmente; no primeiro caso, as alças intestinais se descerem para o escroto originarão a **hérnia inguinal congênita** e, no segundo caso, com a formação de minúsculos

---

[1]Este hormônio é também denominado **fator inibidor dos ductos de Müller** ou **fator inibidor-mülleriano**. Produzido pelas **células de Sertoli** ou **células de sustentação** dos espermatozóides, exerce efeito inibidor do desenvolvimento destes **ductos paramesonéfricos** no homem. Tais ductos surgem no embrião, como túbulos que ladeiam as gônadas e os ductos mesonéfricos. A inexistência do fator na mulher leva ao desenvolvimento destes ductos. No homem, apesar de rudimentar, os restos ductais formam o **apêndice do testículo**.

[2]Ou **criptorquia** (testículo na cavidade pélvica ou no canal inguinal).

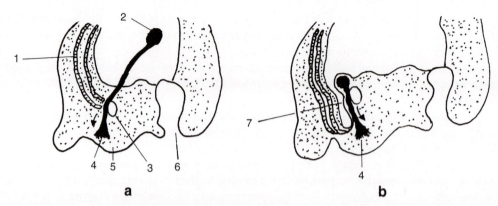

Fig. 14.5 Representação esquemática da descida testicular (da porção abdominal) durante a vida intra-uterina. Em *a*, no caso de um embrião humano de 7 semanas; em *b*, referente a um feto humano com 4 meses de idade. Estão enumerados em: 1 — músculo da parede anterior do abdome; 2 — testículo; 3 — sínfise pubiana; 4 — gubernáculo do testículo; 5 — saliência escrotal; 6 — orifício de entrada do ânus; e 7 — processo vaginal.

cistos que têm uma atividade secretória fluida, surgem, ao mesmo tempo ou isoladamente, as **hidroceles do testículo e do cordão espermático**.

Ovários, tubas uterinas, útero, vagina, vulva e mama

Os **ovários**, situados um a cada lado da linha média do corpo, têm origem semelhante à dos testículos, considerando-se que da sua formação tomam parte as células germinativas primordiais e as saliências genitais até a fase gonadal indiferenciada, na qual cordões sexuais primitivos ocupam as regiões cortical e medular das estruturas gonadais em desenvolvimento. Deste modo, não temos como distingui-los dos testículos, histologicamente, antes do primeiro mês de vida fetal. A presença de dois cromossomos X nas células do embrião é de suma importância na caracterização fenotípica feminina e no desenvolvimento de partes gonadais e ductais do sistema genital. Todavia, parece que o desenvolvimento ovariano não se limita à dependência da carga genética do cromossomo X, admitindo-se o envolvimento de um gene autossômico neste processo. Nestas gônadas, os cordões sexuais primitivos que brotam do seu epitélio superficial e mergulham no mesênquima formam na região medular em desenvolvimento a **rete ovarii** que degenera posteriormente. Com a degeneração da porção cordonal medular, o córtex se estrutura através de novos cordões mergulhados no mesênquima subjacente, agora denominados **cordões corticais**, aos quais se incorporam as células germinativas primordiais no 3.º mês de vida pré-natal. Mais tarde, com a desagregação das células cordonais, grupos isolados destas células se dispõem ao redor de células germinativas primordiais, que dão origem a ovogônias e estas a ovócitos primários. No 7.º mês de vida intra-uterina, o feto humano, então, contém no córtex ovariano ovócitos, que já entraram na primeira divisão meiótica e permanecem na fase de diplóteno até a puberdade, circundados por células planas oriundas da desagregação cordonal, formando nesta região os **folículos primordiais**. Os ovócitos encontrados nestes folículos são ditos **ovócitos primários**. Alguns destes folículos degeneram antes da puberdade, outros podem entrar em degeneração nesta época, enquanto alguns experimentam crescimento e maturação sob a influência hormonal.

O ligamento genital tem um importante papel na formação ligamentosa ovariana. Sua parte cefálica origina o **ligamento suspensor do ovário**, e da sua parte caudal resultam os **ligamentos do ovário propriamente dito** e **redondo do útero**.

Há evidências de que as células planas (**células foliculares**) que envolvem os ovócitos secretam uma substância inibidora da meiose, e, por isso, os ovócitos primários não completam sua divisão antes da puberdade. No sexo masculino, é provável que também ocorra a produção de um fator capaz de inibir a espermatogênse antes da puberdade.

As **tubas uterinas** têm origem nos **ductos paramesonéfricos** (**ductos de Müller**) com o mesênquima circundante respondendo pela formação das camadas de tecido conjuntivo e muscular. Logo, das porções cefálicas destes ductos é que deriva o epitélio tubário.

As porções caudais dos ductos de Müller fundem-se, originando o epitélio uterino e o epitélio da parte superior da vagina. O mesênquima circundante se encarrega de originar o restante da parede destes órgãos (útero e vagina). Desta fusão também resulta a aproximação das duas pregas peritoneais, formando os **ligamentos largos direito e esquerdo** e as **bolsas retouterina** e **vesicouterina**.

Já que a **parte superior da vagina** originou-se da fusão dos ductos paramesonéfricos, o **restante da vagina**, no que diz respeito ao seu epitélio, deriva do endoderma do seio urogenital. O restante da parede tem origem no mesênquima circundante.

Ao se fundirem os ductos de Müller e se formar o **primórdio uterovaginal** ou **conduto uterovaginal** (que dá origem ao **epitélio do canal uterino** e ao **epitélio da parte superior da vagina**), ele entra em contato com o seio urogenital, dando o **tubérculo do seio**. Tal contato induz à formação dos **bulbossinovaginais** (evaginações endodérmicas que vão do seio urogenital à extremidade caudal do primórdio uterovaginal) que, ao se fundirem, originam a **placa vaginal**, cujas células centrais se desintegram para o surgimento da luz vaginal e as periféricas parecem contribuir para a formação do epitélio dos dois terços inferiores da vagina, embora haja quem admita que todo o epitélio vaginal venha destas células.

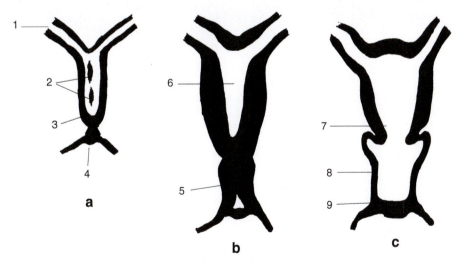

Fig. 14.6 Esquemas mostrando a formação do útero e da vagina num feto humano no início do terceiro mês (*a*) e no final do terceiro mês (*b*). Em *c*, observam-se estes órgãos num recém-nascido. Têm-se em: 1 — tuba uterina (originada da porção não fundida dos ductos paramesonéfricos); 2 — septo uterino; 3 — extremo caudal do ducto paramesonéfrico; 4 — seio urogenital; 5 — placa da vagina; 6 — luz do útero; 7 — cérvice uterina (colo do útero); 8 — vagina; e 9 — hímen.

No sexo feminino, não havendo a fusão das pregas uretrais, ocorre a formação dos **pequenos lábios**. Os **grandes lábios** derivam das saliências genitais que se desenvolvem acentuadamente. Enquanto isso, o **clitóris** surge com discreto alongamento do tubérculo genital. Com a abertura do sulco urogenital, surge o **vestíbulo**.

O **hímen** é formado devido a uma invaginação da parede posterior do seio urogenital, o que resulta na expansão da porção caudal da vagina.

Brotos da uretra se aprofundam no mesênquima adjacente e dão origem às **glândulas uretrais** e **parauretrais**, o que equivale à próstata. As **glândulas vestibulares de Bartholin** derivam do seio urogenital.

Os restos do ducto mesonéfrico formam no sexo feminino o **epoóforo** e o **paraóforo** no mesovário e o **cisto de Gartner** (na parede do útero e da vagina).

As diferenças entre as espécies domésticas quanto ao sistema genital foram mencionadas no capítulo 1.

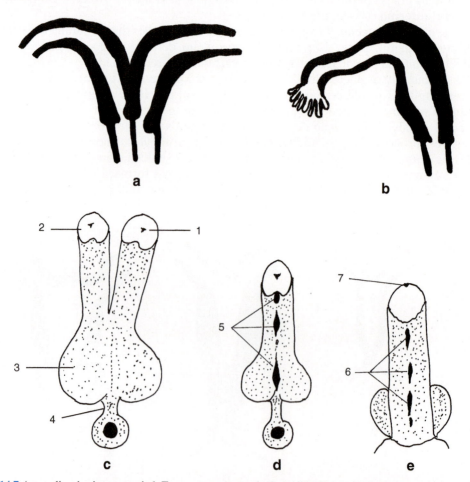

Fig. 14.7 Anomalias do sistema genital. Em *a*, um esquema de útero didelfo (com dois cornos); em *b*, um útero com um único corno; em c, dois pênis (pênis duplo); em *d*, hipospádia (orifícios uretrais anormais na parte ventral do pênis); e em *e* epispádia (orifícios uretrais anormais na parte dorsal do pênis). Têm-se em: 1 — meato (orifício) uretral externo; 2 — glande peniana; 3 — saco escrotal; 4 — períneo; 5 — orifícios uretrais anormais caracterizando uma hipospádia peniana e nota-se também uma extensão à parte escrotal (hipospádia penoescrotal); 6 — orifícios uretrais anormais na parte dorsal do pênis; e 7 — abertura da uretra no exterior (meato uretral externo).

As **mamas** surgem, durante o período de organogênese, como espessamentos celulares da epiderme em formação (a partir do ectoderma superficial) que se desenvolvem em direção ao mesênquima subjacente. Os maciços celulares aprofundam-se, então, no mesênquima ao longo de faixas ectodérmicas desde as regiões axilares às inguinais. Estas faixas são as **cristas mamárias**. De um broto mamário inicial, surgem vários brotos secundários de onde resultam os **ductos lactíferos**, sob a influência de hormônios que atravessam a placenta e chegam ao feto.

Anomalias

Diversas são as anormalidades que ocorrem no sistema urogenital, e muitas delas já vimos ao longo deste capítulo. Contudo, não podemos deixar de mencionar casos de pênis bífido, pênis duplo, vagina dupla, epispádia (a uretra se abre na parte dorsal do pênis) e hipospádia (a uretra se abre na parte ventral do pênis).

Capítulo 15

Sistema Nervoso

Sistema nervoso central e anomalias

A formação do sistema nervoso central tem início na terceira semana do desenvolvimento embrionário humano, com o surgimento da placa neural e da neurulação (já estudadas no capítulo 5; ver Fig. 5.7).

O sistema nervoso central constitui-se do encéfalo (originado da porção cefálica do tubo neural em desenvolvimento) e da medula espinhal ou nervosa (derivada da parte caudal do tubo neural em desenvolvimento), conforme anteriormente estudado no capítulo 6 (ver Fig. 6.3).

MEDULA NERVOSA

A parede do tubo neural se constitui de um **neuroepitélio**, com arranjo de epitélio de revestimento pseudopoliestratificado, cujas células unem-se umas às outras por meio de complexos unitivos. Durante o desenvolvimento embrionário, ocorre uma organização celular, e estas células estruturam-se em três camadas na parede do tubo. São elas, de fora para dentro (até a luz do tubo neural): **camada marginal** (formará a substância branca da medula), **camada do manto** (de onde se origina a substância cinzenta da medula) e **camada ependimária** (da qual resulta a camada de células epiteliais ependimárias que reveste o canal ependimário, situado na porção central do *H* medular, na substância cinzenta).

Com o desenvolvimento embrionário, o neuroepitélio do tubo neural sofre divisões celulares e um rearranjo no qual as células da camada do manto (diferenciadas em **neuroblastos** e **glioblastos**) organizam-se e formam duas condensações, uma ventral e outra dorsal, constituindo, respectivamente, as **placas basal** e **alar**, lateralmente no tubo. Da placa basal, se origina o **corno anterior** da medula, onde os neuroblastos, por diferenciação, estruturam-se em **neurônios motores** (que formarão a **raiz motora** da medula). Da placa alar, por sua vez, deriva o **corno posterior** da medula, onde seus neuroblastos estruturam-se em núcleos nervosos aferentes.

Das cristas neurais, desenvolvem-se os **gânglios nervosos (espinhais)**, constituídos por neurônios pseudo-unipolares e **anficitos** ou **anfineurogliócitos** (vindos das cristas), que, juntamente com os **nervos** (formados pelas fibras nervosas ou axônios que chegam à medula e saem da medula), constituem o **sistema nervoso periférico.** Os neurônios ganglionares nelas formados emitem axônios que se dirigem, um para cada lado, em direção ao corno posterior e em sentido oposto (em direção à pele). Deste modo, constitui-se uma **via aferente** que conduzirá os estímulos nervosos até a medula, comunicando-se através do corno posterior (a **raiz sensitiva** da medula).

O tubo neural, ao desenvolver-se para formar a medula, sofre uma organização na camada do manto de modo a estruturar-se uma substância cinzenta (contendo os corpos neuronais e a maioria dos axônios sem bainha de mielina), em forma de *H* ou asa de borboleta, mais internamente situada. Os axônios destes neurônios, ao serem envoltos por prolongamentos de **oligodendrócitos** (células da **neuróglia** derivadas dos glioblastos), formam a **substância branca** (na qual estão ausentes os corpos neuronais e prevalecem enormemente as porções de axônios providas de bainha de mielina sobre as desprovidas desta bainha). As células da camada ependimária dispõem-se ao redor da luz do tubo neural e formam as **células ependimárias** (cilíndricas ou cúbicas ciliadas) que revestem o **canal ependimário** da medula nervosa. As porções dorsal e ventral do tubo, na linha média, formam, respectivamente, as **lâminas tectória** e **do assoalho,** ambas desprovidas de neurônios, onde axônios cruzam de um lado para outro.

Alguns glioblastos diferenciam-se, no tubo, em outras células da neuróglia, além dos oligodendrócitos. São estas os **astrócitos,** que desempenham importante papel na nutrição neuronal através de prolongamento (**pés vasculares** ou **sugadores**) capazes de captar da corrente vascular os nutrientes necessários à célula nervosa. Um grupo diferenciado de astrócitos (os **astrócitos protoplasmáticos**) restringe-se à substância cinzenta, enquanto o outro (os **astrócitos fibrosos**) migra para a substância branca e nela se localiza. Um tipo intermediário (**astrócito misto**) tem sido descrito na zona de transição entre as substâncias branca e cinzenta. Além do papel nutricional, os astrócitos constituem com seus prolongamentos e os neuronais uma barreira entre o sangue e o neurônio, denominada **neurópilo**.

Durante a formação da medula e do encéfalo, ocorre uma migração de monócitos dos vasos sanguíneos para o tecido nervoso; da migração destes leucócitos, derivam células fagocitárias, exclusivas do sistema nervoso, denominadas **micróglias,** pertencentes à neuróglia, situadas em ambas as substâncias.

Os astrócitos e os oligodendrócitos constituem, juntos, a **macróglia.**

Os neurônios da medula são células multipolares estreladas que se originam de neuroblastos, após diferenciação em células nervosas apolares e, posteriormente, bipolares.

Nas regiões torácica e lombar da medula, estrutura-se, além dos cornos anterior (motor) e posterior (sensitivo), a cada lado, **um corno intermediário** (que contém neurônios da porção simpática do sistema nervoso autônomo).

No corno posterior da medula, um pequeno grupo de neuroblastos diferencia-se em **neurônios de associação**[1], de onde emergem axônios que penetram na camada marginal e se continuam para níveis mais (ou menos) elevados.

A diferenciação das placas alares e basais na substância cinzenta e conseqüentemente no chamado *H* medular mostra padrões característicos nas regiões cervical, torácica, lombar e sacral da medula.

No período fetal, o desenvolvimento da medula nervosa se dá de modo proporcional ao da coluna vertebral, estendendo-se por todo o comprimento da coluna. Na vida pós-natal, a coluna vertebral alonga-se de modo muito mais rápido que a medula nervosa, o que ocasiona o deslocamento da medula para a frente dentro do canal vertebral. Assim, no animal adulto, a medula se estende por distâncias variáveis dentro do canal vertebral. À medida

---

[1]São **neurônios internunciais** (**comissurais**, cujo axônio cruza a linha média da medula e se comunica com o neurônio somático motor do lado oposto, e **não comissurais**, cujo axônio não cruza e se comunica com o neurônio somático motor do mesmo lado).

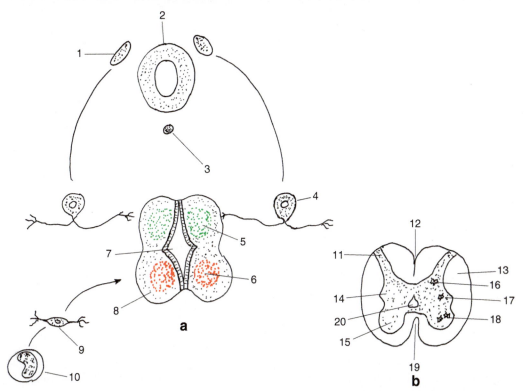

Fig. 15.1 Representação esquemática da formação da medula nervosa. Em *a*, vê-se, a partir do tubo neural, o surgimento das placas alar e basal, como resultado da diferenciação da camada do manto (camada intermediária do tubo neural), de onde surgirá a substância cinzenta. Em *b*, tem-se a medula nervosa. Estão enumerados em: 1 — crista neural; 2 — tubo neural; 3 — notocórdio; 4 — neurônio ganglionar; 5 — placa alar (origina a porção sensitiva da medula nervosa); 6 — placa basal (origina a porção motora da medula nervosa); 7 — luz do tubo neural estreitando-se para formar o canal ependimário (canal central da medula nervosa); 8 — camada marginal diferenciando-se em substância branca; 9 — micróglia; 10 — monócito; 11 — corno posterior; 12 — fissura dorsal; 13 — substância branca; 14 — corno intermediário (lateral); 15 — corno anterior; 16 — neurônio na porção sensitiva (corno posterior) da medula nervosa; 17 — neurônio no corno intermediário; 18 — neurônio no corno anterior; 19 — fissura ventral; 20 — canal central da medula (canal ependimário).

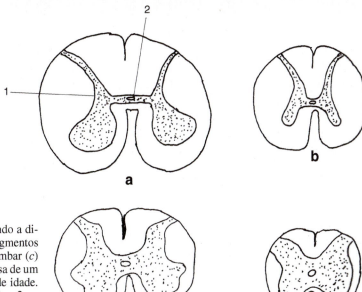

Fig. 15.2 Esquemas mostrando a diferença do *H* medular nos segmentos cervical (*a*), torácico (*b*), lombar (*c*) e sacral (*d*) da medula nervosa de um feto humano com 4 meses de idade. Vêem-se em: 1 — *H* medular; 2 — canal ependimário.

que a desproporção entre o desenvolvimento da medula nervosa e o da coluna vertebral vai aumentando no período fetal, o término da medula vai-se modificando. No início deste período, a medula termina, no feto humano, ao nível da terceira ou quarta vértebra coccígea; no quinto mês, já termina ao nível da primeira vértebra sacral (**S1**) e, no recém-nascido, ao nível da terceira vértebra lombar (**L3**). Com isso, verifica-se que esta desproporcionalidade que se inicia na organogênese é um processo gradual que, no final do período fetal, ocasiona o término da extremidade final da medula em níveis vertebrais mais elevados. No ser humano adulto, a medula nervosa termina ao nível da segunda (**L2**) ou terceira (**L3**) vértebra lombar. As fibras nervosas que emergem da medula formam abaixo da porção terminal desta, em sentido caudal, a **cauda eqüina**. Na parte terminal da medula, forma-se uma extensão filamentosa da pia-máter que cresce caudalmente e termina ao nível da primeira vértebra coccígea, inserindo-se no periósteo; tal filamento denomina-se **filum terminale**.

A substância cinzenta da medula nervosa estrutura-se no feto de modo a permitir a diferenciação entre os segmentos cervical, torácico, lombar, sacral e coccígeo, conforme o seu formato, levando-se em conta a idade fetal.

ANOMALIAS

As anomalias (defeitos) da medula nervosa ocorrem principalmente em função do desenvolvimento anormal da placa neural e conseqüentemente de suas extremidades (as pregas neurais). Todavia, às anormalidades da medula também se associam os desenvolvimentos anormais das meninges, das vértebras, da pele e da musculatura relacionada com a coluna vertebral.

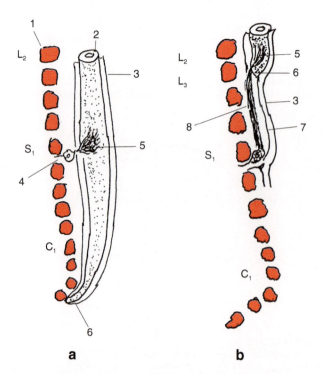

Fig. 15.3 Representação esquemática da mudança do término da medula nervosa no final do período embrionário humano (*a*) até o nascimento (*b*). Têm-se em: 1 — vértebra; 2 — medula nervosa; 3 — dura-máter; 4 — célula ganglionar da raiz dorsal do 1.º nervo sacro; 5 — fibras nervosas; 6 — parte terminal da medula nervosa; 7 — filum terminale; e 8 — cauda eqüina.

O uso de certos medicamentos e a exposição radioativa durante a gravidez têm sido a causa de diversos defeitos da medula. Entre os medicamentos, incluem-se o **ácido valpróico** (usado no tratamento da epilepsia) e o **ácido 13-cis-retinóico** ou **isotretiona** (usado no tratamento da acne).

É importante recordarmos que a formação do tubo neural tem início na terceira semana do desenvolvimento embrionário e termina na quarta semana. Ou seja, este período da organogênese é extremamente crítico na formação da medula e do encéfalo.

O **ácido fólico** tem sido indicado para uso em gestantes, a fim de prevenir possíveis defeitos na formação do tubo neural.

Além de certos medicamentos, a **hipertermia** e a **hipovitaminose A** têm sido associadas a defeitos na formação do tubo neural, o que as inclui, hoje em dia, juntamente com tais medicamentos, entre os diversos **teratógenos** (agentes causadores de anomalias).

Os defeitos da medula incluem vários tipos de **espinha bífida**.

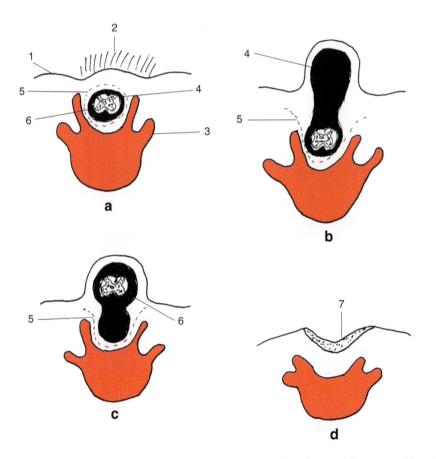

Fig. 15.4 Representação esquemática das diversas anomalias envolvendo a medula nervosa (tipos de espinha bífida). Em *a*, vê-se a espinha bífida oculta; em *b*, a meningocele (a aracnóide faz protrusão na pele); em *c*, a meningomielocele (a medula nervosa e a aracnóide fazem protrusão na pele); em *d*, a raquisquise (não há tubo neural). Estão enumerados em: 1 — pele; 2 — pêlos; 3 — vértebra; 4 — aracnóide e espaço subaracnóideo (em negro) contendo líquido cefalorraquidiano; 5 — dura-máter; 6 — medula nervosa (espinhal); e 7 — ectoderma neural (sulco neural) sem progressão, devido a algum fator que interferiu no processo de desenvolvimento da placa neural para a formação do tubo neural e sua conseqüente diferenciação em medula nervosa.

ENCÉFALO

A formação do encéfalo tem início com a formação do tubo neural e seu desenvolvimento na porção cefálica do tubo. Deste desenvolvimento, resultam as vesículas encefálicas (inicialmente três e posteriormente cinco), conforme já vimos no capítulo 6 (ver Figs. 5.7 e 6.3).

Prosencéfalo

Surge na 4.ª semana do desenvolvimento embrionário como uma só vesícula; na 5.ª semana, divide-se em duas vesículas (**telencéfalo** e **diencéfalo**).

O **telencéfalo** consiste na porção mais rostral do prosencéfalo. Desenvolve-se em dois divertículos laterais que se estruturam nos **hemisférios cerebrais** e uma porção mediana denominada **lâmina terminal.** Estes hemisférios surgem no início da quinta semana, e suas cavidades constituem os **ventrículos laterais,** os quais se comunicam com o **diencéfalo** pelos **forames interventriculares de Monro.**

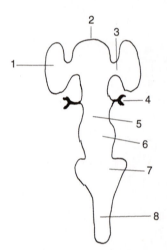

Fig. 15.5 Esquema mostrando as vesículas encefálicas num embrião humano de 6 semanas de idade e o desenvolvimento telencefálico resultando na formação dos ventrículos laterais. Têm-se em: 1 — ventrículo lateral; 2 — lâmina terminal; 3 — forame interventricular; 4 — vesícula óptica emergindo do diencéfalo; 5 — mesencéfalo; 6 — metencéfalo; 7 — mielencéfalo; e 8 — medula nervosa.

Na sexta semana, aparecem duas saliências (uma de cada lado) na parte basal dos hemisférios, voltadas para o assoalho dos ventrículos e para os forames de Monro, denominadas **corpos estriados.** Por outro lado, a parte média do telencéfalo, através de sua cavidade, forma a extremidade anterior do terceiro ventrículo.

Com o desenvolvimento embrionário, crescem os hemisférios e acentua-se a sua curvatura, o que afeta a forma dos ventrículos laterais que, tal como os hemisférios, assemelham-se a um *C*. No interior dos ventrículos (cavidades) laterais, há um líquido claro, de grande importância para o metabolismo do sistema nervoso central, capaz de oferecer alguma proteção ao sistema nervoso central (SNC) contra agressões traumáticas externas, que ocupa não só os ventrículos, mas, também, o canal central da medula (**canal ependimário**), o espaço subaracnóide e os espaços perivasculares. Este líquido é conhecido por **líquido cefalorraquidiano,** e seu conteúdo proteico é bastante pobre; no indivíduo adulto, estima-se que a quantidade deste líquido seja de 140 ml. Sua produção se dá em estruturas (os **plexos coróides**), que formam o teto do terceiro e quarto ventrículos e uma parte das paredes dos ventrículos laterais, constituídas por dobras e invaginações bastante vascularizadas da pia-máter, que se projetam para o interior dos ventrículos, revestidas por células epiteliais cúbi-

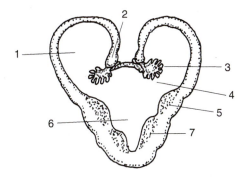

Fig. 15.6 Representação esquemática da porção prosencefálica de um embrião pouco antes do término da organogênese. Estão enumerados em: 1 — ventrículo lateral; 2 — hipocampo; 3 — plexo coróide; 4 — forame de Monro (interventricular); 5 — corpo estriado; 6 — hipotálamo; e 7 — 3.º ventrículo.

cas ou colunares (dispostas em uma única camada e originadas de células ependimárias, derivadas do teto do tubo neural).

Com o crescimento desproporcional de várias partes dos hemisférios e a projeção dos plexos coróides nos ventrículos laterais, estrutura-se a **fissura coróide,** que se interpõe, inicialmente, ao corpo estriado e ao ventrículo lateral.

Com a diferenciação dos hemisférios cerebrais a fim de se formar o córtex cerebral, fibras nervosas que chegam à região cortical em desenvolvimento e dela saem penetram nos corpos estriados, dividindo-os em dois núcleos nervosos (**núcleos caudados** e **lentiformes**). Tais fibras constituem a **cápsula interna.**

O crescimento contínuo dos hemisférios cerebrais leva à formação dos **lobos frontal, temporal** e **occipital.** Acima do corpo estriado, o crescimento é reduzido e surge uma depressão (a **ínsula**) entre os lobos frontal e temporal. À época do nascimento, a ínsula encontra-se quase que totalmente recoberta pelos lobos adjacentes. Antes do nascimento, o crescimento rápido da superfície dos hemisférios cerebrais é tão acentuado no final da vida fetal que se estruturam na superfície cerebral várias circunvoluções, as quais se denominam **giros**, separadas por **fissuras** e **sulcos.**

O córtex cerebral tem sua origem no desenvolvimento do tubo neural na região dos hemisférios cerebrais, com a diferenciação da parede do tubo nas camadas ventricular, intermediária e marginal (mais externa), inicialmente, e, posteriormente, uma quarta (a camada subventricular) abaixo da ventricular e entre ela e a intermediária. De modo diferente da medula nervosa, as células da camada intermediária migram para a camada marginal, onde constituem a **substância cinzenta do córtex cerebral** e suas camadas. Dos corpos celulares (neuroblastos), emergem prolongamentos (axônios) que se dirigem para a parte interna do cérebro em formação, originando a **substância branca da medula do cérebro** (onde se concentram em maioria as fibras mielínicas, de modo a conferir uma coloração esbranquiçada à região). O córtex cerebral organiza-se funcionalmente em regiões motoras e sensitivas.

Logo acima da fissura coróide, a parede dos hemisférios espessa-se e origina, a cada lado da linha média, o **hipocampo** (um dos componentes do **sistema límbico**[2]).

No indivíduo adulto, nota-se a existência de vários feixes de fibras que cruzam a linha média, ligando um hemisfério a outro; destes feixes, os mais importantes seguem pela lâmina terminal. Deste modo, os feixes (as **comissuras**) conectam diversas estruturas e, assim,

---

[2]Um sistema de grande importância que regula as emoções e se relaciona, através de alguns de seus componentes, com os mecanismos de memória e de aprendizagem. Uma participação na regulação do sistema endócrino também tem sido atribuída a este sistema. Por esses motivos, tem sido alvo de intensas investigações.

surgem as comissuras: **comissura anterior, comissura do hipocampo (fórnice), corpo caloso, comissura habenular, comissura posterior** e **quiasma óptico.**

Os **núcleos nervosos** que se formam nos hemisférios cerebrais representam acúmulos ou grupamentos de neurônios no SNC.

O **diencéfalo** corresponde à vesícula prosencefálica que surge, na 5.ª semana, entre o telencéfalo e o mesencéfalo. Embora as cavidades do telencéfalo e do diencéfalo contribuam para formar o **terceiro ventrículo,** é o diencéfalo que entra com a maior parte.

A vesícula diencefálica mostra-se constituída de um teto e duas placas alares (uma de cada lado). De suas paredes laterais, na área do terceiro ventrículo desenvolvem-se três saliências: o **epitálamo**, o **tálamo** e o **hipotálamo.** As placas alares que constituem estas paredes sofrem sulculização, e, deste modo, surgem sulcos que separam estas saliências. Assim, forma-se o **sulco hipotalâmico,** que separa o tálamo (dorsalmente situado) do hipotálamo (ventralmente situado), e, também, o **sulco epitalâmico,** que separa o tálamo do epitálamo (derivado do teto e da porção dorsal da parede lateral da vesícula diencefálica).

O crescimento rápido do tálamo para dentro do terceiro ventrículo leva ao seu estreitamento e, na maioria das vezes, as porções talâmicas se fundem na linha média estabelecendo pontes de ligação cinzentas (de substância cinzenta), através do terceiro ventrículo, conhecidas por **massa intermediária** ou de **adesão (conexão) intertalâmica.**

No embrião humano, na sexta semana, o teto diencefálico se espessa e, posteriormente, na sétima semana, evagina-se para formar uma glândula endócrina, ligeiramente cônica, denominada **glândula pineal** ou **epífise cerebral.** No passado, pouca importância se deu à glândula. Hoje, porém, sabe-se que é uma das mais importantes glândulas do sistema endócrino. Seu parênquima (parte celular e funcional) se constitui de células denomi-

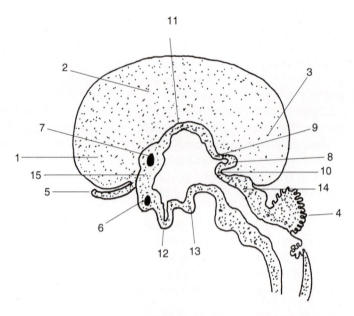

Fig. 15.7 Esquema representando o desenvolvimento encefálico no início do período fetal. Têm-se em: 1 — lobo frontal; 2 — lobo parietal; 3 — lobo occipital; 4 — cerebelo; 5 — bulbo olfativo; 6 — quiasma óptico; 7 — corpo caloso; 8 — corpo pineal; 9 — comissura habenular; 10 — comissura posterior; 11 — teto diencefálico; 12 — infundíbulo; 13 — corpo mamilar; 14 — colículo; e 15 — comissura anterior.

nadas **pinealócitos**, as quais se unem umas às outras, através de seus prolongamentos, por meio de complexos unitivos ou juncionais. Após a puberdade, o parênquima glandular sofre um processo involutivo, aumenta o número de células da neuróglia e aparecem estruturas que aumentam gradativamente em número; tais estruturas são denominadas **areias cerebrais** ou **acérvulos cerebrais**. Estas areias, muitas vezes, podem se calcificar e, assim, possibilitar ao médico a identificação da área da pineal como uma região calcificada nas radiografias de crânio. Através das **comissuras habenular** e **posterior**, após originar-se do teto diencefálico, permanece ligada ao encéfalo, localizada na região do terceiro ventrículo. Admite-se que sua involução possa estar relacionada não só com o envelhecimento cronológico do indivíduo mas, também, com estados patológicos infecciosos e o estresse. Um outro aspecto importante desta glândula diz respeito ao seu lado místico, já que é tida como a **sede da alma**. Atribui-se a este órgão, além da síntese de **melatonina** (até agora o mais potente antioxidante que se conhece), um papel regulador do **ritmo circadiano** que envolve descargas rítmicas de **serotonina** e de melatonina diariamente. Entre médicos e cientistas, há, atualmente, um consenso quanto à importância de uma alimentação e de hábitos de convivência favoráveis à liberação de melatonina pela pineal, com grandes benefícios para o sistema imunológico, para o sono e para a prevenção de distúrbios cardiovasculares.

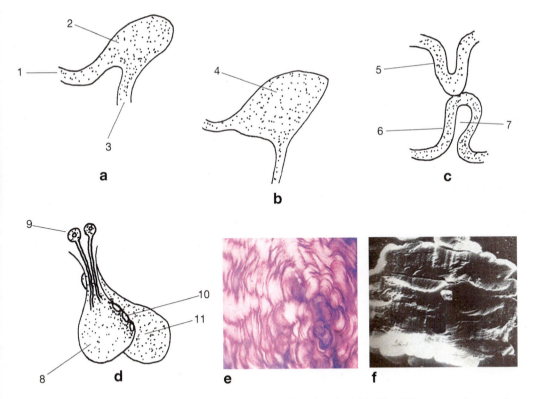

Fig. 15.8 Representação esquemática da formação da glândula pineal e da hipófise. Vêem-se em: 1 — comissura habenular; 2 — corpo pineal; 3 — comissura posterior; 4 — glândula pineal; 5 — assoalho do diencéfalo; 6 — ectoderma oral; 7 — bolsa de Rathke; 8 — neuro-hipófise; 9 — núcleos nervosos hipotalâmicos (supra-óptico e para-ventricular); 10 — resíduos da bolsa de Rathke na porção intermediária da adeno-hipófise; e 11 — adeno-hipófise. Os esquemas *a* e *b* mostram a formação da glândula pineal, e os esquemas *c* e *d* são referentes à hipófise. As imagens *e* e *f* mostram areia cerebral humana; em *e*, ao microscópio óptico, e em *f* ao microscópio eletrônico de varredura.

O formato da pineal varia nas diferentes espécies de animais, podendo até ser alongada, como um pênis, o que lhe permitiu a denominação de **pênis cerebral.** Também tem sido descrita, em anfíbios, a presença de células fotorreceptoras. Por isso, outras denominações, como **terceiro olho** e **olho mediano**, têm sido atribuídas à glândula.

O **hipotálamo** se desenvolve de modo a se formarem vários núcleos nervosos (entre eles, os **corpos mamilares**, ventralmente situados).

O assoalho do diencéfalo, durante o desenvolvimento embrionário, sofre uma evaginação, projetando-se para baixo, em direção ao ectoderma oral (**estomodeu** ou boca primitiva) para formar a **neuro-hipófise** que se liga ao hipotálamo através do **infundíbulo**. A outra porção da **hipófise**, denominada **adeno-hipófise**, origina-se de uma invaginação do teto do estomodeu, chamada **bolsa de Rathke**.

Mesencéfalo

Com o desenvolvimento do tubo neural, esta vesícula encefálica se estreita e dá origem a um estreito canal (**aqueduto cerebral** ou de **Sylvius**) que faz a ligação entre o terceiro e o quarto ventrículos.

De cada placa alar mesencefálica, migram neuroblastos, em direção ao teto da vesícula, que originam grupamentos neuronais (núcleos nervosos) denominados **colículos**.[3] Formam-se quatro grupamentos: dois superiores ou anteriores (os **colículos superiores** ou **anteriores**, relacionados com os reflexos visuais) e dois inferiores ou posteriores (os **colículos inferiores** ou **posteriores**, relacionados com os reflexos auditivos).

Cada placa (lâmina) basal mostra, durante o desenvolvimento, um arranjo neuronal de modo a organizarem-se grupos de neurônios (núcleos nervosos) motores (o **eferente somático**, relacionado com a inervação da musculatura ocular, através dos nervos oculomotor e troclear, e o **eferente visceral geral**, cujo representante é o **núcleo de Edinger-Westphal**, relacionado com a inervação do músculo esfíncter da pupila). A camada marginal das placas basais desenvolve-se, aumentando de tamanho, e forma um trato fibroso denominado **pedúnculo cerebral.** Dorsalmente ao pedúnculo, situa-se, a cada lado da linha média, uma massa de substância cinzenta (constituída de neurônios contendo o pigmento **melanina**), chamada **substância nigra**, em virtude de sua coloração escura. A origem desta substância cinzenta parece estar relacionada com as placas basais, embora haja citações de sua origem ligada às placas alares.

Os **núcleos rubros** e **reticulares** têm origem nos neuroblastos das placas basais.

Das três vesículas encefálicas (**prosencéfalo, mesencéfalo** e **rombencéfalo**), o **mesencéfalo** é a única que não se subdivide, com o desenvolvimento, em duas outras, como as demais.

Rombencéfalo

Divide-se em duas vesículas na 5.ª semana: o **metencéfalo** e **mielencéfalo**.

O **metencéfalo** situa-se entre o **mielencéfalo** e o **mesencéfalo** e, entre o metencéfalo e o mielencéfalo, está a **flexura pontina**. Este aspecto da 5.ª semana do desenvolvimento embrionário humano caracteriza a fase em que as vesículas encefálicas iniciais (três) estruturam-se em cinco vesículas.

---

[3]Formam quatro elevações (duas superiores e duas inferiores) conjuntamente chamadas **corpos** ou **tubérculos quadrigêmeos**.

Da vesícula metencefálica, se origina a estrutura arboriforme do sistema nervoso central, conhecida por **cerebelo**. A árvore cerebelar deriva inicialmente de um espessamento da porção dorsal das placas alares, a cada lado da linda média; ao se desenvolverem acentuadamente, as porções espessadas se fundem na linha média, sobrepondo-se à **ponte (tronco cerebral** ou **protuberância)** e à **medula oblonga (bulbo)**, ultrapassando a metade rostral do quarto ventrículo. Levando-se em conta que, no tubo neural, inicialmente se formam as **camadas ependimária** (mais interna), **do manto** (intermediária) e **marginal** (mais externa), os neuroblastos do manto migram para a camada mais externa e estruturam um **córtex cerebelar** de substância cinzenta constituído de três camadas (a **molecular**, a de **Purkinje** e a **granulosa**). A exemplo do que ocorre nas outras regiões do SNC, o mesênquima que circunda o tubo neural origina as **meninges (pia-máter, aracnóide** e **dura-máter,** respectivamente, a mais interna, a intermediária e a mais externa). Convém lembrar que a cápsula fibrosa da pineal também vem deste mesênquima.

Enquanto o **cerebelo** e a **ponte** derivam das paredes da vesícula metencefálica, a sua cavidade forma a **parte superior do quarto ventrículo** (que se comunica com a inferior, originada da cavidade da vesícula mielencefálica, contínua com o canal central da medula).

Ao cerebelo compete a coordenação dos movimentos e da postura do indivíduo, ou seja, do equilíbrio.

A ponte é uma via para as fibras nervosas entre a medula nervosa e as regiões corticais do cerebelo e do cérebro.

As placas alares metencefálicas originam núcleos nervosos sensitivos (**aferente somático, aferente visceral especial** e **aferente visceral geral**).

Os núcleos nervosos motores (**eferente somático, eferente visceral especial** e **eferente visceral geral**) derivam das placas basais.

A organização estrutural do cerebelo relaciona-se com porções que se formam, durante o desenvolvimento, fisiologicamente determinadas. Da mais velha, filogeneticamente falando, para a mais jovem, temos: o **arquicerebelo (lobo floconodular)**, o **paleocerebelo (vérmis** e **lobo anterior)** e o **neocerebelo (lobo posterior)**. A primeira tem conexões com o aparelho vestibular, a segunda associa-se a informações sensitivas dos membros e a terceira relaciona-se com um controle seletivo da movimentação dos membros.

O **mielencéfalo** é a vesícula contínua com a porção do tubo neural que origina a medula nervosa. Situa-se entre o metencéfalo e a medula nervosa em formação. Dele se origina a **medula oblonga**, e a sua cavidade forma a **parte inferior do quarto ventrículo**. Das placas basais, derivam núcleos nervosos eferentes motores; das alares, os núcleos nervosos aferentes sensitivos.

Os nervos que fazem conexão com o encéfalo são denominados **nervos cranianos**. Boa parte destes nervos encontra-se ligada ao tronco encefálico. Compreendem um total de doze pares.

Os pares de nervos cranianos encontram-se assim distribuídos: 1.º par — **nervo olfatório** (sensitivo, de origem telencefálica), 2.º par — **nervo óptico** (sensitivo, de origem diencefálica), 3.º par — **nervo oculomotor** (motor, de origem mesencefálica), 4.º par — **nervo troclear** (motor, de origem mesencefálica), 5.º par — **nervo trigêmeo** (sensitivo e motor, de origem metencefálica), 6.º par — **nervo abducente** (motor, de origem metencefálica), 7.º par — **nervo facial** (motor, sensitivo e autônomo, de origem na junção metencéfalo/mielencéfalo), 8.º par — **nervo vestíbulo-coclear** ou **auditivo** (sensitivo, originado na junção metencéfalo/mielencéfalo), 9.º par — **nervo glossofaríngeo** (sensitivo e motor, de origem mielencefálica), 10.º par — **nervo vago** (sensitivo, motor e autônomo, de origem mielencefálica), 11.º par — **nervo acessório** (motor e autônomo, de origem no mielencéfalo e na medula nervosa) e 12.º par — **nervo hipoglosso** (motor, de origem mielencefálica).

Afecções nervosas podem ser motivo de grande preocupação e de cuidados médico-odontológicos especiais, em virtude de crises dolorosas (**nevralgias**) que afetam o trigêmeo e/ou o glossofaríngeo.

São **ramos do trigêmeo** os nervos: **oftálmico, maxilar** e **mandibular**. Este último ramo (o mandibular) possui uma divisão (**nervo lingual**) que responde, juntamente com os nervos hipoglosso e glossofaríngeo, pela inervação lingual. As fibras do nervo facial chegam à língua pelo nervo lingual e incorporam-se a ele por meio de uma anastomose (**nervo corda do tímpano**).

No tocante à inervação lingual, o **nervo trigêmeo** responde pela sensibilidade geral (temperatura, dor, pressão e tato) nos 2/3 anteriores, o **nervo facial** pela sensibilidade gustativa nos 2/3 anteriores, o **nervo glossofaríngeo** pela sensibilidade geral e gustativa no terço posterior e o **nervo hipoglosso** pela motricidade. Destes, só o hipoglosso, o glossofaríngeo e o lingual chegam à língua.

Na região encefálica, podem ocorrer diversas anomalias sob a influência de diversos agentes teratogênicos. A **meningocele** é uma anomalia na qual a dura-máter pode estar ausente na área afetada, com a aracnóide fazendo grande protrusão sob a pele; do mesmo modo que no encéfalo, esta anomalia pode ser, também, observada na região da medula nervosa. De maior gravidade é a anomalia conhecida por **mielomeningoencefalocele**, na qual o tecido encefálico é projetado para fora, a dura-máter está ausente e a pele reveste externamente em contato com a aracnóide; ao nível da medula nervosa, este tipo de anomalia é conhecido por **meningomielocele** ou **mielomeningocele**. Em outro tipo grave de anomalia, denominado **meningoidroencefalocele**, o tecido encefálico protruso contém parte do sistema ventricular. Outras anomalias podem estar envolvidas com a parte encefálica; por exemplo, a **hidrocefalia** (com acúmulo de líquido cefalorraquidiano na região ventricular), a **microcefalia** (redução de tamanho do encéfalo), a **macrocefalia** (aumento de tamanho do encéfalo), e a **anencefalia**, além do retardo mental. O envolvimento genético, sem dúvida, é de grande importância em algumas destas anomalias.

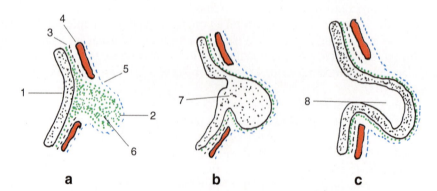

Fig. 15.9 Representação esquemática das anomalias que envolvem o desenvolvimento encefálico. Em *a*, tem-se a meningocele (uma anomalia na qual a aracnóide faz protrusão na pele); em *b*, a meningoencefalocele (uma anomalia na qual o tecido encefálico se exterioriza à caixa óssea fazendo saliência na pele); em *c*, a meningohidroencefalocele (nesta anomalia o tecido encefálico é protruso juntamente com parte do ventrículo devido a uma abertura óssea occipital acentuada). Vêem-se em: 1 — tecido encefálico; 2 — aracnóide; 3 — dura-máter; 4 — osso; 5 — pele; 6 — espaço subaracnóideo dilatado; 7 — tecido encefálico extrusado; e 8 — luz ventricular. Estas anomalias são decorrentes de defeito de ossificação nos ossos do crânio; as anomalias que envolvem a medula nervosa decorrem de defeitos na ossificação endocondral que leva à formação das vértebras.

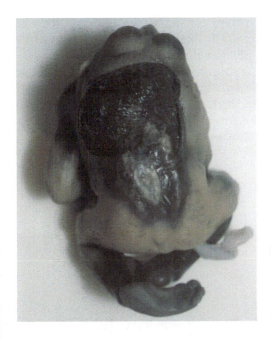

Fig. 15.10 Fotografia de um anencéfalo (anomalia na qual não se formam o tubo neural e, em conseqüência, a calota craniana, de modo que o tecido encefálico fica exposto e acaba necrosando) com raquisquise (mielosquise) associada (cortesia do Serviço de Embriologia do Instituto Biomédico da Universidade Federal Fluminense).

Sistema nervoso periférico

Constitui-se dos gânglios nervosos e dos nervos. Da crista neural se originam as **células ganglionares** formadoras dos gânglios nervosos e os **anficitos** (**células satélites**) que as envolvem nos gânglios. Também se originam da crista as **células de Schwann** que formam a **bainha de mielina** no sistema nervoso periférico (SNP) ao se enrolarem em torno de axônios. O conjuntivo dos gânglios e nervos vem do mesênquima envolvente.

A crista neural desenvolve-se a partir da prega neural (lábio neural). Dela derivam também: as **células nervosas dos plexos nervosos do tubo digestivo**, as **células da região medular das adrenais**,[4] os **melanócitos** (células relacionadas com a produção de **melanina** na pele), as **células integrantes do sistema neuroendócrino difuso** e as **células mesenquimais da região de cabeça** que originam estruturas conjuntivas, musculares, cartilaginosas e ósseas.

As fibras nervosas dos gânglios espinhais que se dirigem à medula nervosa são vias aferentes (sensitivas) e as que saem da medula pela raiz anterior são eferentes (motoras). Deste modo, formam-se no SNP **nervos simples** (**motores** ou **sensitivos**) e **nervos mistos** (motores e sensitivos).

O **sistema nervoso autônomo** (SNA) relaciona-se com o controle dos **leiomiócitos** (fibras musculares lisas), com o ritmo cardíaco e a secreção de algumas glândulas. Seu funcionamento sofre constantemente a influência do SNC. Deste modo, o conceito de SNA é principalmente funcional. Constitui-se de grupos de neurônios situados no SNC, fibras nervosas que saem do SNC através dos nervos cranianos e espinhais e gânglios nervosos que se encontram no curso destas fibras. Assim, o primeiro neurônio localiza-se no SNC e estabelece contato sináptico com o segundo neurônio (localizado em um gânglio do SNA ou no

---
[4]Ambas derivadas da crista neural, por meio de um processo de migração.

interior de um órgão), e este, por sua vez, com os efetores. As fibras que ligam o primeiro neurônio desta cadeia do SNA ao segundo neurônio são ditas **pré-ganglionares** (mielínicas) e as que ligam o segundo aos efetores são as **pós-ganglionares** (amielínicas). São divisões do SNA: o **simpático** (cujos núcleos nervosos localizam-se nas porções torácica e lombar da medula nervosa) e o **parassimpático** (cujos núcleos nervosos encontram-se no encéfalo e na porção sacral da medula espinhal; suas fibras saem pelos nervos cranianos (oculomotor, facial, glossofaríngeo e vago) e pelos nervos sacros.

O mediador químico do **simpático** é a **noradrenalina** (também produzida na medula das adrenais) e do **parassimpático** é a **acetilcolina**.

CAPÍTULO 16

Sistema Tegumentar (Pele e Anexos)

Introdução

O sistema tegumentar compreende a **pele (tegumento) e seus anexos.** Dois tipos de pele podem ser distinguidos no corpo: a pele fina e a pele grossa. A fina recobre o corpo, contém uma quantidade variável de pêlos e se localiza onde o desgaste é menor, enquanto a grossa não possui pêlos e se situa em áreas do corpo nas quais o desgaste é mais intenso. A pele é considerada o maior órgão do corpo. Em ambos os tipos, há duas camadas: a epiderme e a derme. A hipoderme, subjacente à derme, não é considerada como parte integrante da pele. A epiderme é a camada mais externa e consiste em tecido epitelial de revestimento poliestratificado pavimentoso queratinizado, derivado do ectoderma superficial que, de início, na 5.ª semana do desenvolvimento embrionário humano, é um estrato único de células ligeiramente cubóides. Posteriormente, com a progressão da organogênese, as células deste estrato entram em mitose e dão origem a um estrato de células pavimentosas (planas ou achatadas) que se organiza sobrepostamente; ao estrato pavimentoso recém-formado que se sobrepõe ao cubóide, denominamos **periderma** ou **epitríquio** (e já na 7.ª semana confere à epiderme em formação um caráter epitelial biestratificado). No segundo mês de vida fetal, as células cubóides do estrato inicial (estrato basal ou germinativo), devido ao contínuo processo mitótico que sofrem, já estruturaram novos estratos sobrepostos. Com isso, no período fetal, os estratos que compõem a epiderme definitiva estão presentes. Assim, surgem os estratos: espinhoso (imediatamente sobre o basal), granuloso (sobre o espinhoso), lúcido (ausente ou fundido ao córneo na pele fina; sobre o granuloso) e córneo (o mais externo e constituído de uma proteína denominada **queratina**). Na epiderme da pele grossa (situada na palma da mão e na sola do pé), o grau de queratinização torna-se mais intenso, devido ao desgaste, principalmente na vida pós-natal. Ainda no período fetal, células descamativas da epiderme podem ser observadas no líquido amniótico.

À epiderme em desenvolvimento incorporam-se células com prolongamentos dendríticos, vindas da crista neural. São os **melanócitos,** cujo aspecto e origem lembram os neurônios. Seu papel é tomar parte no processo de pigmentação da pele e dos pêlos, através da produção de **melanina.** Seus prolongamentos tocam as células basais (que se tornam mais altas no 5.º mês, constituindo um estrato germinativo de células cilíndricas ou colunares) e algumas células do estrato espinhoso, o que permite que a melanina se deposite nestes estratos. Em animais, a dispersão e a concentração dos grânulos de melanina no citoplasma dos melanócitos depende, respectivamente, dos hormônios **melanotrófico (MSH, hormônio estimulante dos melanócitos),** produzido pela adeno-hipófise, e **melatonina.** O camaleão é um exemplo típico deste processo fisiológico. No início da fase fetal, já alcançaram a epiderme em formação.

O mesênquima subepidérmico, na 5.ª semana, é um tecido frouxo constituído de células **totipotentes (mesenquimais indiferenciadas)** que, aos poucos, com o desenvolvimento, vão se diferenciando e produzindo **matriz extracelular** (fibras conjuntivas e glicosaminoglicanos); este mesênquima, também, vai paulatinamente fazendo saliência na epiderme, e às saliências vão chegando vasos e fibras nervosas. O mesênquima formará a **derme** (que se divide numa porção **papilar,** formada por tecido conjuntivo frouxo, e outra **reticular,** de tecido conjuntivo denso não modelado), e as saliências formarão as **papilas dérmicas.** Ao nível epitelial, formam-se as **cristas epidérmicas.** O desenvolvimento destas estruturas será de extrema importância na formação das impressões digitais.

Pêlos, glândulas, unhas e garras

São considerados estruturas anexas da pele (tegumento). Derivam do epitélio por invaginação. Os pêlos são abundantes na superfície corporal de muitos animais domésticos e possuem coloração variável. A ausência ou deficiência da enzima **tirosinase**[1] determina o embranquecimento dos pêlos. No ser humano a distribuição dos pêlos no corpo é bastante variável, e normalmente uma maior concentração se encontra em áreas limitadas. Todavia, em situações anormais, pode ocorrer o aumento de formações pilosas (uma condição conhecida por **hipertricose**), de forma dispersa ou localizada, ou a ausência de pêlos (condição denominada **atriquia**).

Os **folículos pilosos** são estruturas que surgem com a invaginação do ectoderma superficial em direção ao mesênquima subjacente (oriundo do **dermátomo**) e respondem pela estruturação dos pêlos. Do mesmo modo que na formação da pele, este mesênquima se organiza e faz saliência nos folículos que estão se formando. Com isso, surgem as **papilas do folículo piloso** (áreas de conjuntivo frouxo bastante vascularizadas) sob as partes epiteliais dilatadas (os **bulbos pilosos**) dos folículos. Nos ovinos, o pêlo ou **manta (fibra)** pode conter ou não a medula (parte mais interna), e pelo menos três tipos podem ser distinguidos. No ser humano, o cabelo louro que se forma estrutura-se sem medula.

Da invaginação epitelial também se originam as glândulas sebáceas e sudoríparas. A secreção sebácea, juntamente com porções degeneradas dos pêlos iniciais (**lanugo**) do feto e células epiteliais descamativas, forma uma película protetora do feto, contra a ação macerativa do líquido amniótico, que tem aspecto pastoso e brilhante, envolvendo a pele fetal, e que ao nascimento confere ao recém-nato um caráter escorregadio da pele; esta película é denominada **vernix caseoso.** A secreção sebácea é lançada no folículo piloso diretamente e serve ainda para lubrificar o pêlo; tem início por volta do 5.º mês no feto humano. Em algumas ocasiões, no indivíduo adulto, surgem afecções da pele em decorrência da obstrução do orifício de excreção sebácea no folículo;

---

[1]Nos animais de pêlo cinzento, admite-se que a cor da pelagem está relacionada com a incapacidade de produção de tirosinase ao nível dos melanócitos do bulbo piloso.

incluem-se aí os chamados **cravos**. As glândulas sebáceas estão, portanto, associadas aos folículos pilosos e, junto com o **músculo eretor do pêlo** (originado do mesênquima), constituem importantes anexos da pele fina inexistentes na pele grossa.

As glândulas sudoríparas possuem ductos que permitem o escoamento da secreção na superfície da pele através de orifícios. Estão presentes nos dois tipos de pele. De modo diferente das sebáceas, originam-se independentemente do broto epitelial piloso. Enquanto as sebáceas se estruturam em **glândulas holócrinas** (as células secretam e morrem), as sudoríparas o fazem em **glândulas écrinas** ou **merócrinas** (as células secretam e só a secreção é eliminada) e **glândulas apócrinas** (parte das células se vai com a secreção). A distribuição das glândulas apócrinas, o seu aspecto e o seu funcionamento secretório variam entre os animais domésticos e diferem dos seres humanos. Nos animais domésticos, estas glândulas estão espalhadas pelo corpo do animal; no ser humano, localizam-se principalmente nas regiões púbica, axilar e perianal. No eqüino, as apócrinas são bastante ativas e produzem suor intenso durante as atividades de exercício e as altas temperaturas; no gato e na cabra, são menos ativas.

As glândulas sudoríparas écrinas do cão e do gato são encontradas, principalmente, nas almofadas da pata. A ranilha dos ungulados, o carpo dos suínos e a região nasolabial dos ruminantes e suínos também se incluem nos locais onde prevalecem tais glândulas.

Enquanto nos pêlos podemos encontrar **queratina mole** (pobre em pontes dissulfeto) e **queratina dura** (rica em pontes dissulfeto), as **unhas**, as **garras** e os **chifres** contêm queratina dura.

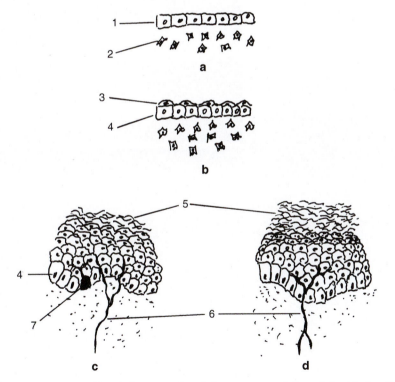

Fig. 16.1 Representação esquemática da formação da pele humana no período embrionário (*a* e *b*) e no recém-nascido (*c* e *d*). Em *a*, corresponde a um embrião de 5 semanas de idade; em *b*, a 7 semanas. Vêem-se em: 1 — epitélio de revestimento monoestratificado cúbico derivado da estruturação do ecoderma superficial; 2 — mesênquima subjacente (originado do mesoderma do dermátomo); 3 — estrato (camada) de células planas ou pavimentosas derivado do estrato subjacente; 4 — estrato basal ou germinativo; 5 — estrato córneo (queratina); 6 — fibra nervosa (terminação nervosa livre); 7 — melanócito.

No feto humano, a formação das unhas inicia-se no terceiro mês, quando surge uma área achatada **(leito ungueal primário),** circundada por uma prega da pele, no dorso da falange terminal de cada dedo. O epitélio da região ungueal possui camadas de células em número bastante reduzido, e durante o 5.º mês vai se depositando o material proteico formador da queratina no leito ungueal, de modo a permitir a estruturação córnea da unha. Ao nascimento, a unha pode, então, ter crescido de tal modo que chega a ultrapassar a extremidade distal dos dedos. As unhas têm grande importância para o médico durante a **anamnese** (uma avaliação do estado do paciente em função de uma série de dados capazes de permitir ou facilitar o diagnóstico) e o exame clínico, porque possibilitam não só a identificação de **onicoses** (doenças da unha) mas também outras enfermidades (através do aspecto macroscópico da unha).

As **garras** do cão e do gato são escudos de queratina dura, curvos em ambas as direções, formados de **parede (placa da garra)** e **sola** (onde a queratina é menos dura que na parede).

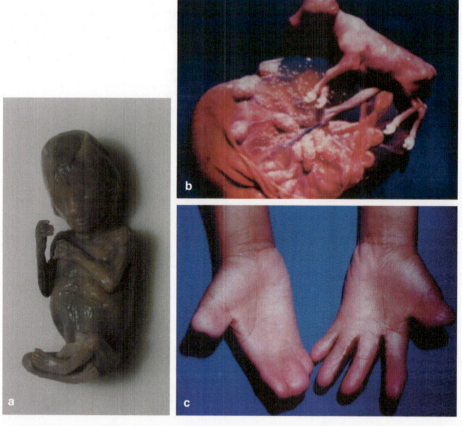

Fig. 16.2 Fotografias mostrando o vernix caseoso num feto humano com 3 meses de idade (*a*), num feto bovino (*b*) e a pele grossa da palma da mão de uma criança com anomalia da mão direita (fusão digital). Em *a* e *b*, tem-se o vernix envolvendo toda a pele fina. A foto *b* mostra ainda uma placenta cotiledonária (cortesia do Prof. Renato Luiz Silveira da disciplina de Anatomia dos Animais Domésticos do Departamento de Morfologia do Instituto Biomédico da Universidade Federal Fluminense). A foto *c* é uma cortesia do Prof. Dr. Edgar Alves Costa, Chefe do Serviço de Cirurgia Crânio-maxilo-facial do Hospital Santa Cruz e Professor Aposentado da disciplina de Cirurgia Buco-maxilo-facial da Universidade Federal Fluminense.

Casco e chifre

Nos suínos e nos ruminantes, o casco tem composição diferente da dos eqüinos, uma vez que falta a **ranilha** (cunha da úngula), a qual é uma massa cuneiforme medial e posterior à **sola** (que constitui a maior parte da superfície ventral do pé). Nos eqüinos, a **parede** é aquela parte do casco que se apresenta visível quando a pata do animal está posicionada no solo; esta região do casco é composta de três camadas ou **estratos (externo, médio** e **interno),** estruturalmente distintos.

Os **chifres** ou **cornos** dos ruminantes são estruturas compostas de queratina dura. Compreendem epiderme, derme e hipoderme, que formam uma cobertura sobre o processo cornual do osso frontal. Embora as células da região já estejam determinadas e potencializadas para desenvolvê-los ainda na vida fetal, somente no período pós-natal é que acontece o seu desenvolvimento, variando de tamanho entre as diferentes raças.

Capítulo 17

Órgãos dos Sentidos

Gustação

A **gustação** envolve a formação de **papilas linguais que contêm** os chamados **botões gustativos**. As papilas linguais são formadas devido à projeção do conjuntivo (lâmina própria) no epitélio lingual. Surgem no final da organogênese (no embrião humano, no final da oitava semana) e são classificadas em: **filiformes** (especializadas para o ato de sucção e sem botões gustativos), **fungiformes** (com ou sem botões gustativos), **foliáceas** (com botões gustativos) e **caliciformes** ou **valadas** (com botões gustativos). As papilas foliáceas ou folheadas são encontradas nos coelhos e no ser humano (recém-nascido) e possuem botões gustativos dispostos lateralmente, à semelhança das papilas valadas. As papilas valadas são as maiores e se situam no *V* lingual; juntamente com as foliáceas, são as primeiras a aparecer e se formam na porção dorsal da língua, próximo ao nervo glossofaríngeo. As papilas fungiformes e filiformes surgem posteriormente durante o período fetal. A formação das papilas se dá na parte dorsal da língua, sendo a ventral lisa.

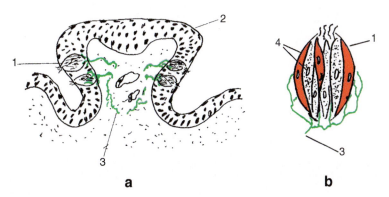

Fig. 17.1 Esquema mostrando uma papila valada ou circunvalada ou caliciforme (*a*) e em destaque um botão gustativo (*b*). Estão representados em: 1 — botão (corpúsculo) gustativo; 2 — epitélio lingual (poliestratificado pavimentoso); 3 — fibra nervosa; e 4 — células neurogustativas e de sustentação.

Os **botões gustativos**, também denominados **corpúsculos gustativos**, são estruturas contendo **células neurogustativas** e **de sustentação** que se encontram dispostas entre as células do epitélio de revestimento das papilas; constituem na região das papilas fungiformes, valadas e foliáceas um **neuroepitélio**. Além das células, tais estruturas contêm fibras nervosas em seu interior e externamente. São especializados para a percepção do gosto. No feto humano, surgem em torno do 4.º mês possivelmente através de um processo interativo do qual participam os nervos corda do tímpano, glossofaríngeo e vago.

Olfação

As porções envolvidas com a olfação encontram-se descritas no capítulo 12.

Audição

A porção auditiva constitui-se de: **orelhas externa, média** e **interna**.[1]

A orelha externa deriva do desenvolvimento do 1.º e do 2.º arcos mesodérmicos, durante a organogênese e no período fetal. Orelhas grandes ou pequenas, portanto, tanto no homem quanto nos animais, dependem do desenvolvimento destes arcos; ou seja, o tamanho e a forma da orelha dependem do desenvolvimento destes arcos. Num processo interativo com o de-

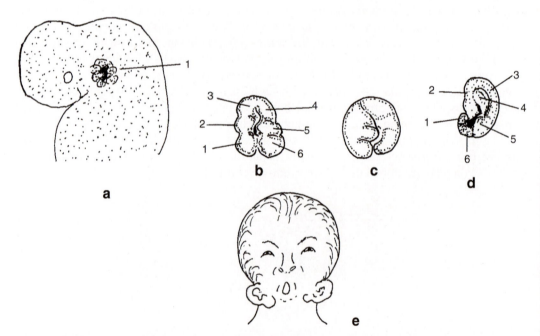

Fig. 17.2 Esquemas representando a formação normal do pavilhão auricular (*a, b, c* e *d*) e a implantação anormal da orelha (*e*, uma anomalia conhecida por otocefalia). Vê-se em: 1*a* — início da formação do pavilhão auricular com o surgimento das saliências auriculares. Em *b, c* e *d*, a numeração de 1 a 6 indica, respectivamente: trago, ramo da hélice, hélice, anti-hélice, antitrago e lóbulo. Em *e*, nota-se ainda microstomia (boca pequena).

---

[1]Segundo a Nomina Anatômica atual, embora não agrade a muitos histólogos e embriólogos que preferem o termo **ouvido**.

senvolvimento da face, podem ocorrer disposições anômalas da orelha (**otocefalia,** uma implantação baixa da orelha) associadas a outras anomalias da face sob a influência de fatores teratogênicos. A cartilagem elástica do pavilhão auditivo deriva destes arcos mesodérmicos. O **conduto auditivo externo** tem origem no 1.° sulco ectodérmico; a parte externa da **membrana do tímpano** também se origina deste sulco. Do ectoderma superficial, provêm as células daquele epitélio que forma a pele fina que reveste o pavilhão auricular. No embrião humano de seis semanas de idade, o mesênquima dos arcos estrutura-se em seis **saliências auriculares** que se formam ao redor do 1.° sulco; do desenvolvimento destas, vão depender a forma e o tamanho da orelha externa. O lóbulo da orelha desenvolve-se por último e, sob influência genética, pode estar aderido ou não à face. Embora o desenvolvimento desta porção auditiva (orelha externa) tenha início ao nível do pescoço, ocorre, durante a organogênese, o seu deslocamento para a região da cabeça (ao nível dos olhos) com o desenvolvimento do primeiro arco e a formação da face. Na **otocefalia,** as orelhas permanecem baixamente implantadas.

A **orelha média** é formada a partir do desenvolvimento da 1.ª bolsa faríngea que se estrutura na **tuba auditiva** (**conduto faringotimpânico** ou, como antes denominada, **trompa de Eustáquio**). A parte distal do recesso tubular faringotimpânico, ao expandir-se em direção ao 1.° sulco (fenda) ectodérmico, dá a **cavidade timpânica primitiva** (posteriormente, **cavidade da orelha média** ou **cavidade timpânica**). O revestimento epitelial da parte interna da **membrana timpânica** também deriva da 1.ª bolsa. A expansão da cavidade timpânica leva ao envolvimento de estruturas ósseas (**ossículos da orelha média: bigorna, martelo** e **estribo**), originadas dos dois primeiros arcos mesodérmicos (mandibular e hióide), tendões, ligamentos e nervo corda do tímpano; estas estruturas recebem um revestimento epitelial e mesmo no adulto as formações ósseas (ossículos) são recobertas por epitélio.

A **membrana timpânica** separa a orelha externa da média. Constitui-se de duas porções epiteliais (uma interna e outra externa) e uma conjuntiva intermediária (originada do mesênquima do 1.° arco, com uma contribuição do 2.° arco — ver Figs. 10.1*b, c, d* e *e*).

O **antro mastóideo** forma-se no período fetal tardio por expansão da cavidade timpânica. Situa-se na porção pré-mastóidea do osso temporal. No recém-nascido, embora já tenha quase o tamanho que se observa no indivíduo adulto, o antro não possui celas mastóideas (mas, no segundo ano de vida pós-natal, encontram-se bem desenvolvidas e estruturam-se em projeções temporais chamadas **processos mastóideos**).

Até a puberdade, tanto a orelha externa quanto a média continuam o seu crescimento.

A **orelha interna** inicia a sua formação antes da externa e da média. No embrião humano de 4 semanas de idade, surge sob a forma de um espessamento ectodérmico (**placóide ótico**) de cada lado do mielencéfalo. Durante o desenvolvimento embrionário, os placóides se invaginam, invadindo o mesênquima subjacente, e constituem as **fossetas óticas** (uma de cada lado da linha média). Posteriormente, as bordas de cada fosseta se fundem, e assim se estruturam as **vesículas óticas** (**otocistos** ou **vesículas auditivas**), as quais representam o **primórdio do labirinto membranoso.**

As vesículas óticas não permanecem ligadas ao ectoderma que lhes deu origem e, logo após a sua formação, se desprendem e sofrem alongamento que permite a estruturação do **ducto endolinfático** e do **saco endolinfático.** A parte dorsal das vesículas dá origem à **região utricular** (de onde surgem o **utrículo,** os **canais semicirculares** e o **ducto endolinfático**), enquanto a central forma a **região sacular** (da qual derivam o **sáculo** e o **ducto coclear**).

Durante o desenvolvimento embrionário aparecem estruturas com formato de discos, que são divertículos planos crescendo para fora do labirinto membranoso. As paredes centrais dos três divertículos que surgem logo se fundem e desaparecem. Os **ductos semicirculares**

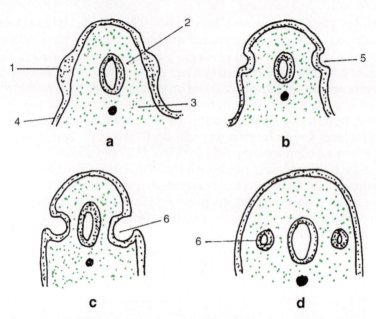

Fig. 17.3 Representação esquemática do desenvolvimento inicial da orelha interna em embriões humanos na 3.ª (*a*) e na 4.ª semanas (*b, c* e *d*). Vêem-se em: 1 — placóide ótico; 2 — tubo neural; 3 — mesoderma; 4 — ectoderma; 5 — fosseta ótica; e 6 — vesícula ótica.

resultam das porções periféricas não fundidas destes divertículos que se ligam ao **utrículo** e depois se estruturam nos **canais semicirculares** do labirinto ósseo; as dilatações dos ductos, denominadas **ampolas**, recebem terminações nervosas e, com isso, se formam as **cristas ampulares.** As terminações nervosas sensitivas alcançam também o **utrículo** e o **sáculo** onde formam as **máculas**. As cristas e as máculas são regiões nas quais células sensoriais e de sustentação estruturam-se em neuroepitélio, recoberto por uma camada de glicoproteína; nas cristas a cobertura glicoproteica não apresenta **otólitos** ou **estatocônios** (concreções de carbonato de cálcio), diferindo das máculas. Nas máculas terminam ramos do nervo vestibular.

O **ducto coclear** (evaginação tubular da região sacular das vesículas óticas que aparece no embrião humano de seis semanas) penetra no mesênquima adjacente e se espiraliza, originando a **cóclea** no fim da organogênese. A diferenciação da parede deste ducto leva à formação do **órgão de Corti.** Neurônios ganglionares do nervo vestíbulo-coclear se dirigem às espirais da cóclea e constituem o **gânglio espiral (gânglio coclear)**, de onde emergem fibras nervosas que terminam nas células ciliadas do órgão espiral de Corti.

A **cápsula ótica** provém da diferenciação do mesênquima que circunda as vesículas óticas. Com o aumento do labirinto membranoso, há uma vacuolização da cápsula ótica (diferenciada em cartilagem) e posterior coalescência vacuolar, tendo como resultado o aparecimento de dois espaços perilinfáticos denominados **escala vestibular** e **escala timpânica** que se comunicam nas extremidades através de um orifício (**helicotrema**). A ossificação endocondral da cápsula tem por destino a formação do **labirinto ósseo** da orelha interna, o qual fica representado por um conjunto de cavidades e canais limitados por tecido ósseo. As estruturas membranosas, situadas no interior do labirinto ósseo, que ocupam parcialmente as cavidades ósseas, assumindo muitas vezes a sua forma, constituem o **labirinto membranoso** (que pode estar ou não ligado a partes ósseas, dependendo da região). Deste modo, o termo **labirinto** é usado, na maioria das vezes, para denominar a orelha interna.

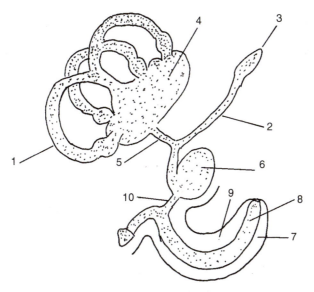

Fig. 17.4 Esquema mostrando estruturas da orelha interna. Estão enumerados em: 1 — canal semicircular; 2 — ducto endolinfático; 3 — saco endolinfático; 4 — utrículo; 5 — ducto que faz a ligação entre o utrículo e o sáculo e que reunido ao outro forma um **Y** de onde emerge o ducto endolinfático; 6 — sáculo; 7 — escala timpânica; 8 — escala média; 9 — escala vestibular; e 10 — ducto reuniens.

O **modíolo** é um cone ósseo esponjoso que abriga o gânglio espiral; a cóclea enrola-se ao seu redor. Do cone emerge uma estrutura óssea espiralada, rosquiforme, denominada **lâmina espiral óssea**.

O **sáculo** e o **utrículo** que se formam ficam ligados por dois ductos que, dispostos em **Y**, se reúnem para formar o **ducto endolinfático** (que termina em uma dilatação chamada **saco endolinfático**).

As **escalas vestibular** e **timpânica** contêm um líquido (semelhante ao cefalorraquidiano) denominado **perilinfa**.

As estruturas membranosas do labirinto contêm um líquido denominado **endolinfa**, cuja composição difere da perilinfa e de outros líquidos.

A **escala média** (ducto coclear), com a expansão da porção sacular da vesícula ótica para formá-la, liga-se ao sáculo através do **ducto reuniens**.

As anomalias referentes à orelha são várias e sofrem influências diversas. O desenvolvimento anormal do 1.º e do 2.º arcos mesodérmicos leva à **agenesia de pavilhão auditivo** ou ainda à condição de **orelhas malformadas**. Outra anomalia conhecida por **apêndices auriculares** também pode ocorrer; esta decorre de um desenvolvimento excessivo dos arcos.

Visão

A formação dos **olhos** (órgãos da visão) resulta do desenvolvimento de dois folhetos: o ectoderma e o mesoderma. Os dois tipos de ectoderma (superficial e neural) participam deste processo. No embrião humano, um dos pontos marcantes do início da quarta semana é o surgimento de depressões neurais na região cefálica do tubo neural que originará o prosencéfalo. Tais depressões são sulcos rasos denominados **sulcos ópticos**. Por volta do

25.º dia, as pregas neurais se fundem na linha média, e fecha-se o neuroporo anterior; o resultado da fusão das pregas e do desenvolvimento do tubo neural estruturando-se na vesícula prosencefálica é a acentuação dos sulcos (um a cada lado da vesícula prosencefálica) e a formação de evaginações conhecidas por **vesículas ópticas.** O desenvolvimento destas vesículas traduz-se por uma maior evaginação; com isso, elas entram em contato com o ectoderma superficial e logo o induzem a formar um espessamento que representa o **primórdio da formação do cristalino (placóide do cristalino).** Cada placóide invagina-se na sua porção

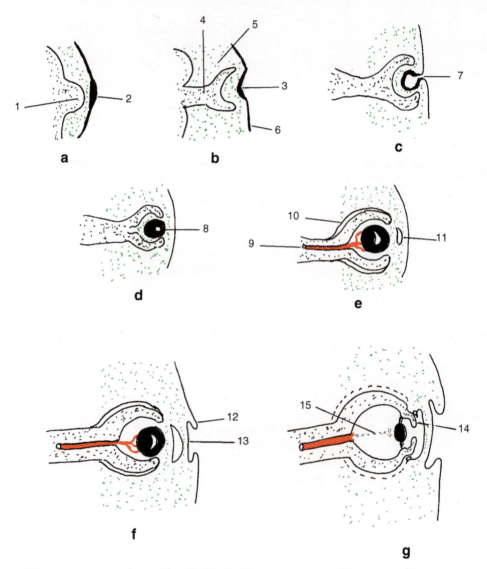

Fig. 17.5 Representação esquemática da formação do olho. Em *a*, tem-se o surgimento do placóide do cristalino e vesícula óptica; em *b*, o aparecimento do cálice óptico e da fosseta do cristalino; em *c* e *d*, a formação da vesícula do cristalino; em *e* e *f*, o surgimento e desenvolvimento da câmara anterior do olho; e em *g*, o aparecimento da íris. Estão enumerados em: 1 — vesícula óptica; 2 — placóide do cristalino; 3 — fosseta do cristalino; 4 — pedúnculo do cálice óptico; 5 — mesênquima; 6 — ectoderma superficial; 7 — vesícula do cristalino se formando; 8 — vesícula do cristalino; 9 — artéria hialóidea; 10 — epitélio pigmentar (retina); 11 — câmara anterior do olho em formação; 12 — pálpebra; 13 — córnea; 14 — íris; e 15 — canal hialóide.

central, dando origem a depressões; as extremidades destas depressões do cristalino, posteriormente, se fundem e dão origem às **vesículas do cristalino** (que inicialmente estão ligadas ao ectoderma superficial e logo depois se desconectam). Ao mesmo tempo que as vesículas do cristalino vão se formando, as vesículas ópticas sofrem invaginação e dão origem aos **cálices ópticos;** os cálices surgem, então, como estruturas contendo uma parede interna e outra externa. De início a abertura dos cálices é grande, mas, depois, vai diminuindo à medida que as suas extremidades vão buscando abraçar as vesículas do cristalino.

Na 5.ª semana, sulcos lineares se desenvolvem na superfície ventral dos cálices e ao longo dos pedúnculos ópticos para originarem as **fissuras ópticas.** No mesênquima das fissuras, surgem vasos (**artéria** e **veia hialóide**). As bordas das fissuras aproximam-se e se fundem à medida que os vasos hialóides vão se incorporando ao nervo óptico; as porções distais destes vasos terminam degenerando e as proximais persistem para a formação arterial e venosa central da retina.

A parede externa dos cálices ópticos dá origem ao **epitélio pigmentar da retina** e a interna, às demais camadas da retina. Da parte interna derivam, portanto, camadas contendo células nervosas e células fotorreceptoras (cones e bastonetes). Esta camada neuroepitelial interna mostra diferenças nos animais domésticos quando comparados com o homem; no cão, no gato e no boi, por exemplo, não se desenvolvem cones e, por isso, estes animais só enxergam em preto e branco, uma vez que possuem apenas um tipo de célula fotorreceptora (os bastonetes especializados na visão em preto e branco). O beija-flor entretanto possui cones, além de bastonetes, o que permite a sua visão em cores. A parede externa do cálice estrutura-se ainda na **porção pigmentada do epitélio do corpo ciliar** que se continua com o epitélio pigmentar da retina. Da diferenciação da parte nervosa da retina, resulta a **porção não pigmentada do corpo ciliar.**

O **músculo ciliar** e o conjuntivo do corpo ciliar derivam do mesênquima entre o epitélio pigmentar ciliar e a condensação mesenquimal que forma a **esclera.**

A **íris** tem origem na parte anterior ou borda do cálice óptico, através de um crescimento para o interior do olho em formação, de modo a cobrir parcialmente o cristalino. O mesênquima anterior à borda do cálice óptico dá o conjuntivo da íris.

Do neuroepitélio do cálice óptico, se originam os **músculos esfíncter** e **dilatador da pupila.** No interior da cavidade do cálice, forma-se o **corpo vítreo.** A boca do cálice estrutura-se em uma pequena abertura arredondada, chamada **pupila,** quando as bordas das fissuras se fundem.

Entre o cristalino e a córnea em formação, surge um espaço que aumenta gradativamente e origina a **câmara anterior do olho.**

Atrás da íris e adiante do cristalino, um outro espaço surge e aumenta gradualmente até levar ao desaparecimento da **membrana iridopupilar** (porção mesenquimal que forma a parte anterior da **túnica vasculosa do cristalino** e degenera junto com ela quando a artéria hialóide que supre a túnica desaparece). Com isso, forma-se a **câmara posterior do olho,** e as duas câmaras (anterior e posterior) passam a se comunicar. Algumas vezes, devido à obstrução de um canal entre a esclera e a córnea, acumula-se **humor aquoso** na câmara posterior e na câmara anterior, fazendo compressão no cristalino, uma vez que o sistema de drenagem fica prejudicado. Tal condição constitui o **glaucoma** que pode aparecer no adulto ou na criança recém-nascida de forma congênita.

Envolvendo o cálice óptico, o mesênquima estrutura-se em uma camada vascular interna (a **coróide**) e um camada fibrosa externa (a **esclera** ou **esclerótica**).

A **córnea** possui um epitélio anterior que deriva do ectoderma superficial e uma substância própria conjuntiva avascular e um epitélio posterior, ambos derivados do mesênquima situado entre a câmara anterior em formação e o epitélio superficial.

As **pálpebras** desenvolvem-se como pregas ectodérmicas inferiores e superiores contendo uma parte central mesenquimal. Surgem no embrião humano por volta da sexta semana. No 3.º mês a pálpebra superior se funde à inferior e até o 6.º mês o feto mantém-se de olhos fechados e só então abre-os após se formar a fenda palpebral.

Diversas são as anomalias que envolvem a formação do globo ocular. Assim, os olhos podem estar muito próximos ou inteiramente fundidos na linha média do rosto, o que denominamos **ciclopia**. A presença de chanfraduras nas pálpebras, na íris e na retina leva à anomalia denominada **coloboma**. Devido a certos fatores, entre eles o desenvolvimento anormal do músculo levantador da pálpebra, pode-se observar no recém-nascido um quadro conhecido por **ptose palpebral** (pálpebra caída). A **agenesia do olho** pode ser mais uma entre as diversas anomalias oculares.

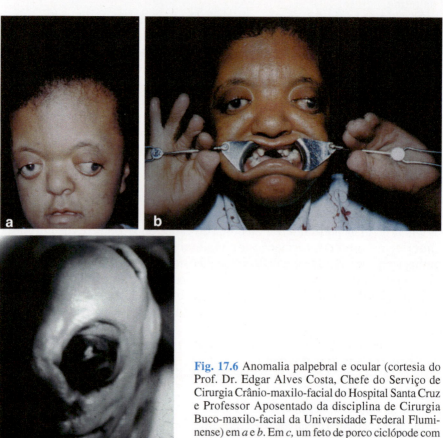

Fig. 17.6 Anomalia palpebral e ocular (cortesia do Prof. Dr. Edgar Alves Costa, Chefe do Serviço de Cirurgia Crânio-maxilo-facial do Hospital Santa Cruz e Professor Aposentado da disciplina de Cirurgia Buco-maxilo-facial da Universidade Federal Fluminense) em *a* e *b*. Em *c*, um feto de porco ciclópode com nariz tubular (probóscide). A foto *c* foi obtida na disciplina de Embriologia do Departamento de Morfologia do Instituto Biomédico da Universidade Federal Fluminense, com o Prof. Dr. Walker André Chagas, com quem trabalhamos na disciplina por longos anos.

Leitura Complementar

ABREU, W. M. de, ALMEIDA, J. M. de. Microscopia eletrônica "scanning" de "corpora arenacea" da pineal humana. *Anais II Congresso Luso-brasileiro de Anatomia*, **1**:298-307, 1978.

ALLEN, W. R., HAMILTON, D. W., MOOR, R. M. The origin of equine endometrial cup. *Anat. Rec.*, **177**:485, 1973.

ALMEIDA, J. M. de. Considerações histológicas sobre a organização da areia pineal humana. *Ci. Méd.*, **7**(1-2):17-20, 1989.

_____ . Fecundação. *Ci. Méd.*, **7**(1-2):9-10, 1989.

ALMEIDA, J. M. de, BRASIL FILHO, A. de F. *JBM*, **38**(4):25-27, 1980.

ALMEIDA, J. M. de, MELLO, P. S., CHAGAS, W. A. Natureza do tecido conjuntivo fibroso do ligamento periodontal em grupos etários de caprinos (Capra hircus). *Rev. Bras. Med. Vet.*, **2**(1):12-17, 1972.

_____ . Os elementos celulares e fibrosos da polpa dental em grupos etários de caprinos (Capra hircus). *Rev. Bras. Med. Vet.*, **3**(2-3):25-32, 1973.

ALMEIDA, J. M. de, NUNES, D., HENRIQUES, S. da C. *Genética & Evolução*. Cultura Médica, 1976.

AREY, L. B. *Developmental Anatomy*. 7th edition, Saunders, 1965.

BANKS, W. J. *Histologia Veterinária Aplicada*. 2ª ed., Manole, 1992.

BECK, F., MOFFAT, D. B., LLOYD, J. B. *Human Embryology and Genetics*. Blackwell Scientific Publications, 1973.

BERAL, V., ROLFS, R., JOESOEF, M. R., ARAL, S., CRAMER, D. W. Primary infertility: characteristics of women in North America according to pathological findings. *Journal of Epidemiology & Community Health*, **48**(6):576-9, 1994.

BHASKAR, S. N. *Histologia e Embriologia Oral de Orban*. 10ª ed., Artes Médicas, 1989.

BLANDAU, R. J., WHITE, B. J., RUMERY, R. E. Observations on the movements of living primordial germ cells in the mouse. *Fertil. Steril.*, **14**(5):391-404, 1955.

BLOOM, W., FAWCETT, D. W. *Tratado de Histologia*: 10ª ed., Interamericana, 1977.

BODEMER, C. W. *Embriología Moderna*. Interamericana, 1972.

CARLSON, B. M. *Embriologia Humana e Biologia do Desenvolvimento*. Guanabara Koogan, 1996.

CORLISS, C. E. *Patten's human embriology*. McGraw-Hill, 1976.

DELLMAN, H. D., BROWN, E. M. *Histologia Veterinária*. Guanabara Koogan, 1982.

ERICKSEN, K., BRUNETTE, T. Patterns and predictors of infertility among African women: a cross-national survey of twenty-seven nations. *Social Science & Medicine*, **42**(2):209-220, 1996.

GEORGE, L. L., ALVES, C. E. R., CASTRO, R. R. L. de. *Histologia Comparada*. Roca, 1985.

GRODSTEIN, F., GOLDMAN, M. B., CRAMER, D. W. Relation of tubal infertility to history of sexuality transmitted diseases. *American Journal of Epidemiology*, **137**(5):577-84, 1993.

HARRISON, R. G. *Embriologia Clínica*. Guanabara Koogan, 1978.

HILL, J. P. The developmental history of the primates. *Phil. Trans. R. Soc. London Ser. B.*, **221**:45-178, 1931.

HOUILLON, C. *Embriologia*. Editora da Universidade de São Paulo, 1972.

JUNQUEIRA, L. C., CARNEIRO, J. *Histologia Básica*. 8ª ed., Guanabara Koogan, 1995.

LARSEN, V. Childlessness, subfertility and infertility in Tanzania. *Studies in Family Planning*, **27**(1):18-28, 1996.

LOBO, B. A., MAIA, G. D., ENGELHARDT, E., COTTA-PEREIRA, G. *Embriologia Humana.* Guanabara Koogan, 1973.

MANDARIM-DE-LACERDA, C. A. *Anatomia do Coração Clínica e Cirúrgica.* Revinter, 1990.

MANDARIM-DE-LACERDA, C. A., SAMPAIO, F. J. B. Quantitative study of the heart in staged human embryos in stage 17. *Okajimas Folia Anat. Jpn.*, **64**(5):253-258, 1987.

_____. Quantitative study of the heart in human embryo at 17 mm C-R (Stade 19). *Anat. Anz. Jena*, **169**:261-265, 1989.

McDONALD, L. E. *Veterinary Endocrinology Reproduction.* Lea and Febiger, 1969.

MIGUEL, R. de C., GUERRIERI, G. L., NINA, L. S. D., ALMEIDA, J. M. de. Observações histopatológicas de um implante agulheado scialon em um maxilar humano. *Ars. Curandy Odont.*, **9**(2):17-20, 1983.

MJÖR, I. A., FEJERSKOV, O. *Embriologia e Histologia Oral Humana.* Panamericana, 1990.

MOORE, K. L., PERSAUD, T. V. N. *Embriologia Clínica.* 5ª ed., Guanabara Koogan, 1994.

MORROW, D. A. *Current therapy in theriogenology.* Saunders, 1986.

PIERCE, G. B., MIDGELY, A. R. The origin and function of human syncytiotrophoblastic giant cells. *Am. J. Pathol.*, **43**(2):153-173, 1963.

PROVENZA, D. V. *Histología y Embriología odontologicas.* Interamericana, 1974.

RANGEL, N. de M. *Fundamentos de Embriologia Especial Humana (Segmentar).* Guanabara Koogan, 1977.

REITER, R. J., ROBINSON, J. *Melatonina.* Record, 1996.

ROSEMBERG, S. *Neuropediatria.* Sarvier, 1992.

SADLER, T. W. *Langman Embriologia Médica.* 7ª ed., Guanabara Koogan, 1997.

STELLA, A., FUENTES, A. *Embriología e Histología Dentária Humana.* Talleres Graficos Universitarios/Merida, 1969.

SWENSON, M. J., REECE, W. O. *Dukes/Fisiologia dos Animais Domésticos*, 11ª ed., Guanabara Koogan, 1996.

TEMMERMAM, M. Sexually transmitted diseases and reproductive health. *Sexually Transmitted Diseases*, **21**(2 Suppl):55-8, 1994.

TEN CATE, A. R. *Oral Histology.* 4th ed., Mosby, 1994.

THOMPSON, M. W., McINNES, R. R., WILLARD, H. F. *Genética Médica.* 5ª ed., Guanabara Koogan, 1993.

VADÉS-DAPENA, M. A. *Histology of the fetus and newborn.* Saunders, 1979.

Índice Alfabético

A

Acardia, 103
Adeno-hipófise, 136
Agenesia(s)
- de glândulas salivares, 89
- de pavilhão auditivo, 151
- do coração, 103
- do olho, 154
- do processo maxilar, 78
- dos membros dianteiros, no eqüino, 66
- renal, 117
Agnatia, 78, 79
Alantóide, 38, 39, 68
- destino do, 38, 39
- formação do, 38, 39
Alécitos, 24
Alfa-fetoproteína, no líquido amniótico
- anomalia causada pela, 53
Alvéolos pulmonares
- alveolar, 109
- - período do, 109
- broto laringotraqueal que origina os, 68
- canalicular, 109
- - período do, 109
- de saco terminal, 109
- - período do, 109
- pseudoglandular, 109
- - período do, 109
Amelia, 49
Amenorréia, 10
Amígdala (*v.* Tonsila)
Amniocentese, 53
Amniografia, 54
Anencefalia, 138, 139
Anestro, 10
Anficitos, 127, 139
Anfimixia, 26
Anfineurogliócitos, 127
Anquiloglossia, 72
Anquilose, 74
Antiaglutinina espermática, 16
Ânus, 120
- canal anal, 86
- esfíncter anal externo, 86
- linha anocutânea, 86
- membrana do, 86
- septo urorretal, 86
Aorta, 99, 100, 103
- arco da, 100
- coartação da, 103
- descendente, 99
- dorsal, 99
- origem no 4.° arco aórtico, 100
Apêndice(s)
- auriculares, 151
- do testículo, 121
Aqueduto cerebral, 136
Arco(s)
- aórtico, 92, 93, 99, 100
- da aorta

- - origem no 4.° arco aórtico, 100
- hióideo, 69
- mandibular, 69
- mesodérmicos, 67, 68
Artérias, formação das, 98, 99
- aorta dorsal, 99
- basilar, 98
- carótidas
- - comuns, origem no 3.° arco aórtico, 100
- - externas, origem no 3.° arco aórtico, 100
- - internas, origem no 3.° arco aórtico, 100
- estapédica, origem no 2.° arco aórtico, 100
- hióidea, origem no 2.° arco aórtico, 100
- ilíacas
- - comuns, 99
- - internas, 97, 98
- intercostais, 99
- intersegmentares, 98, 99
- - basilar, 98
- - carótidas internas, 99
- - cerebrais posteriores, 99
- - comunicantes posteriores, 99
- - subclávia, 99
- - vertebrais, 98
- lombares, 99
- maxilares, origem no 1.° par de arco aórtico, 99
- mesentérica
- - inferior, 99
- - superior, 99
- pulmonar
- - direita, origem no 6.° arco aórtico, 100
- - esquerda, origem no 6.° arco aórtico, 100
- - estenose da, 103
- sacral, 99
- subclávia, 99
- - direita, origem no 4.° arco aórtico, 100
- umbilicais, 97, 98
- - ilíacas internas, 98
- - ligamentos umbilicais mediais, 98
- - - vesicais superiores, 98
- vesical superior, 97, 98
- vitelinas, 98, 99
- - mesentérica, 98, 99
- - tronco celíaco, 98, 99
Astrócitos, 128
Atriquia, 142
Audição, 148-151
- agenesia de pavilhão auditivo, 151
- apêndices auriculares, 151
- orelha externa, 148, 149
- - conduto auditivo externo, 149
- - derivada do 1.° e do 2.° arcos mesodérmicos, 148
- - saliências auriculares, 149
- - otocefalia, 148, 149
- orelha interna, 149-151
- - canais semicirculares, 150, 151
- - cápsula ótica, 150
- - cristas ampulares, 150
- - ducto(s)
- - - coclear, 150
- - - semicirculares, 149

158 ÍNDICE ALFABÉTICO

- - - reuniens, 151
- - escala
- - - timpânica, 150, 151
- - - vestibular, 150, 151
- - fossetas óticas, 149, 150
- - gânglio espiral, 150
- - labirinto
- - - membranoso, 150
- - - ósseo, formação do, 150
- - lâmina espiral óssea, 151
- - modíolo, 151
- - órgão de Corti, 150
- - perilinfa, 151
- - placóide ótico, 149, 150
- - primórdio do labirinto membranoso, 149
- - sáculo, 150, 151
- - utrículo, 150, 151
- - vesículas óticas, 149, 150
- - - ducto endolinfático, 149, 151
- - - região sacular, 149
- - - região utricular, 149
- - - saco endolinfático, 149, 151
- orelha média, 149
- - antro mastóideo, 149
- - bigorna, 149
- - cavidade timpânica primitiva, 149
- - derivada da 1.ª bolsa faríngea, 149
- - estribo, 149
- - martelo, 149
- - membrana timpânica, 149
- orelhas malformadas, 151

B

Baço, 112
- de armazenamento
- - no cão, 112
- - no cavalo, 112
- - no gato, 112
- de defesa
- - nos humanos, 112
- formação do, 112
- intermediário
- - nos ruminantes, 112
- - nos suínos, 112
- ligamentos do
- - gastrolienal, 112
- - lienorrenal, 112
Bartholinites, 13
Bexiga urinária, 117, 118
- anomalias da
- - extrofia de, 118
- formação da, 117
- seio urogenital, 117
- septo urorretal, 117
- trígono da, 117
Blastema metanéfrico, 116
Blastocele, 27
Blastocisto, implantação do, 28
Blastômeros, 27
Boca, formação da, 67-75
- arcos mesodérmicos, 67, 69, 70
- bolsas faríngeas, 67-69
- fendas ectodérmicas, 67
- língua, formação, 70
- membrana bucofaríngea, 67
- odontogênese, 72-75
- palato, formação, 71, 72
- primitiva, 67
Bochechas, origem no processo maxilar, 77, 78
Bolsa(s)
- branquiais (v. Bolsas faríngeas)
- de Fabrício, 113
- de Rathke, 136
- endodérmicas, 67
- faríngeas, 67, 68

- retouterina, 123
- vesicouterina, 123
Botões gustativos, 147, 148
- células
- - de sustentação, 147, 148
- - neurogustativas, 147, 148
Bowman
- cápsulas de, 116
- muco-secretoras de, 106
Bradilécito, 24
Braquiodontes, 74
Brônquios, origem no broto laringotraqueal, 68, 108, 109
Bronquíolos, origem no broto laringotraqueal, 68, 108, 109
Brotamentos pancreáticos, 68
Broto(s)
- laringo-traqueal, 68
- tireoglosso, 68
- uretérico, 116
Bulbo piloso, 142
Bulbossinovaginais, 123
Bursa de Fabricius, 113

C

Canal
- anal, 86
- anorretal, 117
- deferente, 14, 119
- ependimário, 128, 129
- inguinal, 121
- vitelino, 45
Candidíase, 18, 19
Cápsulas de Bowman, 116
- formação das, 119
Cartilagem(ns)
- de Meckel, 69
- de Reichert, 69
Carúnculas, 9
Casco(s)
- dos eqüinos, 145
- parede, 145
- - estratos, 145
- ranilha, 145
- sola, 145
Catamênio, 10
Cavidade(s)
- amniótica, formação da, 29-32
- da orelha média, formação da, 67, 68
- nasais, 105-108
- oral, formação, 70-72
- pericárdica, 101-103
- - membranas pleuroperitoneais, 102
- - septo
- - - oblíquo, 102
- - - transverso, 101
- pleural, 102
- - membranas pleuroperitoneais, 102
- - pleura, 102
- timpânica primitiva, 149
- vitelina, formação da, 29-32
- - primitiva, 32
- - secundária, 32
Celoma extra-embrionário primitivo, 33
Célula(s)
- basais, 12, 106
- caliciformes, 106
- colunares
- - ciliadas, 106
- - em escova, 106
- de Schwann, 139
- de Sertoli, 118
- de sustentação, 106, 148
- ependimárias, 128
- fisalíforas
- - do núcleo pulposo, 47
- foliculares, 123

- germinativas primordiais, 21
- glandulares intersticiais, 3, 7
- granulares, 106
- grânulo-luteínicas, 7
- intermediárias, 12
- intersticiais de Leydig, 13, 118
- naviculares, 12
- nervosas
- - dos plexos nervosos do tubo digestivo, 139
- neurogustativas, 148
- olfatórias, 106
- parabasais, 12
- superficiais, 12
- teco-luteínicas, 7
- tronco, 118
Centrolécito, 24
Cerebelo
- função do, 137
- organização estrutural do
- - arquicerebelo, 137
- - neocerebelo, 137
- - paleocerebelo, 137
- origem na vesícula metencefálica, 137
Cérvix uterina, 9
Cesariana, 54
Chifre, 145
Ciclo(s) ovariano(s), 4, 7
- dos bovinos, 4
- dos eqüinos, 4
- dos humanos, 4
- dos suínos, 4
- estral, 4
- menstrual, 4
Ciclopia, 78
- em porco, 82
Cio, 10
Circulatório, sistema, 91-103
- anomalias cardiovasculares, 103
- coração, 91-95
- - alça bulboventricular, 93
- - - forame interventricular primário, 93
- - - sulco bulboventricular, 93
- - anomalias do
- - - acardia, 103
- - - ápice bífido, 103
- - - dextrocardia, 103
- - - ectopia cardíaca, 103
- - - ectopia intra-abdominal, 103
- - - trilocular biventricular, 103
- - átrio, 92, 93, 95, 102
- - - direito, 95, 102
- - - esquerdo, 95, 102
- - - primitivo, 92, 93
- - bulbus cordis, 92, 93
- - - cone arterioso, 93
- - canal atrioventricular, 94
- - - prega do, 95
- - cavidade pericárdica, 101-103
- - celoma
- - - extra-embrionário, 92
- - - intra-embrionário, 92
- - - pericárdico, 91
- - cordoalha tendinosa, 101
- - cordões cardiogênicos, 91
- - coxins endocárdicos, 94
- - endocárdio, 92
- - epicárdio, 92
- - esqueleto fibroso do, 101
- - feixe atrioventricular, 101
- - forame, 94, 95
- - - interventricular, 95
- - - oval persistente, 95
- - geléia cardíaca, 91
- - manto mioepicárdico, 91, 92
- - mesocárdio dorsal, 91
- - miocárdio, 91, 92
- - músculos papilares, 101

- - nó, 101, 102
- - - atrioventricular, 101
- - - sinoatrial, 101, 102
- - pericárdio visceral, 92
- - seio
- - - pericárdico, 91
- - - venoso, 92
- - septo, 94, 95
- - - interatrial, 94
- - - interventricular, 95
- - sistema de condução do, 101
- - trabéculas carnosas, 101
- - tronco arterioso, 92
- - - saco aórtico, 93
- - tubos endocárdicos, 91, 92
- - válvulas cardíacas
- - - valva mitral, 101, 102
- - - valva tricúspide, formação da, 95, 101, 102
- - - valvas semilunares aórtica e pulmonar, 101
- - ventrículo, 92, 93, 95, 102
- - - direito, 93, 95, 102
- - - esquerdo, 95, 102
- - - primitivo, 92, 93
- sistema de condução, 101
- válvulas cardíacas, 101
- vasos linfáticos, 100, 101
- vasos sangüíneos, 96-100
Cisto(s)
- cervicais, 70
- de Naboth, 9
- exocelômico, 33
Citologia vaginal, 12, 13
Climatério, 8
Clitóris, 13
Clivagem, 27
Coanas primitivas, 105
Coarctação da aorta, 103
Colículos, 136
Colo uterino, 9
Concepção, 17
Concreções prostáticas, 14
Conduto(s)
- acústico externo, 68
- faringotimpânico, 68
Cópula, em formação da língua, 70 (v. tb. Eminência hipobranquial)
Coração, formação, 91-95
- alça bulboventricular, 93
- - forame interventricular primário, 93
- - sulco bulboventricular, 93
- anomalias do
- - acardia, 103
- - ápice bífido, 103
- - dextrocardia, 103
- - ectopia cardíaca, 103
- - ectopia intra-abdominal, 103
- - trilocular biventricular, 103
- átrio, 92, 93, 95, 102
- - direito, 95, 102
- - esquerdo, 95, 102
- - primitivo, 92, 93
- bulbus cordis, 92, 93
- - cone arterioso, 93
- canal atrioventricular, 94
- - prega do, 95
- celoma
- - extra-embrionário, 92
- - intra-embrionário, 92
- - pericárdico, 91
- cordoalha tendinosa, 101
- cordões cardiogênicos, 91
- coxins endocárdicos, 94
- endocárdio, 92
- epicárdio, 92
- esqueleto fibroso do, 101
- feixe atrioventricular, 101
- forame, 94, 95
- - interventricular, 95

160 ÍNDICE ALFABÉTICO

- - oval persistente, 95
- geléia cardíaca, 91
- manto mioepicárdico, 91, 92
- mesocárdio dorsal, 91
- miocárdio, 91, 92
- músculos papilares, 101
- nó
- - atrioventricular, 101
- - sinoatrial, 101
- pericárdio visceral, 92
- seio
- - pericárdico, 91
- - venoso, 92
- septo, 94, 95
- - interatrial, 94
- - interventricular, 95
- sistema de condução do, 101
- trabéculas carnosas, 101
- tronco arterioso, 92
- - saco aórtico, 93
- tubos endocárdicos, 91, 92
- válvulas cardíacas
- - valva mitral, 101, 102
- - valva tricúspide, formação da, 95, 101, 102
- - valvas semilunares aórtica e pulmonar, 101
- ventrículo, 92, 93, 95, 102
- - direito, 93, 95, 102
- - esquerdo, 95, 102
- - primitivo, 92, 93
Cordão(ões)
- corticais, 122
- espermático
- - hidrocele, 122
- sexuais primitivos, 118
- - em degeneração, 119
- umbilical, 62, 63, 116
- - artérias umbilicais, 63
- - geléia de Wharton, 63
- - nós, 63
- - transporte
- - - de nutrientes, 62
- - - de oxigênio, 62
- - veias umbilicais, 63
Cordocentese, 54
Cório, 33
Cornetos nasais, 105
Cornos, 145
Corpo(s)
- albicans, 2, 7, 8
- amarelos, 1, 2
- - gravídico, 8
- - menstrual, 8
- lúteos, 1, 2
- - gravídico, 7
- ultimobranquial, 68
Corpúsculo gustativo, 147, 148
Córtex cerebral, 133
Cowper, glândulas de, 119
Criptorquia (v. Criptorquidismo)
Criptorquidismo, 121
Crista(s)
- ampulares
- - da orelha interna, 150
- epidérmicas, 142
- gonadais, 118
- palatinas, 71, 72, 105
Cristalino, formação do, 152, 153
- fosseta do, 152
- placóide do, 152
- túnica vasculosa do, 153
- vesícula do, 152, 153

D

Deferentectomia, 14
Dentes, 72-75

- anquilose, 74
- braquiodontes, 74
- caducos, 73
- canal dentário definitivo, 73
- decíduos, 73, 75
- - nos eqüinos, 75
- - nos humanos, 73
- - nos ruminantes, 75
- definitivos, 73
- formação dos, 72
- - bainha radicular de Hertwig, 73, 74
- - dentina, em formação, 74
- - - derivado dos odontoblastos, 72, 74
- - esmalte dentário, em formação, 74
- - - derivado dos ameloblastos, 72, 74
- - germe dentário, formação do, 72, 74
- - - fases da, 72
- - lâmina dentária, 72, 74
- - - acessória, 72, 73
- - - sucessória, 73
- - papila dentária, 72, 74
- - polpa dentária, vasos na, 74
- - retículo estrelado, 72, 74
- fórmula dentária, 73
- hipsodontes, 74
- permanentes, 73, 75
- - brotamento do, 74
- - lâmina de, 74
- - nos eqüinos, 75
- - nos humanos, 73
- - nos ruminantes, 75
- saco dentário, 73, 74
- - cemento dentário, 73
- - ligamento periodontal, 73
- - osso alveolar, 73
- tecodonte, 74
Dermátomo, 142
Derme
- cristas epidérmicas, 142
- papilar, 142
- reticular, 142
Dextrocardia, 103
Diagnóstico precoce da gravidez, 19
Diencéfalo, 48, 134-136
- acérvulos cerebrais, 135
- comissura
- - habenular, 135
- - posterior, 135
- epitálamo, 134
- glândula pineal, 134-136
- - ritmo circadiano, 135
- - sede da alma, 135
- hipotálamo, 134, 136
- melatonina, 135
- pênis cerebral, 136
- serotonina, 135
- sulco
- - epitalâmico, 134
- - hipotalâmico, 134
- tálamo, 134
Diestro, 10
Digestivo, sistema, 67-89
- boca, 67-75
- - arcos mesodérmicos, 67, 69, 70
- - bolsas faríngeas, 67-69
- - fendas ectodérmicas, 67
- - língua, formação, 70
- - membrana bucofaríngea, 67
- - odontogênese, 72-75
- - palato, formação, 71, 72
- - primitiva, 67
- cavidade oral, 70-72
- face, morfogênese da, 76-82
- - anomalias na, 77-82
- - - agenesia do processo maxilar, 78
- - - agnatia, 78, 79
- - - ciclopia, 78

- - - fenda do palato bilateral, 78
- - - fenda do palato mediana, 79, 81
- - - fenda do palato unilateral, 78
- - - fenda facial oblíqua bilateral, 78, 79, 81
- - - fenda facial oblíqua unilateral, 78, 80
- - - fenda mandibular, 79
- - - fenda nasal mediana, 77
- - - fissura labial bilateral, 78, 79
- - - fissura labial mediana, 77, 79
- - - fissuras labiais unilaterais, 78
- - - lábio leporino, 77, 79, 82
- - - macrognatia, 78
- - - macrostomia, 78
- - - micrognatia, 78
- - - microstomia, 78
- - - nariz bífido, 82
- - - orelha malformada, 79
- - - otocefalia, 78
- - - probóscide, 78, 82
- - - síndrome de Pierre Robin, 78
- - - síndrome de Treacher Collins, 78
- - - síndrome do primeiro arco mesodérmico, 78
- - - úvula bífida, 78
- - - úvula dupla, 79
- - bochechas, origem no processo maxilar, 77, 78
- - ducto nasolacrimal, 77
- - eminência
- - - frontal, 76, 77
- - - frontonasal, 76
- - - nasal lateral, 76, 77
- - - nasal mediana, 76, 77
- - estomodeu, 77
- - filtro labial, 76
- - fosseta nasal, 77
- - gengiva, 76
- - glabela, origem na eminência frontal, 76
- - lábio inferior, origem no processo mandibular, 77
- - lábio superior, origem nas eminências nasais e no processo maxilar, 76
- - mandíbula, origem no processo mandibular, 77
- - maxila, origem no processo maxilar, 76, 77
- - nariz, origem nas eminências nasais, 76
- - palato primário, 76
- - placódio nasal, 76
- - queixo, origem no processo mandibular, 77
- - saco lacrimal, 77
- - septo nasal, origem na eminência frontal, 76
- - sulco nasolacrimal, 77
- - testa, origem na eminência frontal, 76
- odontogênese, 72-75
- tubo digestivo, formação do, 82-86
- - anomalias, 83
- - fígado, 86-88
- - - broto hepático, 86, 88
- - - ducto cístico, 87, 88
- - - ductos hepáticos, 87, 88
- - - epitélio da vesícula biliar, 86
- - - ligamento falciforme, 87
- - - parênquima hepático, 86
- - - pequeno omento, 87
- - - trabéculas de Remack, 86
- - glândulas anexas do, formação das, 86-89
- - pâncreas, formação do, 87
- - - anular, 87
- - - cabeça do, 87
- - - dorsal, 88
- - - ducto acessório de Santorini, 87, 88
- - - ducto biliar comum, 87, 88
- - - ducto pancreático, 87, 88
- - - glucagon, 87
- - - insulina, 87
- - - processo uncinado, 87
- - - somatostatina, 87
- - - ventral, 88
- - parótidas, 87
- - sublingual, 89
Dineína, 23

Dismenorréia, 10
Divertículo(s)
- de Meckel, 86
- laringotraqueal, 107, 108
- metanéfrico, 116
Doenças sexualmente transmissíveis (DST), 18, 19
Ducto(s)
- acessório de Santorini, 87, 88
- biliar comum, 87, 88
- cístico, 87, 88
- da orelha interna
- - coclear, 150
- - reuniens, 151
- - semicirculares, 149
- de Müller, 123
- de Wolf, 116
- deferentes, 119
- eferentes, 119
- ejaculador, 119
- endolinfático, 149, 151
- galactóforos, 13
- hepáticos, 87, 88
- lactíferos, 125
- mesonéfrico, 116, 119
- nasolacrimal, 77
- pancreático, 87, 88
- paramesonéfrico, 119, 123
- vitelino, 68, 116
Duodeno, 86, 88
- primitivo, 88

E

Ectoblasto, 29
Ectoderma, 29
Ectopia cardíaca, 103
- intra-abdominal, 103
Edinger-Westphal, núcleo de, do mesencéfalo, 136
Embrião(ões)
- com dois folhetos, formação do, 29-34
- - cisto exocelômico, 33
- - diferenciação do epi- e do hipoblasto, 29
- - diferenciação do nó embrionário, 29
- - formação das cavidades amniótica e vitelina, 29-32
- - formação do celoma extra-embrionário primitivo, 33
- - lacunização do sinciciotrofoblasto, 34
- - membrana de Heuser, 33
- com três folhetos, formação do, 35-44
- - alantóide
- - - destino do, 38, 39
- - - formação do, 38, 39
- - folhetos, destino dos, 43, 44
- - linha primitiva
- - - desenvolvimento da, 35, 36
- - - destino da, 37
- - - finalidade da, 35, 37
- - - origem da, 35, 36
- - neurulação, 41, 42
- - sistema circulatório primitivo, formação do, 39-41
- - somitos
- - - destino dos, 43
- - - origem dos, 43
- - terceiro folheto
- - - desenvolvimento do, 37
- - - formação do, 37, 38
- - fechamento do, 45, 46
Eminência(s)
- frontal, 76, 77
- frontonasal, 76
- hipobranquial, 70
- nasal
- - lateral, 76, 77
- - mediana, 69, 76, 77
Encéfalo, 132-139
- formação do, 132
- mesencéfalo, 136

- - aqueduto cerebral, 136
- - colículo, 136
- - eferente
- - - somático, 136
- - - visceral, 136
- - núcleo de Edinger-Westphal, 136
- - pedúnculo cerebral, 136
- - substância nigra, 136
- prosencéfalo, 132-136
- diencéfalo, 134-136
- - - comissuras, 135
- - - epitálamo, 134
- - - glândula pineal, 134-136
- - - hipotálamo, 134
- - - sulco epitalâmico, 134
- - - sulco hipotalâmico, 134
- - - tálamo, 134
- - telencéfalo, 132-134
- - - comissuras, 133, 134
- - - fissura coróide, 133
- - - forames interventriculares de Monro, 132, 133
- - - hemisférios cerebrais, 132, 133
- - - hipocampo, 133
- - - líquido cefalorraquidiano, 132
- - - lobo frontal, 133, 134
- - - lobo occipital, 133, 134
- - - lobo parietal, 133, 134
- - - substância branca, 133
- - - substância cinzenta, 133
- - - ventrículos laterais, 132, 133
- rombencéfalo, 136-138
- - metencéfalo, 136, 137
- - - aferente somático, 137
- - - aferente visceral, 137
- - - cerebelo, 137
- - - eferente somático, 137
- - - eferente visceral, 137
- - - flexura pontina, 136
- - - meninges, 137
- - - ponte, 137
- - mielencéfalo, 137, 138
- - - anomalias, 138, 139
- - - medula oblonga, 137
- - - nervos cranianos, 137, 138
Endométrio, 9
Epiblasto, 29
Epidídimo, 14, 119
Epiglote, formação da, 70, 108
Epispádia, 124, 125
Epitélio(s)
- do canal uterino, 123
- do corpo ciliar, 153
- neurossensitivo, 105
- olfatório, 106
- respiratório, 106
Época de reprodução, 17
Eritroblastose fetal, 66
Escroto, 120
Esôfago, 107
- anomalias do
- - atresia de, 83
- - estenose esofágica, 83
- - fístula esofagotraqueal, 83
- - hérnia congênita do hiato, 83
- em desenvolvimento, 68
- formação, 82, 83
- nas aves, 85
- septo traqueoesofágico, 83, 107
Esperma, 15
Espermátides, 22
Espermatócitos, 22
- primários, 118
Espermatogênese, 14, 22
Espermatogônias, 22, 118
- tipos de, 118
Espermatozóide(s), 13, 22
- capacitação do, 23

- comprimento dos, 16
- motilidade, 25
- número de, 16
- sobrevida dos, nas vias genitais femininas, 16, 25
- velocidade dos, 16
Espermiogênese, 22
Esterilidade, 17
Estômago, formação do, 68, 83-85
- nas aves, 85
- - papo
- - - falso, 85
- - - verdadeiro, 85
- - proventrículo, 85
- - ventrículo, 85
- no cavalo, 83
- - margo plicatus, 83
- nos humanos, 84
- nos ruminantes, 83-86
- - estômago propriamente dito, 83, 85
- - pré-estômago, 83-85
Estomodeu, 67, 70, 77, 136
Estribo
- derivado do 2.º arco, 69
- músculo do, 70
Estro, 10
Estruturas mucoperiósteas, 107

F

Fabrício, bolsa de, 113
Face, formação da, 76-82
- anomalias, 77-82
- - agenesia do processo maxilar, 78
- - agnatia, 78, 79
- - ciclopia, 78
- - - em porco, 82
- - fenda do palato
- - - bilateral, 78
- - - mediana, 79, 81
- - - unilateral, 78
- - fenda facial
- - - oblíqua bilateral, 78, 79, 81
- - - oblíqua unilateral, 78, 80
- - fenda mandibular, 79
- - fenda nasal mediana, 77
- - fissura(s) labial(is)
- - - bilateral, 78, 79
- - - mediana, 77, 79
- - - unilaterais, 78
- - lábio leporino, 77, 79, 82
- - macrognatia, 78
- - macrostomia, 78
- - micrognatia, 78
- - microstomia, 78
- - nariz
- - - bífido, 82
- - - probóscide, 78, 82
- - orelha mal formada, 79
- - otocefalia, 78
- - síndrome
- - - de Pierre Robin, 78
- - - de Treacher Collins, 78
- - - do primeiro arco mesodérmico, 78
- - úvula
- - - bífida, 78
- - - dupla, 79
- bochechas, origem no processo maxilar, 77, 78
- ducto nasolacrimal, 77
- eminência
- - frontal, 76, 77
- - frontonasal, 76
- - nasal
- - - lateral, 76, 77
- - - mediana, 76, 77
- - estomodeu, 77
- filtro labial, 76

- fosseta nasal, 77
- gengiva, 76
- glabela, origem na eminência frontal, 76
- lábio inferior, origem no processo mandibular, 77
- lábio superior, origem nas eminências nasais e no processo maxilar, 76
- mandíbula, origem no processo mandibular, 77
- maxila, origem no processo maxilar, 76, 77
- nariz, origem nas eminências nasais, 76
- palato primário, 76
- placódio nasal, 76
- queixo, origem no processo mandibular, 77
- saco lacrimal, 77
- septo nasal, origem na eminência frontal, 76
- sulco nasolacrimal, 77
- testa, origem na eminência frontal, 76
Falo, 119
Faringe, 107
- primitivo, 47, 68
Fecundação, 23-28
- blastocele, 27
- capacitação do espermatozóide, 23
- clivagem, 27
- implantação do blastocisto, 28
- morulação, 27
- óvulo, 24, 25
- partenogênese, 25-27
- reação
- - acrossômica, 23, 24
- - zonal, 24
- trofoblasto, 28
- zigoto, 24, 25
Fenda(s)
- do palato
- - - bilateral, 78
- - - mediana, 79, 81
- - - unilateral, 78
- ectodérmicas, 67
- facial
- - oblíqua bilateral, 78, 79, 81
- - oblíqua unilateral, 78, 80
- mandibular, 79
- nasal mediana, 77
Feto(s)
- desenvolvimento do, 51, 52
- - lanugo, 51
- - vérnix caseoso, 51
- determinação da idade do, 52
- - ultra-sonografia na, 52
- humanos, 52
Fetografia, 54
Fetoscopia, 53
Fígado, em formação, 68, 86-88
- broto hepático, 86, 88
- ducto(s)
- - cístico, 87, 88
- - hepáticos, 87, 88
- epitélio da vesícula biliar, 86
- ligamento falciforme, 87
- parênquima hepático, 86
- pequeno omento, 87
- trabéculas de Remack, 86
Fissura(s)
- coróide, 133
- labial
- - bilateral, 78, 79
- - mediana, 77, 79
- - unilaterais, 78
- ópticas, 153
Folhetos parietal e visceral, 116
Folículo(s)
- ovariano(s), 1, 2, 5-7
- - atrésicos, 7
- - com antro, 5, 6
- - de Graaf, 2, 5
- - dominante, 7
- - em crescimento, 5, 6

- - maduro, 5-7
- piloso, 142
- - papilas do, 142
- primários, 2, 5, 6
- primordial, 5, 6
- roto, 2
- secundário, 5, 6
- terciário, 7
Foliculostatina, 7
Forame(s)
- cego, do conduto tireoglosso, 68, 70
- interventricular de Monro, do encéfalo, 132, 133
- interventricular, do endocárdio, 95
- interventricular primário, do endocárdio, 93
- oval, do endocárdio, 94
- oval persistente, do endocárdio, 95
- primário, do endocárdio, 94
- secundário, do endocárdio, 94
Fossas nasais, 105-108
- área olfatória, 106
- área respiratória, 106
- vestíbulo nasal, 106
Fosseta(s)
- do cristalino, 152
- nasal, 77, 105
- óticas, 149, 150

G

Gametas
- células germinativas primordiais, 21
- espermatogênese, 22
- formação dos, 21, 22
- origem dos, 21, 22
- ovocitogênese, 22
Gânglio(s)
- espiral, da orelha interna, 150
- nervosos espinhais, 127, 128, 139
Garra(s)
- parede da, 144
- sola da, 144
Gengiva, 76
Genitália externa, 13
Gestação
- duração da, 18
- mudanças
- - comportamentais na, 53
- - orgânicas na, 53
- número de conceptos, 18
- período de, 52-54
- - na mulher, 52, 53
- - nos animais, 53
Glabela, origem na eminência frontal, 76
Glande peniana, 120, 124
- placa da, 117
Glândula(s)
- acessórias, 14, 15
- - de Cowper, 14
- - glândulas bulbo-uretrais, 14
- - próstata, 14
- - vesículas seminais, 14
- anexas do tubo digestivo, formação das, 86-89
- - fígado, 86-88
- - - broto hepático, 86, 88
- - - ducto cístico, 87, 88
- - - ductos hepáticos, 87, 88
- - - epitélio da vesícula biliar, 86
- - - ligamento falciforme, 87
- - - parênquima hepático, 86
- - - pequeno omento, 87
- - - trabéculas de Remack, 86
- - pâncreas, formação do, 87
- - - anular, 87
- - - cabeça do, 87
- - - dorsal, 88
- - - ducto acessório de Santorini, 87, 88

164 ÍNDICE ALFABÉTICO

- - - ducto biliar comum, 87, 88
- - - ducto pancreático, 87, 88
- - - glucagon, 87
- - - insulina, 87
- - - processo uncinado, 87
- - - somatostatina, 87
- - - ventral, 88
- - parótidas, 87
- - sublingual, 89
- - submandibulares, 87
- apócrinas, 143
- bulbouretrais, 14, 15, 119
- cervicais, 9
- écrinas, 143
- endometriais, 9
- holócrinas, 143
- merócrinas, 143
- muco-secretoras de Bowman, 106
- parauretrais, 124
- pineal, 134-136
- - acérvulos cerebrais, 135
- - melatonina, 135
- - pênis cerebral, 136
- - pinealócitos, 135
- - ritmo circadiano, 135
- - sede da alma, 135
- - serotonina, 135
- sebáceas, 143
- sudoríparas, 143
- uretrais, 124
- uterinas, 9
- vestibulares
- - maiores, 13, 124
- - menores, 13
Glomérulos renais (de Malpighi), 116
- em formação, 119
Gonadotrofina coriônica, 7, 19
Gonorréia, 18, 19
Gravidez, 53
- diagnóstico precoce da, 19
Gubernáculo, 121
Gustação, 147, 148
- botões gustativos, 147, 148
- - células
- - - de sustentação, 148
- - - neurogustativas, 148
- - neuroepitélio, 148
- papilas linguais
- - caliciformes, 147, 148
- - filiformes, 147
- - foliáceas, 147, 148
- - formação das, 147
- - fungiformes, 147, 148

H

Hérnia inguinal congênita, 121
Heuser, membrana de, 32, 33
Hidrocefalia, 138
Hidroceles
- do cordão umbilical, 122
- do testículo, 122
Hidronefrose, 117
Hímen, formação do, 123, 124
Hiperplasia endometrial, 4
Hipertermia, 131
Hipertricose, 142
Hipocampo, 133
- comissura do, 134
Hipófise, 136
Hipospádia, 124, 125
- peniana, 124
- penoescrotal, 124
Hipotálamo, 134, 136
Hipovitaminose, 131
Homolécitos, 24

Hormônio(s)
- antimülleriano, 121
- estimulante
- - das células intersticiais, 14
- folículo-estimulante (FSH), 3, 14
- luteinizante (LH), 3
- melatonina, 3

I

Imune, sistema, 111-113
- baço, 112
- bolsa de Fabrício, 113
- introdução, 111
- linfonodos, 113
- timo, 112
- tonsilas, 111, 112
Infertilidade, 17
Infundíbulo, 136
Inibina, 7, 14
Inseminação artificial, 17, 18
Ínsula, 133
Intestino, 46-48, 86
- anterior, 46, 68
- - caudal, 47
- - cefálico, 47
- canal anal, 86
- delgado, 86
- divertículo de Meckel, 86
- exônfalo, 86
- grosso, 86
- herniação umbilical, 86
- linha
- - anocutânea, 86
- - pectínea, 86
- médio, 46, 47, 68
- membrana
- - anal, 86
- - urogenital, 86
- onfalocele, 86
- posterior, 46, 47, 68
- primitivo, formação do, 45-47
- proctodeum, 86
- septo urorretal, 86
Isolécitos, 24

J

Jacobson, órgãos de, 107

L

Lábio(s)
- grandes, da vulva, 13, 124
- inferior, origem no processo mandibular, 77
- leporino, 77, 79, 82
- pequenos, da vulva, 13, 124
- superior, origem nas eminências nasais e no processo maxilar, 76
Lacunização do sinciciotrofoblasto, 34
Lanugo, 51, 142
Laringe, 70, 71, 108
- cartilagens hialinas e elásticas da
- - derivadas dos 4.° e 6.° arcos, 69
- cordas vocais, 108
- divertículo laringotraqueal, 108
- epiglote, 108
- músculos intrínsecos da, derivados do 6.° arco, 70
- origem no broto laringotraqueal, 68
- pregas traqueoesofágicas, 108
- septo traqueoesofágico, 108
- sulco laringotraqueal, 108
Leiomiócitos, 55
Ligamento(s)
- do ovário propriamente dito, 123
- estiloióide

ÍNDICE ALFABÉTICO **165**

- - originado do 2.º arco, 70
- falciforme, do fígado, 87
- gastrolienal, do baço, 112
- largos
- - direito, 123
- - esquerdo, 123
- lienorrenal, do baço, 112
- periodontal, 73
- redondo, do útero, 123
- suspensor, do ovário, 123
- umbilical mediano, 98, 117
- venoso, das veias umbilicais, 96
Linfócito(s)
- T citotóxicos, 112
- T de memória, 112
- T helper, 112
- T supressores, 112
Linfonodos, 113
Língua, 70-72
- anomalias
- - anquiloglossia, 72
- - macroglossias, 71
- - microglossias, 71
- - presa, 72
- formação da, 70, 71
Líquido(s)
- amniótico, 32, 62
- - anomalia(s)
- - - causada pela alfa-fetoproteína no, 53
- - - macrocefalia, 62
- - - microcefalia, 62
- - - síndrome de Down, 62
- - composição do, 62
- - função do, 62
- cefalorraquidiano, 131
- embriotrófico, 34
- seminal, 15
Luteinização, 7

M

Macrocefalia, 138
Macróglia, 128
Macroglossia, 71
Macrognatia, 78
Macrolécito, 24
Macrostomia, 78
Má-formação congênita, 65, 66
- anomalias
- - no bovino, 66
- - no eqüino, 66
- - no gato, 66
- eritroblastose fetal, 66
- fatores causadores da, 65
- - aberrações cromossômicas, 65
- - drogas, 65
- - medicamentos, 65
- - radiações, 65
Mama(s), 13, 125
- cristas mamárias, 125
- ductos
- - galactóforos, 13
- - lactíferos, 125
- formação da, 125
- oxitocina, 13
- prolactina, 13
Mandíbula, origem no processo mandibular, 77
Manta (fibra), 142
Maturidade sexual, 17
Maxila, origem no processo maxilar, 76, 77
Medialécito, 24
Medula espinhal (v. Medula nervosa)
Medula nervosa, 127-131
- anomalias da, 130, 131
- - espinha bífida, 131
- - hipertermia, 131

- - hipovitaminose, 131
- - medicamentos causadores de, 131
- - teratógenos, 131
- formação da, 127-130
- gânglios nervosos espinhais, 127, 128
- *H* medular, 128, 129
- neurônios
- - de associação, 128
- - motores, 127
- substâncias
- - branca, 128
- - cinzenta, 128
- tubo neural
- - camada do manto, 127, 128
- - camada ependimária, 127, 128
- - camada marginal, 127, 129
Megalécito, 24
Melanina, 142
Melanócitos, 141, 142
Melanotrófico, 142
Melatonina, 3, 142
Membrana(s)
- anal, 120
- bucofaríngea, 45, 67
- - rota, 68
- cloacal, 45, 68, 120
- de Heuser, 33
- exocelômica, 32
- hialina, síndrome da, 109
- iridopupilar, 153
- orofaríngea, 67
- oronasal, 105
- surfactante, 109
- timpânica, 68, 149
- urogenital, 117, 120
Membros, formação dos, 48-50
- crista ectodérmica apical, 49
- inferior, etapas de desenvolvimento, 50
- superior, etapas de desenvolvimento, 50
Menarca, 4
Meningocele, 131, 138
Meningoidroencefalocele, 138
Meningomielocele, 131, 138
Menopausa, 8
Menstruação, 10
Mesencéfalo, 47, 136
- aqueduto cerebral, 136
- colículo, 136
- eferente
- - somático, 136
- - visceral, 136
- núcleo de Edinger-Westphal, 136
- pedúnculo cerebral, 136
- substância nigra, 136
Mesoderma metanéfrico, 116
Mesolécito, 24
Metaestro, 10
Metencéfalo, 48, 136, 137
- aferente
- - somático, 137
- - visceral, 137
- cerebelo, 137
- eferente
- - somático, 137
- - visceral, 137
- flexura pontina, 136
- meninges, 137
- ponte, 137
Método(s)
- anticoncepcionais, 18
- de Friedmann, 19
Microcefalia, 138
Micróglias, 128
Microglossia, 71
Micrognatia, 78
Microlécitos, 24
Microstomia, 78, 148

166 ÍNDICE ALFABÉTICO

Mielencéfalo, 48
Mielomeningoencefalocele, 138
Miolécitos, 24
Miométrio, 9
Monitoramento fetal, 54
Morfogênese da face, 76-82
- anomalias, 77-82
- - agenesia do processo maxilar, 78
- - agnatia, 78, 79
- - ciclopia, 78
- - - em porco, 82
- - fenda do palato
- - - bilateral, 78
- - - mediana, 79, 81
- - - unilateral, 78
- - fenda facial
- - - oblíqua bilateral, 78, 79, 81
- - - oblíqua unilateral, 78, 80
- - fenda mandibular, 79
- - fenda nasal mediana, 77
- - fissura(s) labial(is)
- - - bilateral, 78, 79
- - - mediana, 77, 79
- - - unilaterais, 78
- - lábio leporino, 77, 79, 82
- - macrognatia, 78
- - macrostomia, 78
- - micrognatia, 78
- - microstomia, 78
- - nariz
- - - bífido, 82
- - - probóscide, 78, 82
- - orelha mal formada, 79
- - otocefalia, 78
- - síndrome
- - - de Pierre Robin, 78
- - - de Treacher Collins, 78
- - do primeiro arco mesodérmico, 78
- - úvula
- - - bífida, 78
- - - dupla, 79
- bochechas, origem no processo maxilar, 77, 78
- ducto nasolacrimal, 77
- eminência
- - frontal, 76, 77
- - frontonasal, 76
- - nasal
- - - lateral, 76, 77
- - - mediana, 76, 77
- estomodeu, 77
- filtro labial, 76
- fosseta nasal, 77
- gengiva, 76
- glabela, origem na eminência frontal, 76
- lábio inferior, origem no processo mandibular, 77
- lábio superior, origem nas eminências nasais e no processo
  maxilar, 76
- mandíbula, origem no processo mandibular, 77
- maxila, origem no processo maxilar, 76, 77
- nariz, origem nas eminências nasais, 76
- palato primário, 76
- placóide nasal, 76
- queixo, origem no processo mandibular, 77
- saco lacrimal, 77
- septo nasal, origem na eminência frontal, 76
- sulco nasolacrimal, 77
- testa, origem na eminência frontal, 76
Mórula, 27
Morulação, 27
Multíparas, 54
Músculo(s)
- ciliar, do olho, 153
- constrictores, da faringe, derivados do 4.° arco, 70
- cricotireóide, derivado do 4.° arco, 70
- da expressão facial, derivados do 2.° arco, 70
- dilatador, da pupila, 153
- do estribo, derivado do 2.° arco, 70

- eretor, dos pêlos, 143
- esfíncter, do olho,153
- esqueléticos, do esôfago, derivados do 6.° arco, 70
- estilofaríngeo, derivado do 3.° arco, 70
- estilóide, derivado do 2.° arco, 70
- intrínsecos, da laringe, derivados do 6.° arco, 70
- levantador, do véu palatino, derivado do 4.° arco, 70

N

Nariz, formação do, 71
- anomalias na
- - bífido, 82
- - probóscide, 78, 82
- origem nas eminências nasais, 76
Nasofaringe, 108
Nervo(s), 127, 137, 138
- corda do tímpano, 138
- craniano(s), 137, 138
- - abducente, origem metencefálica, 137
- - acessório, origem no mielencéfalo e na medula nervosa, 137
- - facial, 138, 140
- - - origem na junção metencéfalo/mielencéfalo, 137
- - glossofaríngeo, 138, 140
- - - de origem mielencefálica, 137
- - hipoglosso, 138
- - - de origem mielencefálica, 138
- - oculomotor, 140
- - - origem mesencefálica, 137
- - olfatório, origem telencefálica, 137
- - óptico, origem diencefálica, 137
- - trigêmeo, 138
- - - origem metencefálica, 137
- - troclear, 137
- - vago, 140
- - - de origem mielencefálica, 137
- - vestíbulo-coclear, origem na junção metencéfalo/mielencéfalo, 137
- espinhais, 139
- lingual, 138
- oftálmico, 138
- olfativos, 106
- mandibular, 138
- maxilar, 138
- mistos, 139
- simples, 139
Nervoso, sistema, 127-140
- autônomo (SNA), 139, 140
- - parassimpático, 140
- - simpático, 140
- central (SNC), 127-139
- - anencéfalo, 139
- - encéfalo, 132-139
- - - mesencéfalo, 136
- - - prosencéfalo, 132-136
- - - rombencéfalo, 136-138
- - formação do, 127
- - medula nervosa, 127-131
- - - anomalias, 130, 131
- - - formação da, 127
- periférico (SNP), 139, 140
- - formação do, 139
- - gânglios nervosos, 139
- - nervos
- - - mistos, 139
- - - simples, 139
Neuroblastos, 127
Neuroepitélio, 127
Neuróglia, 128
Neuro-hipófise, 136
Neurônio(s)
- de associação, 128
- motores, 127
Neurópilo, 128
Nevralgias, 138
Nidação, 23-28
- blastocele, 27

Índice Alfabético

- capacitação do espermatozóide, 23
- clivagem, 27
- ectópica, 28
- implantação do blastocisto, 28
- morulação, 27
- óvulo, 24, 25
- partenogênese, 25-27
- reação
- - acrossômica, 23, 24
- - zonal, 24
- trofoblasto, 28
- zigoto, 24, 25
Nódulo(s)
- hemais linfáticos, 113
- linfóides, 111

O

Odontogênese, 72-75
- dentes
- - anquilose, 74
- - braquiodontes, 74
- - caducos, 73
- - canal dentário definitivo, 73
- - decíduos, 73
- - definitivos, 73
- - formação dos, 72
- - - bainha radicular de Hertwig, 73, 74
- - - dentina, derivada dos odontoblastos, 72, 74
- - - esmalte dentário, derivado dos ameloblastos, 72, 74
- - - germe dentário, formação do, 72, 74
- - - lâmina dentária, 72, 74
- - - lâmina dentária acessória, 72, 73
- - - lâmina dentária sucessória, 73
- - - papila dentária, 72, 74
- - - polpa dentária, vasos na, 74
- - - retículo estrelado, 72, 74
- - fórmula dentária, 73
- - hipsodontes, 74
- - permanentes, 73, 75
- - - brotamento do, 74
- - - lâmina de, 74
- - saco dentário, 73, 74
- - - cemento dentário, 73
- - - ligamento periodontal, 73
- - - osso alveolar, 73
- - tecodonte, 74
Olfação, 148
Olho(s), 71, 151-154
- anomalias
- - agenesia do olho, 154
- - ciclopia, 154
- - coloboma, 154
- - glaucoma, 153
- - globo ocular, formação do, anomalias, 154
- - ptose palpebral, 154
- artéria hialóide, 153
- cálices ópticos, 153
- câmara
- - anterior do, em formação, 152, 153
- - posterior do, em formação, 153
- córnea, 152, 154
- coróide, 153
- corpo vítreo, 153
- cristalino
- - fosseta do, 152
- - placóide do, 152
- - túnica vasculosa do, 153
- - vesícula do, 152, 153
- epitélio
- - do corpo ciliar
- - - porção não pigmentada, 153
- - - porção pigmentada, 153
- - pigmentar da retina, 153
- esclera, 153
- fissuras ópticas, 153

- formação dos, 151, 152
- humor aquoso, 153
- íris, 152, 153
- membrana iridopupilar, 153
- músculo
- - ciliar, 153
- - dilatador da pupila, 153
- - esfíncter, 153
- pálpebra, 152, 154
- pupila, 153
- sulcos ópticos, 151
- veia hialóide, 153
- vesículas ópticas, 152
Oligolécitos, 24
Onfalomesentérico, 45
Orelha(s), 148-151
- agenesia de pavilhão auditivo, 151
- apêndices auriculares, 151
- externa, 148, 149
- - conduto auditivo externo, 149
- - derivada do 1.° e do 2.° arcos mesodérmicos, 148
- - otocefalia, 148, 149
- - saliências auriculares, 149
- interna, 149-151
- - canais semicirculares, 150, 151
- - cápsula ótica, 150
- - cristas ampulares, 150
- - ducto(s)
- - - coclear, 150
- - - reuniens, 151
- - - semicirculares, 149
- - escala
- - - timpânica, 150, 151
- - - vestibular, 150, 151
- - fossetas óticas, 149, 150
- - gânglio espiral, 150
- - labirinto
- - - membranoso, 150
- - - ósseo, formação do, 150
- - lâmina espiral óssea, 151
- - modíolo, 151
- - órgão de Corti, 150
- - perilinfa, 151
- - placóide ótico, 149, 150
- - primórdio do labirinto membranoso, 149
- - sáculo, 150, 151
- - utrículo, 150, 151
- - vesículas óticas, 149, 150
- - - ducto endolinfático, 149, 151
- - - região sacular, 149
- - - região utricular, 149
- - - saco endolinfático, 149, 151
- malformadas, 151
- média, 149
- - antro mastóideo, 149
- - bigorna, 149
- - cavidade timpânica primitiva, 149
- - derivada da 1.ª bolsa faríngea, 149
- - estribo, 149
- - martelo, 149
- - membrana timpânica, 149
Organogênese, 45-50
- embrião, fechamento do, 45, 46
- intestino primitivo, formação do, 45-47
- membros, formação dos, 48-50
- somitos, desenvolvimento dos, 47
- tubo neural, desenvolvimento do, 47, 48
Órgão(s)
- copulador, 15
- - formação do, 119
- de Jacobson, 107
- dos sentidos, 147-154
- - audição, 148-151
- - - orelha externa, 148, 149
- - - orelha interna, 149-151
- - - orelha média, 149
- - gustação, 147, 148

168 ÍNDICE ALFABÉTICO

- - - botões gustativos, 148
- - - papilas linguais, 147
- - olfação, 148
- - visão, 151-154
- - - agenesia do olho, 154
- - - ciclopia, 154
- - - coloboma, 154
- - - globo ocular, formação do, anomalias, 154
- - - músculo ciliar, 153
- - - olhos, formação dos, 151, 152
- - - ptose palpebral, 154
- vomeronasais, 107
Otocefalia, 78
Ovário(s), 1-8, 122, 123
- ciclo ovariano, 3-8
- corpo(s)
- - albicans, 2
- - lúteos, 1, 2
- córtex, 1, 3
- das aves, 1
- dos bovinos, 1, 2
- dos eqüinos, 1
- dos humanos, 1
- dos suínos, 2
- folículo(s), 1, 2
- - de Graaf, 2
- - primários, 2
- - primordiais, 122
- - roto, 2
- - formação dos, 122
- ligamento
- - propriamente dito do, 123
- - suspensor do, 123
- medula, 3
- representação estrutural do, 2
- ovocitação, 3-8
- ovócitos primários, 122
- tipos de, 2
- tunica albuginea ovarii, 1
Oviduto, 11
Ovocitação, 3-8
Ovocitogênese, 22
Ovócitos, 22
- primários, 122
Ovogônias, 22
Ovótide, 22
Óvulo, 22, 24, 25
Oxitocina, 13

P

Palato, 71, 72
- cristas palatinas, 71, 72
- duro, 71
- fenda do
- - bilateral, 78
- - mediana, 79, 81
- - unilateral, 78
- formação do, 71
- mole, 71
- primário, 71, 72, 76
- primitivo, 71
- secundário, 105
Pâncreas, formação do, 87
- anular, 87
- cabeça do, 87
- dorsal, 88
- ducto
- - acessório de Santorini, 87, 88
- - biliar comum, 87, 88
- - pancreático, 87, 88
- glucagon, 87
- insulina, 87
- processo uncinado, 87
- somatostatina, 87
- ventral, 88

Papilas
- dérmicas, 142
- do folículo piloso, 142
- linguais, 147, 148
- - caliciformes, 147, 148
- - filiformes, 147
- - foliáceas, 147, 148
- - formação das, 147
- - fungiformes, 147, 148
Papiloma humano
- virose do, 18, 19
Paratireóide
- inferior, 68
- - parênquima da, 67
- superior, 68
- - parênquima da, 67
Parótidas, 87
Partenogênese, 25-27
Parto, 54, 55
- cesariana, 54
- etapas do, 54, 55
- normal
- - de cócoras, 54
- - dentro d'água, 54
- - em decúbito dorsal, 54
- - prostaglandina F_2 alfa no, 55
- - relaxina, 55
Parturição, 51-55
- etapas da, 54
- multíparas, 54, 55
- primíparas, 54
Pele, 141-143
- derme, 141, 142
- epiderme, 141, 142
- humana, formação, 143
Pêlo(s), 142, 143
- atriquia, 142
- bulbo piloso, 142
- derivados do epitélio, 142
- embranquecimento dos
- - ausência de tirosinase, 142
- folículo piloso, 142, 143
- - papilas do, 142
- hipertricose, 142
- lanugo, 142
- músculo eretor do, 143
- vernix caseoso, 142
Pelve renal, em formação, 116
Pênis, 15, 119, 121
- bífido, 125
- cerebral, 136
- corpo cavernoso do, 15, 121
- corpo esponjoso do, 121
- duplo, 124, 125
- epispádia, 124, 125
- hipospádia, 124, 125
- - peniana, 124
- - penoescrotal, 124
- humano, em formação, 120
- - prega(s)
- - - anais, 119, 120
- - - cloacal, 119, 120
- - - uretrais, 119, 120
- - saliências escrotais, 120
- placa uretral, 120
- saliências genitais, 120
- sulco uretral, 120
- tubérculo genital, 119
- uretra peniana, 120
Periderma, 141
Perimétrio, 9
Perinatologia, 53
Períneo, 120
Período embrionário, 45-50
- embrião, fechamento do, 45, 46
- intestino primitivo, formação do, 45-47
- membros, formação dos, 48-50

- somitos, desenvolvimento dos, 47
- tubo neural, desenvolvimento do, 47, 48
Período fetal, 51-55
- feto
- - desenvolvimento do, 51, 52
- - determinação da idade do, 52
- parto, 54, 55
- período gestacional, 52-54
Período gestacional, 52-54
- mudanças orgânicas, 53
- na mulher, 52
- na raça animal, 53
Pierre Robin, síndrome de, 78
Placa uretral, 120
Placenta
- aposta, 59
- aspectos funcionais da, 60-62
- - passagem de nutrientes, 60, 61
- - produção
- - - de adrenocorticotrofina coriônica, 62
- - - de estrogênio, 62
- - - de hormônio lactogênico placentário, 62
- - - de progesterona, 62
- - secreção da gonadotrofina coriônica, 61
- conjugada
- - na mulher, 59
- coriepitelioma, 62
- corioalantoidiana, 59
- coriônica, 59
- coriovitelina
- - nos marsupiais, 59
- cotiledonária
- - nos ruminantes, 59
- decídua, 59
- difusa
- - nos ungulados, 59
- discoidal
- - nos primatas, 58, 59
- - nos roedores, 59
- endoteliocorial, 59, 60
- - nos carnívoros, 59
- epiteliocorial, 60
- - nos ungulados, 60
- formação da, 57-59
- - corion
- - - frondoso, 57
- - - liso, 57
- - decídua
- - - basal, 58
- - - capsular, 58
- - - parietal, 58
- - vilosidades coriônicas, 57
- hemocorial, 59, 60
- - nos primatas, 59
- - nos roedores, 59
- mola hidatiforme, 62
- não decídua, 59
- sindesmocorial, 59, 60
- - nos ruminantes, 59
- tipos de, 59, 60
- vera, 59
- zonária
- - dos carnívoros, 58, 59
Placentologia, 57-63
- anexos fetais, 62, 63
- cordão umbilical, 62, 63
- líquido amniótico, 62
- placenta
- - aspectos funcionais da, 60-62
- - formação da, 57-59
- - tipos de, 59, 60
- saco amniótico, 62
Placódio nasal, 69, 76, 105
Placóide
- do cristalino, 152
- óptico, 68
- ótico, 68, 149, 150

Poliespermia, 24
Prega(s)
- anais, 119, 120
- cloacal, 119, 120
- uretrais, 119, 120
Prenhez, 53
Prepúcio, 15
Primíparas, 54
Probóscide, 78
Processo
- mandibular, 69
- maxilar, 69
- palatino, 105
- vaginal, 121
Proctodeum, 113
Proestro, 10
Prolactina, 13
Prosencéfalo, 47
Próstata, 14, 119
- concreções prostáticas, 14
Puberdade, 17
Puerpério, 4
Pulmão(ões), 105, 108, 109
- pleura
- - folheto parietal, 109
- - folheto visceral, 109

Q

Queixo, origem no processo mandibular, 77
Queratina, 141, 143, 145
- dura, 143, 145
- mole, 143
Quiasma óptico, 134

R

Raquisquise, 131
Reação
- acrossômica, 23, 24
- de Ascheim-Zondek, 19
- de Galli Mainini, 19
- zonal, 24
Receptores sensoriais, 106
Relaxina, 7, 55
Reprodução, época de, 17
Reprodutor, sistema, 1-19
- canal deferente, 14
- diagnóstico precoce da gravidez, 19
- doenças sexualmente transmissíveis (DST), 18, 19
- duração da gestação e número de conceptos, 18
- epidídimo, 14
- época de reprodução, 17
- glândulas acessórias, 14, 15
- - glândulas bulbouretrais, 14
- - próstata, 14
- - vesículas seminais, 14
- infertilidade, 17
- inseminação artificial, 17, 18
- introdução, 1
- mama, 13
- maturidade sexual, 17
- métodos anticoncepcionais, 18
- órgão copulador, 15
- ovário, 1-8
- - ciclo ovariano, 3-8
- - ovocitação, 3-8
- - puberdade, 17
- sêmen, 15, 16
- - comprimento dos espermatozóides, 16
- - espermograma, 16
- - número de espermatozóides, 16
- - sobrevida dos espermatozóides nas vias genitais femininas, 16
- - velocidade dos espermatozóides, 16
- - volume de, 16
- testículo, 13, 14, 118, 119

170 ÍNDICE ALFABÉTICO

- - apêndice do, 121
- - cordões sexuais primitivos, 118
- - - em degeneração, 119
- - descida do, 121
- - em formação, 118
- - espermatócitos primários, 118
- - espermatogônias, 118
- - fator testículo-determinante, 118
- - hidrocele, 122
- - testosterona, 118
- - túbulos seminíferos, 118
- tuba uterina, 11
- útero, 9-11
- - bolsas retouterina e vesicouterina, 123
- - camadas do
- - - endométrio, 9
- - - miométrio, 9
- - - perimétrio, 9
- - canal do, epitélio do, 123
- - cérvice do (v. Colo do útero)
- - ciclo estral, 10, 11
- - - duração do, 10
- - - fases do, 10
- - - monoéstricos, 11
- - - poliéstricos, 11
- - ciclo menstrual, 9, 10
- - - dismenorréia, 10
- - - duração do, 10
- - - fases do, 9, 10
- - - fluxo menstrual, 10
- - - menstruação, 10
- - cisto de Gartner, 124
- - colo do, 9, 123
- - com um único corno, 124
- - conduto uterovaginal, 123
- - didelfo, 124
- - ductos paramesonéfricos, 123
- - epoóforo, 124
- - formação do, 123
- - glândulas
- - - cervicais, 9
- - - endometriais, 9
- - ligamento redondo do, 123
- - paraóforo, 124
- - septo do, 123
- vagina, 11-13
- - citologia vaginal, 12, 13
- vulva, 13
Respiratório, sistema, 105-109
- alvéolos pulmonares, 109
- bronquíolos, 108, 109
- - origem no broto laringotraqueal, 68, 108, 109
- brônquios, 108, 109
- - origem no broto laringotraqueal, 68, 108, 109
- cavidades nasais, 105, 106
- fossas nasais, 105, 106
- laringe, 70, 71, 108
- - cartilagens hialinas e elásticas da
- - - derivadas da 4.° e 6.° arcos, 69
- - cordas vocais, 108
- - - divertículo laringotraqueal, 108
- - epiglote, 108
- - músculos intrínsecos da, derivados do 6.° arco, 70
- - origem no broto laringotraqueal, 68
- - pregas traqueoesofágicas, 108
- - septo traqueoesofágico, 108
- - sulco laringotraqueal, 108
- nasofaringe, 108
- seios paranasais, 106-108
- traquéia, 108
- - origem no broto laringotraqueal, 68
Ressonância magnética, 54
Rete ovarii, 122
Rim(ns), 115-118
- anomalias
- - agenesia do, 117
- - ectópicos, 118

- - em ferradura, 118
- anterior, 115
- artérias acessórias dos
- - complicações, 117
- formação do, 115-117
- - mesonefro, 115, 116
- - metanefro, 115, 116
- - pronefro, 115, 116
- formação vascular dos, variações anatômicas da, 117
- hidronefrose, 117
- médio, 115
- permanente, formação do, 116
- - divertículo metanéfrico, 116
- - mesoderma metanéfrico, 116
- posterior, 115, 116
Rombencéfalo, 47, 136-138
- metencéfalo, 136, 137
- - aferente
- - - somático, 137
- - - visceral, 137
- - cerebelo, 137
- - eferente
- - - somático, 137
- - - visceral, 137
- - flexura pontina, 136
- - meninges, 137
- - ponte, 137
- mielencéfalo, 137, 138
- - anomalias, 138, 139
- - medula oblonga, 137
- - nervos cranianos, 137, 138

S

Saco(s)
- amniótico, 62
- - anomalias cromossômicas, 62
- - líquido, 62
- - macrocefalia, 62
- - microcefalia, 62
- - síndrome de Down, 62
- aórtico, 93
- dentário, 73, 74
- - cemento dentário, 73
- - ligamento periodontal, 73
- - osso alveolar, 73
- endolinfático
- - das vesículas óticas, 149, 151
- escrotal, 124
- lacrimal, 77
- nasais primitivos, 105
Saliência(s)
- escrotais, 120
- genitais, 118, 120
- - labioescrotal, 120
Segmentação, 27
Seio(s), 70, 106-108, 113, 117, 123
- cervicais, 70
- coronário, 95
- esfenoidais, 107
- etmoidais, 106
- frontais, 106, 107
- linfáticos, 113
- maxilares, 106
- paranasais, 105-108
- pericárdico, 91
- urogenital, 117, 123
- - porção
- - - fálica, 117
- - - pélvica, 117
- - - vesicular cefálica, 117
- tubérculo do, 123
- venoso, 95-100
- - formação do, 92
- - veias
- - - cardinais, 95, 96

- - - umbilicais, 95, 96
- - - vitelinas, 95, 96
Sêmen, 15, 16
- composição do, 16
- espermatozóides
- - comprimento dos, 16
- - número de, 16
- - sobrevida dos, nas vias genitais femininas, 16
- - velocidade dos, 16
- espermograma, 16
- volume de, 16
Sentidos, órgãos do, 147-154
- audição, 148-151
- - orelha
- - - externa, 148, 149
- - - interna, 149-151
- - - média, 149
- gustação, 147, 148
- - botões gustativos, 147, 148
- - - células de sustentação, 148
- - - células neurogustativas, 148
- - - neuroepitélio, 148
- - papilas linguais, 147, 148
- - - caliciformes, 147, 148
- - - filiformes, 147
- - - foliáceas, 147, 148
- - - formação das, 147
- - - fungiformes, 147, 148
- olfação, 148
- visão, 151-154
- - anomalias
- - - agenesia do olho, 154
- - - ciclopia, 154
- - - coloboma, 154
- - - na formação do globo ocular, 154
- - músculo ciliar, 153
- - olhos, formação dos, 151, 152
- - ptose palpebral, 154
Septo(s)
- do seio cavocoronário, 102
- escrotal, 120, 121
- interatrial, 94
- interventricular, 102
- membranoso interventricular, 102
- nasal, origem na eminência frontal, 76
- traqueoesofágico, 108
- urorretal, 117
- uterino, 123
Sífilis, 18, 19
Sinciciotrofoblasto, 28
- lacunização do, 34
Síndrome(s)
- da imunodeficiência adquirida (AIDS, SIDA), 18
- da membrana hialina, 109
- de Down, 62
- de Pierre Robin, 78
- de Treacher Collins, 78
- do primeiro arco mesodérmico, 78
Sistema circulatório, 91-103
- anomalias cardiovasculares, 103
- coração, 91-95
- - alça bulboventricular, 93
- - - forame interventricular primário, 93
- - - sulco bulboventricular, 93
- - anomalias do
- - - acardia, 103
- - - ápice bífido, 103
- - - dextrocardia, 103
- - - ectopia cardíaca, 103
- - - ectopia intra-abdominal, 103
- - - trilocular biventricular, 103
- - átrio, 92, 93, 95, 102
- - - direito, 95, 102
- - - esquerdo, 95, 102
- - - primitivo, 92, 93
- - bulbus cordis, 92, 93
- - - cone arterioso, 93

- - canal atrioventricular, 94
- - - prega do, 95
- - cavidade pericárdica, 101-103
- - celoma
- - - extra-embrionário, 92
- - - intra-embrionário, 92
- - - pericárdico, 91
- - cordoalha tendinosa, 101
- - cordões cardiogênicos, 91
- - coxins endocárdicos, 94
- - endocárdio, 92
- - epicárdio, 92
- - esqueleto fibroso do, 101
- - feixe atrioventricular, 101, 102
- - forame, 94, 95
- - - interventricular, 95
- - - oval persistente, 95
- - geléia cardíaca, 91
- - manto mioepicárdico, 91, 92
- - mesocárdio dorsal, 91
- - miocárdio, 91, 92
- - músculos papilares, 101
- - nó
- - - atrioventricular, 101
- - - sinoatrial, 101
- - pericárdio visceral, 92
- - seio
- - - pericárdico, 91
- - - venoso, 92
- - septo, 94, 95
- - - interatrial, 94
- - - interventricular, 95
- - sistema de condução do, 101
- - trabéculas carnosas, 101
- - tronco arterioso, 92
- - - saco aórtico, 93
- - tubos endocárdicos, 91, 92
- - válvulas cardíacas
- - - valva mitral, 101, 102
- - - valva tricúspide, formação da, 95, 101, 102
- - - valvas semilunares aórtica e pulmonar, 101
- - ventrículo, 92, 93, 95, 102
- - - direito, 93, 95, 102
- - - esquerdo, 95, 102
- - - primitivo, 92, 93
- sistema de condução, 101
- válvulas cardíacas, 101
- vasos linfáticos, 100, 101
- vasos sangüíneos, 96-100
Sistema digestivo, 67-89
- boca, 67-75
- - arcos mesodérmicos, 67, 69, 70
- - bolsas faríngeas, 67-69
- - fendas ectodérmicas, 67
- - língua, formação, 70
- - membrana bucofaríngea, 67
- - odontogênese, 72-75
- - palato, formação, 71, 72
- - primitiva, 67
- cavidade oral, 70-72
- face, morfogênese da, 76-82
- - anomalias na, 77-82
- - - agenesia do processo maxilar, 78
- - - agnatia, 78, 79
- - - ciclopia, 78
- - - fenda do palato bilateral, 78
- - - fenda do palato mediana, 79, 81
- - - fenda do palato unilateral, 78
- - - fenda facial oblíqua bilateral, 78, 79, 81
- - - fenda facial oblíqua unilateral, 78, 80
- - - fenda mandibular, 79
- - - fenda nasal mediana, 77
- - - fissura labial bilateral, 78, 79
- - - fissura labial mediana, 77, 79
- - - fissuras labiais unilaterais, 78
- - - lábio leporino, 77, 79, 82
- - - macrognatia, 78

172 ÍNDICE ALFABÉTICO

- - - macrostomia, 78
- - - micrognatia, 78
- - - microstomia, 78
- - - nariz bífido, 82
- - - orelha mal formada, 79
- - - otocefalia, 78
- - - probóscide, 78, 82
- - - síndrome de Pierre Robin, 78
- - - síndrome de Treacher Collins, 78
- - - síndrome do primeiro arco mesodérmico, 78
- - - úvula bífida, 78
- - - úvula dupla, 79
- - bochechas, origem no processo maxilar, 77, 78
- - ducto nasolacrimal, 77
- - eminência
- - - frontal, 76, 77
- - - frontonasal, 76
- - - nasal lateral, 76, 77
- - - nasal mediana, 76, 77
- - estomodeu, 77
- - filtro labial, 76
- - fosseta nasal, 77
- - gengiva, 76
- - glabela, origem na eminência frontal, 76
- - lábio inferior, origem no processo mandibular, 77
- - lábio superior, origem nas eminências nasais e no processo maxilar, 76
- - mandíbula, origem no processo mandibular, 77
- - maxila, origem no processo maxilar, 76, 77
- - nariz, origem nas eminências nasais, 76
- - palato primário, 76
- - placódio nasal, 76
- - queixo, origem no processo mandibular, 77
- - saco lacrimal, 77
- - septo nasal, origem na eminência frontal, 76
- - sulco nasolacrimal, 77
- - testa, origem na eminência frontal, 76
- odontogênese, 72-75
- tubo digestivo, formação do, 82-86
- - anomalias, 83
- - fígado, 86-88
- - - broto hepático, 86, 88
- - - ducto cístico, 87, 88
- - - ductos hepáticos, 87, 88
- - - epitélio da vesícula biliar, 86
- - - ligamento falciforme, 87
- - - parênquima hepático, 86
- - - pequeno omento, 87
- - - trabéculas de Remack, 86
- - glândulas anexas do, formação das, 86-89
- - pâncreas, formação do, 87
- - - anular, 87
- - - cabeça do, 87
- - - dorsal, 88
- - - ducto acessório de Santorini, 87, 88
- - - ducto biliar comum, 87, 88
- - - ducto pancreático, 87, 88
- - - glucagon, 87
- - - insulina, 87
- - - processo uncinado, 87
- - - somatostatina, 87
- - - ventral, 88
- - parótidas, 87
- - sublingual, 89
Sistema imune, 111-113
- baço, 112
- bolsa de Fabrício, 113
- introdução, 111
- linfonodos, 113
- timo, 112
- tonsilas, 111, 112
Sistema límbico, 133
Sistema nervoso, 127-140
- autônomo (SNA), 139, 140
- - parassimpático, 140
- - simpático, 140
- central (SNC), 127-139

- - anencéfalo, 139
- - encéfalo, 132-139
- - - mesencéfalo, 136
- - - prosencéfalo, 132-136
- - - rombencéfalo, 136-138
- - formação do, 127
- - medula nervosa, 127-131
- - - anomalias, 130, 131
- - - formação da, 127
- periférico (SNP), 139, 140
- - formação do, 139
- - gânglios nervosos, 139
- - nervos
- - - mistos, 139
- - - simples, 139
Sistema reprodutor, 1-19
- canal deferente, 14
- diagnóstico precoce da gravidez, 19
- doenças sexualmente transmissíveis (DST), 18, 19
- duração da gestação e número de conceptos, 18
- epidídimo, 14
- época de reprodução, 17
- glândulas acessórias, 14, 15
- - glândulas bulbouretrais, 14
- - próstata, 14
- - vesículas seminais, 14
- infertilidade, 17
- inseminação artificial, 17, 18
- introdução, 1
- mama, 13
- maturidade sexual, 17
- métodos anticoncepcionais, 18
- órgão copulador, 15
- ovário, 1-8
- - ciclo ovariano, 3-8
- - ovocitação, 3-8
- puberdade, 17
- sêmen, 15, 16
- - comprimento dos espermatozóides, 16
- - espermograma, 16
- - número de espermatozóides, 16
- - sobrevida dos espermatozóides nas vias genitais femininas, 16
- - velocidade dos espermatozóides, 16
- - volume de, 16
- testículo, 13, 14, 118, 119
- - apêndice do, 121
- - cordões sexuais primitivos, 118
- - em degeneração, 119
- - descida do, 121
- - em formação, 118
- - espermatócitos primários, 118
- - espermatogônias, 118
- - fator testículo-determinante, 118
- - hidrocele, 122
- - testosterona, 118
- - túbulos seminíferos, 118
- tuba uterina, 11
- útero, 9-11
- - ciclo estral, 10, 11
- - - duração do, 10
- - ciclo menstrual, 9, 10
- - - duração do, 10
- vagina, 11-13
- - citologia vaginal, 12, 13
- vulva, 13
Sistema respiratório, 105-109
- alvéolos pulmonares, 109
- bronquíolos, 108, 109
- - origem no broto laringotraqueal, 68, 108, 109
- brônquios, 108, 109
- - origem no broto laringotraqueal, 68, 108, 109
- cavidades nasais, 105, 106
- fossas nasais, 105, 106
- laringe, 70, 71, 108
- - origem no broto laringotraqueal, 68
- - cartilagens hialinas e elásticas da
- - - derivadas dos 4.° e 6.° arcos, 69

- - cordas vocais, 108
- - divertículo laringotraqueal, 108
- - epiglote, 108
- - músculos intrínsecos da, derivados do 6.° arco, 70
- - pregas traqueoesofágicas, 108
- - septo traqueoesofágico, 108
- - sulco laringotraqueal, 108
- nasofaringe, 108
- seios paranasais, 106-108
- traquéia, 108
- - origem no broto laringotraqueal, 68
Sistema tegumentar, 141-145
- casco, 145
- - dos eqüinos, 145
- - parede, 145
- - - estratos, 145
- - ranilha, 145
- - sola, 145
- chifre, 143, 145
- garras, 143, 144
- glândulas
- - apócrinas, 143
- - écrinas, 143
- - holócrinas, 143
- - sebáceas, 143
- - sudoríparas, 143
- introdução, 141, 142
- pele
- - derme, 141, 142
- - epiderme, 141, 142
- - humana, formação, 143
- pêlos, 142, 143
- - atriquia, 142
- - bulbo piloso, 142
- - derivados do epitélio, 142
- - embranquecimento dos
- - - ausência de tirosinase, 142
- - folículo piloso, 142, 143
- - - papilas do, 142
- - hipertricose, 142
- - lanugo, 142
- - músculo eretor do, 143
- - vernix caseoso, 142
- unhas, 143, 144
- - formação das, 144
- - leito ungueal primário, 144
- - onicoses, 144
Sistema urogenital, formação do, 115-125
- anomalias na, 117, 118
- - agenesia renal, 117
- - extrofia da bexiga, 118
- - hidronefrose, 117
- - rim ectópico, 118
- - rim em ferradura, 118
- bexiga, 117
- introdução, 115
- rins, 115-117
- ureteres, 117
- uretra, 117
Sulco(s)
- bulboventricular, 93
- ectodérmicos, 67
- epitalâmico, 134
- hipotalâmico, 134
- laringotraqueal, 108
- nasolacrimal, 77
- ópticos, 151
- uretral, 120
Superfetação, 4

T

Tegumentar, sistema, 141-145
- casco, 145
- - dos eqüinos, 145
- - parede, 145

- - - estratos, 145
- - ranilha, 145
- - sola, 145
- chifre, 143, 145
- garras, 143, 144
- glândulas
- - apócrinas, 143
- - écrinas, 143
- - holócrinas, 143
- - sebáceas, 143
- - sudoríparas, 143
- introdução, 141, 142
- pele
- - derme, 141, 142
- - epiderme, 141, 142
- - humana, formação, 143
- pêlos, 142, 143
- - atriquia, 142
- - bulbo piloso, 142
- - derivados do epitélio, 142
- - embranquecimento dos
- - - ausência de tirosinase, 142
- - folículo piloso, 142, 143
- - - papilas do, 142
- - hipertricose, 142
- - lanugo, 142
- - músculo eretor do, 143
- - vernix caseoso, 142
- unhas, 143, 144
- - formação das, 144
- - leito ungueal primário, 144
- - onicoses, 144
Telencéfalo, 48, 132-134
- comissuras, 133, 134
- fissura coróide, 133
- forames interventriculares de Monro, 132, 133
- hemisférios cerebrais, 132, 133
- hipocampo, 133
- líquido cefalorraquidiano, 132
- lobo
- - frontal, 133, 134
- - occipital, 133, 134
- - parietal, 133, 134
- substância
- - branca, 133
- - cinzenta, 133
- ventrículos laterais, 132, 133
Telolécito, 24
Teratógenos, 131
Teratologia, 65, 66
Teratoma ovariano, 25
Teratospermia, 25
Testa, origem na eminência frontal, 76
Testículo(s), 13, 14, 118-119
- apêndice do, 121
- cordões sexuais primitivos, 118
- - em degeneração, 119
- descida do, 121
- em formação, 118
- espermatócitos primários, 118
- espermatogônias, 118
- fator testículo-determinante, 118
- hidrocele, 122
- testosterona, 118
- túbulos seminíferos, 118
Testosterona, 14, 118
Timo
- cloacal, 113
- em formação, 68, 69
- - nas aves, 69
- - nos humanos, 69
- - nos mamíferos, 69
- originário da 3.ª bolsa faríngea, 112
- timócitos, 112
Timócitos
- citotóxicos, 112
- de memória, 112

174 ÍNDICE ALFABÉTICO

- helper, 112
- supressores, 112
Tireóide, em formação, 68
- corpo ultimobranquial, 69
Tomografia computadorizada, 54
Tonsila(s)
- cloacal, 113
- com criptas, 111
- faríngeas, 111
- - de animais domésticos, 112
- foliculares, 111
- linguais, 111
- palatina(s), 67, 68, 111, 112
- - derivadas da 2.ª bolsa faríngea, 111
- - dos carnívoros, 112
- - formação da, 67, 68
- sem criptas, 111, 112
- tubárias, 111
- - dos ruminantes, 112
Traquéia, 108
- origem no broto laringotraqueal, 68
Treacher Collins, síndrome de, 78
Trofoblasto, 28
Trompa de Falópio, 11
Tuba(s)
- auditiva, formação da, 67, 68
- uterina(s), 123
- - ampola, 11
- - camada muscular
- - - lisa, 11
- - - serosa, 11
- - ductos paramesonéfricos, 123
- - infundíbulo, 11
- - intramural, 11
- - istmo, 11
Tubérculo(s)
- do seio urogenital, 123
- ímpar, da língua, 70
Tubo(s)
- digestivo, formação do, 82-86
- - anomalias, 83
- - fígado, 86-88
- - - broto hepático, 86, 88
- - - ducto cístico, 87, 88
- - - ductos hepáticos, 87, 88
- - - epitélio da vesícula biliar, 86
- - - ligamento falciforme, 87
- - - parênquima hepático, 86
- - - pequeno omento, 87
- - - trabéculas de Remack, 86
- - glândulas anexas do, formação das, 86-89
- - - sublingual, formação das, 89
- - - submandibulares, formação das, 87
- - pâncreas, formação do, 87
- - - anular, 87
- - - cabeça do, 87
- - - dorsal, 88
- - - ducto acessório de Santorini, 87, 88
- - - ducto biliar comum, 87, 88
- - - ducto pancreático, 87, 88
- - - glucagon, 87
- - - insulina, 87
- - - processo uncinado, 87
- - - somatostatina, 87
- - - ventral, 88
- - parótidas, 87
- laringotraqueal, 71
- neural, desenvolvimento do, 47, 48
- - camada do manto, 127, 128
- - camada ependimária, 127, 128
- - camada marginal, 127, 129
- - mesencéfalo, 47, 48
- - prosencéfalo, 47, 48
- - rombencéfalo, 47
Túbulo(s)
- proximal, 116
- seminíferos, 13, 118

- visceral, 116
Túnica(s)
- albugínea, 1, 118
- vaginal, 118

U

Unha(s), 143, 144
- formação da, 144
- leito ungueal primário, 144
- onicoses, 144
Ureter(es), 116-118
- derivado do divertículo metanéfrico, 117
- duplos, 118
- em formação, 116
Uretra, 15, 117, 120, 121
- corpo cavernoso da, 15
- fálica, 117
- feminina, 117
- masculina, 117
- - esponjosa, 117, 121
- - - bulbar, 121
- - - peniana, 120, 121
- - formação da, 120
- - membranosa, 117, 121
- - prostática, 117, 121
- meato externo da, 121
- orifício externo da, 121
- placa da, 120
- - na glande, 117, 120
- - uretral, 120
- sulco da, 120
- úraco, 117
Urogenital, sistema, formação do, 115-125
- anomalias na, 117, 118
- - agenesia renal, 117
- - extrofia da bexiga, 118
- - hidronefrose, 117
- - rim ectópico, 118
- - rim em ferradura, 118
- bexiga, 117
- introdução, 115
- rins, 115-117
- ureteres, 117
- uretra, 117
Útero, 9-11, 123
- bolsas retouterina e vesicouterina, 123
- camadas do
- - endométrio, 9
- - miométrio, 9
- - perimétrio, 9
- canal do, epitélio do, 123
- cérvice do (v. Colo do útero)
- ciclo estral, 10, 11
- - duração do, 10
- - fases do, 10
- - monoéstricos, 11
- - poliéstricos, 11
- ciclo menstrual, 9, 10
- - dismenorréia, 10
- - duração do, 10
- - fases do, 9, 10
- - fluxo menstrual, 10
- - menstruação, 10
- cisto de Gartner, 124
- colo do, 9, 123
- com um único corno, 124
- conduto uterovaginal, 123
- didelfo, 124
- ductos paramesonéfricos, 123
- epoóforo, 124
- formação do, 123
- glândulas
- - cervicais, 9
- - endometriais, 9
- ligamento redondo do, 123

Índice Alfabético   175

- paraóforo, 124
- septo do, 123
Úvula, 71, 72
- bífida, 78
- dupla, 79

V

Vagina, 11-13, 123, 124
- bulbossinovaginais, 123
- cisto de Gartner, 124
- citologia vaginal, 12, 13
- conduto uterovaginal, 123
- derivada do endoderma, 123
- derivada dos ductos paramesonéfricos, 123
- dupla, 125
- epoóforo, 124
- formação da, 11, 123
- paraóforo, 124
- placa da, 123
Válvulas cardíacas
- valva mitral, 101, 102
- valva tricúspide, 101, 102
- valvas semilunares aórtica e pulmonar, 101
Vasectomia, 14
Vaso(s)
- linfáticos, 100, 101
- - cisterna do quilo, 100
- - ducto
- - - linfático direito, 101
- - - torácico, 101
- - saco(s) linfático(s)
- - - ilíacos, 100
- - - jugulares, 100
- - - retroperitoneal, 100
- sangüíneos, 95-100
- - artérias, formação das, 98, 99
- - - aorta dorsal, 99
- - - basilar, 98
- - - carótidas comuns, origem no 3.° arco aórtico, 100
- - - carótidas externas, origem no 3.° arco aórtico, 100
- - - carótidas internas, origem no 3.° arco aórtico, 100
- - - cerebrais posteriores, 99
- - - comunicantes posteriores, 99
- - - estapédica, origem no 2.° arco aórtico, 100
- - - hióidea, origem no 2.° arco aórtico, 100
- - - ilíaca comum, 99
- - - ilíaca interna, 97, 98
- - - intercostais, 99
- - - intersegmentares, 98, 99
- - - lombares, 99
- - - maxilares, origem no 1.° par de arco aórtico, 99
- - - mesentérica inferior, 98, 99
- - - mesentérica superior, 98, 99
- - - pulmonar direita, origem no 6.° arco aórtico, 100
- - - pulmonar esquerda, origem no 6.° arco aórtico, 100
- - - sacral, 99
- - - subclávia direita, origem no 4.° arco aórtico, 100
- - - tronco celíaco, 98, 99
- - - umbilicais, 97, 98
- - - vertebrais, 98
- - - vesical superior, 97, 98
- - - vitelinas, 98, 99
- - veias, formação das
- - - ázigos, 96, 98
- - - braquiocefálica esquerda, 96, 98
- - - capilares sinusóides, do fígado, 96
- - - cardinal anterior, 96, 97
- - - cardinal comum, 94, 96
- - - cardinal posterior, 96
- - - cava inferior, 96-98
- - - cava superior, 96, 97, 102
- - - gonadal, 97
- - - hemiázigos, 96, 98
- - - hepáticas, 96
- - - ilíaca comum, 96

- - - intercostal, 98
- - - jugulares, 98
- - - porta, 96, 97
- - - pulmonares, 97, 98
- - - renal, 97
- - - subcardinais, 97
- - - subclávias, 98
- - - supracardinais, 97
- - - supra-renal, 97
- - - tronco braquiocefálico venoso, 96
- - - umbilicais, 63, 95, 96, 97
- - - vitelinas, 95, 96
- venoso, 95-100
Veias, formação das
- ázigos, 96, 98
- braquiocefálica esquerda, 96, 98
- capilares sinusóides, do fígado, 96
- cardinais, 95-98
- - anterior
- - - cava superior, 96, 97, 102
- - - tronco braquiocefálico venoso, 96
- - - comuns, 94, 96
- - posterior
- - - ázigos, 96
- - - hemiázigos, 96
- - - ilíaca comum, 96
- cava
- - inferior, 96-98
- - - hepático, 98
- - - pós-renal, 98
- - - pré-renal, 98
- - - renal, 98
- - superior, 96, 97, 102
- gonadal, 97
- hemiázigos, 96, 98
- hepáticas, 96
- ilíaca comum, 96
- intercostal, 98
- jugulares, 98
- porta, 96, 97
- pulmonares, 97, 98
- renal, 97
- subcardinais, 97
- - anastomose subcardinal, 97
- subclávias, 98
- supracardinais, 97
- supra-renal, 97
- tronco braquiocefálico venoso, 96
- umbilicais, 63, 95, 96, 97
- - ducto venoso, 96
- - ligamento redondo, 96, 97
- - ligamento venoso, 96
- vitelinas, 95, 96
- - hepático, 96
- - pós-hepático, 96, 97
- - pré-hepático, 96, 97
Ventrículo(s)
- direito, 93, 95, 102
- - hipertrofia do, 103
- do estômago, 85
- esquerdo, 95, 102
- laterais
- - do telencéfalo, 132, 133
- primitivo, 92, 93
- proventrículo, nas aves, 85
Vernix caseoso, 51, 142
Vesícula(s)
- biliar, 88
- - formação da, 68
- - epitélio da, 86
- metanéfricas, 116
- seminais, 14, 15, 119
Vesiculase, 15
Vestíbulo
- da vagina, 13
- nasal, 106
Visão, 151-154

- anomalias
- - agenesia do olho, 154
- - ciclopia, 154
- - coloboma, 154
- - na formação do globo ocular, 154
- músculo ciliar, 153
- olhos, formação dos, 151, 152
- ptose palpebral, 154
Vulva, 13, 123, 124
- bartholinites, 13
- clitóris, 13, 124
- glândulas vestibulares de Bartholin, 124
- grandes lábios, 13, 124
- hímen, formação do, 123, 124
- pequenos lábios, 13, 124
- vestíbulo vaginal, 13, 124

W

Wharton, geléia de, 63
Wolf, ductos de, 116

Z

Zigoto, 24, 25